U0946828

辅助技术专业培训系列教材

Series of Training Textbooks for Assistive Technology Professionals

Assistive Technology for Persons with Physical Disability

肢体障碍辅助技术

辅具适配岗位能力培训教材

中国残疾人辅助器具中心 / 主编

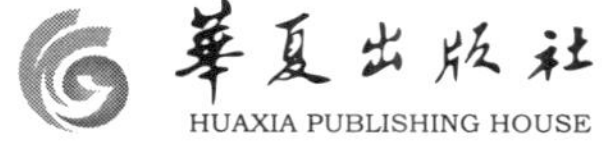

组委会名单

主　编

编委会

各章执笔人简介

朱图陵

哈尔滨工业大学毕业，中科院长春光机所研究生毕业

1982 至 1984 年美国佛罗里达大学材料系访问学者

1989 年任中国康复研究中心康复工程研究所所长、研究员，享受国务院政府特殊津贴

应国际标准化组织邀请作为中国专家参加国际标准 ISO 9999《残疾人辅助产品——分类和术语》起草小组工作

王保华

中国残疾人辅助器具中心副主任、高级工程师

国家康复器械质量监督检验中心主任、总工程师

中国残疾人康复协会常务理事及所属康复工程与辅助技术专业委员会副主任委员兼秘书长

全国残疾人康复和专用设备标准化技术委员会顾问

戴　东

日本国际医疗福祉大学保健医疗学作业疗法硕士

中国康复研究中心北京博爱医院副主任技师

中国残疾人康复协会康复工程与辅助技术专业委员会常务委员

人力资源和社会保障部国家工伤保险辅助器具配置目录制定工作咨询专家

刘建宇

日本国际医疗福祉大学保健医疗学理学疗法硕士

中国康复研究中心北京博爱医院副主任技师

中国残疾人康复协会康复工程与辅助技术专业委员会常务委员

中国残疾人康复协会康复服务标准专业委员会常务委员

王蕴平

中国残疾人辅助器具中心辅助技术专家、工程师

全国辅助技术工程师培训讲师团高级讲师

中国残疾人康复协会康复工程与辅助技术专业委员会常务委员

许弦歌

北京众擎肢体康复服务中心主任、假肢/矫形器技师

北京鹤逸慈辅具科技有限公司辅具应用服务中心主任

陶健婷

中山大学公共卫生硕士

广州市残疾人康复中心副主任

中国残疾人康复协会康复工程与辅助技术专业委员会委员

广东省残疾人康复协会康复工程专业委员会第三届常务委员

全国初级、中级辅助技术工程师（肢体方向）培训讲师

提高辅具服务水平　造福肢体残疾人群

在人类社会的发展过程中，残疾人始终是社会大家庭的亲密成员，关爱残疾人是文明社会的应有之义。残疾人的生存状况是社会文明程度的重要衡量标准，关系到全社会的和谐与稳定。联合国《残疾人权利公约》指出，残疾人是指包括肢体、精神、智力或感官有长期损伤的人，这些损伤与各种障碍相互作用，可能阻碍残疾人在与他人平等的基础上充分和切实地参与社会。我国对残疾人的定义是，在心理、生理及人体结构上，某种组织功能丧失或不正常，全部或部分丧失以正常方式从事某种活动的能力的人，包括视力残疾、听力残疾、言语残疾、肢体残疾、智力残疾、精神残疾、多重残疾等七大类。据推算，我国现有残疾人 8500 余万，其中肢体残疾人约有 2472 万，数量居各类残疾之首。

习近平总书记指出，中国有几千万残疾人，2020 年全面建成小康社会，残疾人一个也不能少。为残疾人事业做更多事情，也是全面建成小康社会的一个重要方面。

为残疾人提供辅助器具适配服务，是对残疾人生存与发展非常重要的帮助与支持。辅助器具的定义是，功能障碍者使用的、特殊制作或一般可得到的用于如下目的的任何产品（包括器械、仪器、设备和软件）——有助于参与性；对身体功能（结构）和活动起保护、支撑、训练、测量或替代作用；防止损伤、活动受限或参与限制。2011 年，世界卫生组织（WHO）发布的《社区康复指南》指出：“对许多残疾人来说，获得辅助器具是必要的，而且是发展战略的重要部分。没有辅助器具，残疾人决不可能受到教育或能工作，以致贫困将继续循环下去。”目前，国际上对辅助器具已形成了共识，即辅助器具不仅是提高残疾人生活质量的工具，而且很多时候是唯一能帮助他们活动和参与社会生活以至脱贫的重要手段。

我国政府十分重视辅助器具适配服务事业，从《残疾人事业“八五”计划纲要》明确要求各级残疾人联合会建立残疾人辅助器具服务站开始，三十年来发展迅速，成效显著，“以省级机构为龙头，市级机构为骨干，县级机构为基础，社区、乡镇和社会力量广泛参与”的全国性辅助器具适配服务体系基本形成，辅助器具适配专业人才队伍不断壮大。据初步统计，全国残疾人联合会系统的专业人员达万余人，社会服务系统人员近三万人。

辅助器具适配涉及多方面的专业知识与技术，具有相应的专业流程，需要专业技术人员组成辅助技术团队实施服务。为保证辅助器具适配服务的质量，从业人员必须具有相应的岗位能力，为提高专业人员的技术水平，国际上对辅助技术服务的从业人员有相应的资质要求，已逐步建立了系统的资质认证制度。近年来，我国大力加强了辅助器具适配人才培训工作，并在适配专业人员职业制度规范化建设方面进行了积极探索。

为了进一步提高专业人员岗位能力，中国残疾人辅助器具中心组织具有实践经验的专家编写了这本《肢体障碍辅助技术》，本教材根据肢体残疾人的切身需求，立足辅助器具服务工作现状，注重辅助器具适配实际应用，围绕目前肢体残疾人的常用辅助器具，阐述专业知识，介绍主要产品，指导适配应用，以期进一步提高适配服务人员的专业水平，增强实际操作能力，以更好地为广大肢体残疾人服务，帮助他们自强自立，积极参与社会活动，共享社会发展成果，进一步提高生活质量与幸福指数。

编委会

2019 年 10 月

前　言

Foreword

本教材由中国残疾人辅助器具中心组织辅助技术服务领域具有较高专业水平和丰富实践经验的专家编写，从当前辅助器具技术领域的实际情况出发，充分考虑基层辅助器具服务人员的岗位职责和技术需求，秉承理论与实践相结合的原则，尤其注重适配技术的实际应用，阐述了辅助技术和肢体障碍的基础理论及相关知识，介绍了人体形态与骨关节活动度测量、徒手肌力与平衡功能检查、骨关节损伤评定，以及步态分析的具体方法和有关知识，以床及周边、防压疮、助行、轮椅、生活自理、沟通及信息交流等六大类肢体残疾人常用辅助器具为重点，就其基本概念、适用范围、主要产品和适配应用等方面进行分析与指导，旨在帮助辅助器具服务人员掌握肢体障碍辅助技术的专业理论与相关知识，增强对肢体残疾人常用辅助器具的适配应用能力，促进辅助器具服务队伍整体水平的提高，为广大肢体残疾人提供更好的辅助器具适配服务。

编委会

2019 年 10 月

目　录

Contents

第一章　辅助技术总章……001

第一节　辅助技术概述……001

第二节　辅助器具……006

第三节　辅助器具适配服务……017

第二章　肢体障碍概述……025

第一节　肢体残疾……025

第二节　典型肢体障碍分析……028

第三节　肢体康复……036

第四节　常用辅助器具……038

第三章　肢体功能评定……047

第一节　人体形态测量……047

第二节　关节活动度测量……050

第三节　徒手肌力检查……061

第四节　平衡功能检查……067

第五节　骨关节损伤评定……076

第六节　步态分析……081

第四章　床及周边辅助器具……089

第一节　基础知识……089

第二节　主要产品……090

第三节　使用方法……096

第五章　防压疮辅助器具 ……100

第一节　基础知识 ……100
第二节　辅助器具 ……109
第三节　压疮风险评估 ……116

第六章　助行器具 ……121

第一节　产品介绍 ……121
第二节　评估适配 ……129
第三节　使用方法 ……133

第七章　轮椅 ……140

第一节　轮椅的结构 ……140
第二节　轮椅的分类 ……150
第三节　适配与使用 ……156

第八章　生活自理辅助器具 ……164

第一节　基础知识 ……164
第二节　产品介绍 ……166
第三节　适配应用 ……180

第九章　沟通和信息交流辅助器具 ……187

第一节　基础知识 ……187
第二节　辅助与替代沟通系统 ……189
第三节　计算机类辅助器具 ……192

参考文献 ……203

第一章

辅助技术总章

朱图陵　王保华

学习要点

1．辅助技术的基本概念及类别。

2．辅助器具定义与发展史。

3．辅具适配的应用。

第一节　辅助技术概述

一、残疾人功能障碍概述

（一）理论框架

当今国际康复领域，对残疾人功能障碍的分类采用更为全面的、由世界卫生组织确立的——《国际功能、残疾和健康分类》（international classification of functioning，ICF）。我国很多康复机构也正在这一框架下，为康复对象确立康复目标及制订康复训练计划。肢体残疾人的辅助器具（简称辅具）适配也应该遵循ICF的理论模式，为促进肢体残疾人身体功能、个体活动及参与能力的提高，提供帮助和支持。

2001年，世界卫生组织（WHO）发布的ICF提出了“健康要素”分类，认为人类健康与否取决于四大要素：身体功能是否损伤，身体结构是否损伤，活动和参与是否困难，环境因素是否有障碍，而且是以活动和参与为主线判断健康，如图1-1。

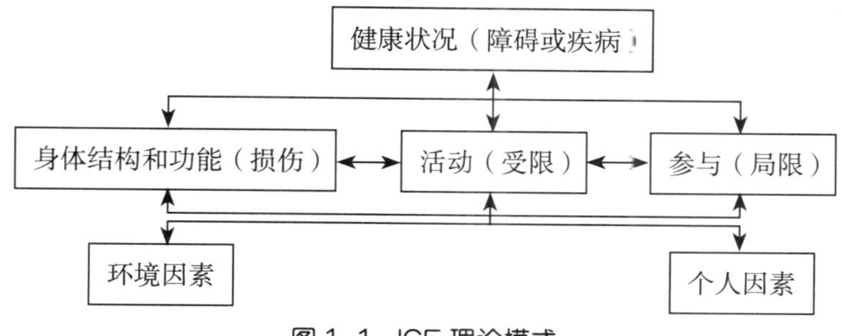

图1-1　ICF理论模式

（二）相关概念

1. 身体结构和功能

（1）运动功能：上肢、下肢、手部*的肌力、耐力、协调能力，身体平衡能力，关节活动度，吞咽能力，等等。

（2）感觉功能：特殊感觉，包括视觉、听觉、嗅觉、味觉等；躯体感觉，包括痛、温、触觉；以及关节觉、震动觉、形体觉、重量觉、运动方向觉、两点辨别觉，等等。

（3）认知能力：识别、记忆、思维、推理能力，包括对时间、地点、人物、物品名称等的记忆力；以及注意力、计算能力，等等。

（4）语言功能：对语言的理解和表达能力。

（5）精神和心理状况：精神状况是否稳定，如有无持续的焦虑、抑郁等负面情绪。

2. 活动 包括生活自理能力、个体活动能力、学习与应用知识能力、与外界的交流能力，等等。

3. 参与 包括参与家庭生活能力、人际交往能力、接受教育能力、工作就业能力，等等。

4. 环境因素和个人因素

（1）环境因素：包括社会环境、自然环境、家庭及社会支持等因素，是个体生存的外部环境，对作为社会一员的个体有积极或消极的影响，同时影响个体实施任务或行动时的能力，以及个体身体功能和结构。

（2）个人因素：包括性别、年龄、生活方式及习惯、教育水平与教养、社会背景、爱好、个性因素，等等。

二、辅助技术基础知识

（一）概念

辅助技术（Assistive Technology，AT）是美国在 1988 年的《公共法》（100–407）中最早提出的，在 1998 年的《辅助技术法案》中予以立法肯定，并被定义为“用于辅助技术装置和辅助技术服务的设计技术”，已被国际认可和采用。而辅助技术装置被定义为“任何项目、设备或产品系统，不管它是从市场直接获得，还是改制或定制，只要是用于增加、保持或改善功能障碍者的功能性能力”。在我国，“辅助技术装置”通常指“辅助器具”，而“辅助技术服务”被称为“辅助器具适配服务”。可见，“辅助技术”包含辅助器具技术（**硬件技术**）与辅助器具适配服务技术（**软件技术**），是两种技术的综合。

---

* 在医学专业中，手是上肢的一部分，但在肢体障碍者的康复、辅具适配及生活等情境中，手部功能格外重要，故单独列出。

国际康复工程与辅助技术著名专家Cook明确指出，“帮助个人进行功能性活动的技术被称为辅助技术”，其涵盖的范围更加广泛。国际物理医学与康复医学专家Delisa在第5版《物理医学与康复医学理论与实践》中指出：“辅助技术是一种工具，用于帮助功能障碍者来完成每天的任务，如穿衣服、走来走去，或控制环境、学习、工作，或从事休闲活动。作为一种工具，辅助技术与用锤子来砸一个钉子没有区别。”众所周知，要用锤子把钉子砸入物体不能只有锤子和钉子这两种器具，还必须掌握必要的技术，这就是器具与技术的关系。

（二）作用

1. 补偿功能——增强型辅助技术 该技术又称补偿型辅助技术。残疾人或其他功能障碍者由于身体功能减弱或丧失导致某些活动困难，但如果还有残存潜能可利用时，则可以通过改造环境因素的辅助技术来补偿原有器官的功能，使已减弱的身体功能增强后，可以实现活动和参与，作用是补偿功能不足。例如，有残存听力者，通过配戴助听器放大声音来补偿减弱的听力后，就可以重新听到外界的声音，即**助听**；有残存视力者，通过助视器，特别是电子助视器放大图像来补偿减弱的视力后，就可以重新看到外部世界，即**助视**；有残存言语能力的言语障碍者，通过扩音器或电子人工喉来补偿减弱的言语能力后，就可以恢复正常沟通功能，即**助说**；肢体残疾人残存肢体通常都有一些活动潜能，如上肢截肢者安装功能性上肢假肢的肌电假手后，能基本恢复上肢原有的自理功能，即**助动**；下肢截肢者安装下肢假肢后，能恢复行走功能，小儿麻痹患者通过使用矫形器、补高鞋和拐杖等增强下肢的支撑能力后，能基本实现下肢原有的站立和行走功能，偏瘫和脑瘫患者通过下肢矫形器的补偿能基本恢复原有的行走功能，部分截瘫患者在下肢矫形器、助行器或拐杖的帮助下，能恢复行走功能，即**助行**。

2. 代偿功能——替代型辅助技术 该技术又称代偿型辅助技术。当残疾人或其他功能障碍者的原有功能基本丧失，又无法通过补偿方式来增强原有功能时，就只能通过改造环境因素的辅助技术发挥其他功能来代偿原有器官的功能，以实现活动和参与，目的是代替功能缺失。例如，盲人可以使用发挥触觉和听觉潜能的辅助器具来代偿失去的视觉功能，如盲杖、盲文读物、语音血压计等，即**代视**；聋人可以使用发挥视觉和触觉潜能的辅助器具来代偿失去的听觉功能，如电视字幕和振动闹钟等，即**代听**；言语障碍者可以使用沟通板来代偿失去的言语功能，即**代说**；下肢功能障碍者可以使用轮椅代偿失去的行走功能，即**代行**；上肢功能障碍者可以通过脚控鼠标、头控或嘴叼操纵杆来代偿手操作电脑，即**代动**。

3. 适应功能——适应型辅助技术 当残疾人或其他功能障碍者失去的原有功能已不能通过辅具来补偿或代偿时，就只能用改造环境因素的适应型辅助技术来创建无障碍环境，以适应现有功能。例如，助听器配戴者参加报告会时，由于会场嘈杂影响听报告，则通过现场安装感应环路直接听到报告者的声音；盲聋人过马路，既看不见红绿灯，又听不到蜂鸣器，只能靠震动触摸器来识别；肢体障碍者乘轮椅遇台阶时需要通过坡道和扶手来适应高度差；四肢瘫者只能借助轮椅满足日常移动需求；常年卧床的重度肢体障碍者可以采用眼控鼠标或红外鼠标来操作电脑，以及重度肢体残疾人可以利用环境控制系统采用呼气和吸气开关来操控室内器具，等等。

4. 重建功能——重建型辅助技术 当功能障碍者失去的原有功能已不能通过辅助技术来补偿、代偿或适应时，还可以采用改造环境因素的重建型辅助技术，以创建新通道或新器官，即重建新功能，满足障碍者的实际需要。例如，老年人摔倒导致股骨颈骨折，可以安装人工髋关节来重建行走功能；白内障者可以安装人工晶体复明；先天性聋儿和重度听力损失的老人可以安装人工耳蜗重建听力功能。

应当特别注意的是，辅助技术对功能障碍者一方面有赋能作用，能帮助他们发挥潜能克服障碍；另一方面有失能作用，使另一部分功能萎缩。所以采用辅助技术前一定要慎重评估，权衡利弊，不能盲目使用。例如，能用补偿型辅具（如拐杖或助行器）时不要用代偿型辅具（如轮椅），能用代偿型辅具（如手动轮椅）时不要用适应型辅具（如电动轮椅），否则会使障碍者丧失残存的功能，造成二次伤害。

三、辅助技术用途及分类

Delisa 指出，通常辅助技术被分为两大类：低技术和高技术。低技术的器具通常是简单、不用电能的器具，例如，肢体障碍者的拐杖和自助具、言语障碍者的图片沟通板，以及视觉障碍者的放大镜等。高技术的器具通常是指构造及使用都较为复杂的电子器件，例如，电动轮椅、计算机、言语障碍者的语音沟通板等。这些器具通常都价格昂贵，而且通常需要对使用者进行多方面的训练，才能充分发挥应有的作用。Delisa 在其著作中介绍了以下 6 种辅助技术及与 ICF 的关系。

（一）行动障碍辅助技术

ICF 中活动和参与的行动困难主要有 10 大类共 42 项行动活动。低技术方法如改变身体基本姿势可用抓梯、移位带、自立式扶手、支撑扶手；对下半身行动能力缺损者可用手杖、肘拐、助行器、手动轮椅等，而对上半身行动能力缺损者可用固定把手、球形手柄、曲柄把手等。高技术方法对下半身行动能力缺损者可用电动轮椅、代步车、汽车改装等；对上半身行动能力缺损者可用替代键盘、操纵杆，或通过非常精细的动作如眨眼或单个肌肉跳动操作计算机。

（二）沟通障碍辅助技术

针对ICF中活动和参与的沟通困难中的言语障碍的辅助技术称为增强和替代沟通系统（AAC系统）。低技术方法是用文字或图片沟通板，既简单又实用。高技术方法如用便携式语音沟通板，完全不能说话者只要用手按相应的图标，语音沟通板立即发出对应图标内容的声音，非常方便。

（三）视力障碍辅助技术

视力障碍辅助技术是针对ICF中活动和参与的沟通困难中的视觉障碍。低技术方法是用放大镜、望远镜、大字印刷品，以及盲文点字信息如盲文文本、语音书籍等。高技术方法包括计算机以及带有语言合成器和读屏软件的成套设备、屏幕放大软件等。

（四）听觉障碍辅助技术

对聋人或听力困难者，听力损失有两个主要影响：缺少听觉输入和监控语音输出，反映了ICF中活动和参与的沟通困难中的听觉障碍。低技术方法包括用手语或其他口头语言的视觉表现形式，或提供打印格式的信息，最新的适应产品是电脑辅助的实时翻译，以及用闪光来提示警报、电话铃声或门外有人。高技术方法如助听器和FM无线调频系统。

（五）认知障碍辅助技术

认知障碍辅助技术是针对ICF中活动和参与的学习和应月知识及主要生活领域的教育遇到的困难。有学习功能障碍的人，可以从辅助技术的解决方法中获得广泛的能力。低技术方法包括非常明亮的单色胶带、握笔器、大字课本，以及其他容易制作的认知玩教具，如识别各种几何形状的颜色图片，以及重要时间、地点和活动的提醒表，还可以用记号笔来提亮。高技术方法如语音识别软件，最新的技术开发包括了手持式个人数字助理PDAs，能为认知障碍者提供听觉提示，将声音提示和视觉提示结合到一起。

（六）生活障碍辅助技术

日常生活参照ICF中活动和参与的自理，主要有7大类共15项生活活动。解决自理困难的低技术方法，包括各种自助具，例如，长柄梳、穿衣杆、穿袜器、系扣钩、淋浴椅，如厕的坐便椅、坐便器，调节排尿用导尿管、集尿器、尿壶、尿垫、纸尿裤，进食的粗柄餐具、弹簧筷子、防洒碗、防洒盘、易握碗；喝水的易握杯、吸管、带啜咀杯，等等。高技术方法有环境控制系统，能帮助肢体和智力障碍者对环境里的一些器具如电视机、录影机、立体音响、电灯、电话、门、电动床等提供替代控制。此外，还有控制电话和门开关的电子辅助技术。

第二节　辅助器具

一、基础知识

（一）概念

1988 年，国务院批转的《中国残疾人事业五年工作纲要》最早提出辅助器具的名称。1992 年，国际标准 ISO 9999《残疾人辅助技术——分类》（*Technical aids for disabled persons —— Classification*）发布后，我国于 1996 年等同采用该国际标准的国家标准 GB/T 16432-1996《残疾人辅助器具——分类》发布，使“辅助器具”的称谓得以广泛应用，并代替了原先的“残疾人用品用具”。我国根据 2011 年发布的第五版国际标准 ISO 9999《残疾人辅助产品——分类和术语》（*Assistive products for persons with disability —— Classification and terminology*）发布的国家标准 GB/T16432-2016《康复辅助器具——分类和术语》中，把辅助器具定义为：“功能障碍者使用的，特殊制作或一般可得到的用于如下目的的任何产品（包括器械、仪器、设备和软件）——有助于参与性；对身体功能（结构）和活动起保护、支撑、训练、测量或替代作用；防止损伤、活动受限或参与限制。”

国际标准 ISO 9999 指出，辅助器具的范围不包括药品、专用于保健的产品和设备、植入器，以及非技术解决办法，比如他人辅助、导盲犬、唇读。可见，辅助器具是体外装置，而不同于辅助技术装置，后者可以在体外或体内。

2011 年，WHO 发布的《社区康复指南》指出，对许多残疾人来说，获得辅助器具是必要的，而且是发展战略的重要部分。没有辅助器具，残疾人很难受到教育或参与工作，以致贫困将继续循环下去。目前国际上对辅助器具已形成了共识，即辅助器具不仅是提高残疾人生活质量的工具，而且很多时候是唯一能帮助他们活动和参与社会生活甚至脱贫的重要手段。

（二）特点

1. 独特性——因人而异　辅助器具需求与残疾人的类别、症状、年龄、残疾程度、环境、个人兴趣及生活目标密切相关，因而呈现个性化及特殊性的特点。可见独特性是辅助器具的最主要特点。例如，残疾类别不同需要的辅助器具不同；残疾类别相同但症状或残疾程度不同、所处环境不同，对辅助器具的需求也有所不同。

2. 适配性——适用为主　WHO 康复处主管 Pupulin 博士在 2001 年第十届国际假肢矫形器学会（ISPO）世界大会的主题报告《发展中国家假肢矫形器存在的问题及未来》

中，提出了著名的辅助器具3A特色，即适用技术（Appropriate technology）、适用思路（Appropriate thinking）、适用质量（Appropriate quality）。亦即对辅助器具而言，其技术、思路、质量都不是越高越好，而是要适用，讲究实际，解决残疾人的实际问题。实际上，在ISO 9999中列出的全部辅助器具中，电子导向、机器人等高技术产品不到5%，绝大多数辅助器具都是一般技术，而且是多数人需要的普通型辅助器具，辅助器具应当进行个性化适配，否则有可能造成不适合甚至弃用。

3. 多样性——品种繁多　辅助器具分类的国际标准ISO 9999从1992年的第一版到2011年第五版中，辅助器具种类从622类增加到794类。而每一种辅助器具，除共性功能外还可有不同的材质、结构、尺寸、外观、厂家等，所以市场上的辅助器具品种更为繁多。2015年，据国际上最大的辅助器具数据库——残疾人辅助技术数据库（ABLEDATA）介绍，有近4万个种类的辅具。辅具适配的独特性决定了品种的多样化，不同品种的需求量相差很大。

4. 及时性——越早越好　功能障碍者在医疗康复期就应该介入辅具，早使用可减缓残疾进一步加重，防范二次伤害，促进心理和生理康复。助听器或助视器都是越早配戴越好；截肢者最好是在手术台上就安装即时假肢；矫形器的使用也是越早越好，特别是对儿童和新残疾者（残疾在6个月以内）而言。

5. 长期性——长久使用　功能障碍者一旦需要和使用辅具，就会离不开它，如助听器、助视器、轮椅、拐杖等，有的甚至伴随一生。而且随着年龄和身体条件的变化，也会对辅助器具产生新的需求，因此辅助器具服务注定是长期的。

6. 连续性　对功能障碍者的辅助技术服务，一旦开案就需要连续服务，包括评估、适配、训练、维修，以及之后的定期跟踪服务等，以保证为使用者提供适用、满意的辅助器具。

二、产品分类

（一）按使用人群分类

辅助器具可以按使用人群分类，即按我国六类残疾人相应的六类功能障碍（视觉障碍、听觉障碍、言语障碍、肢体障碍、智力障碍、精神障碍）分类，优点是使用方便，有利于使用者，缺点是某些辅具多种功能障碍都需要，该分类方法不是唯一的。

（二）按使用环境分类

ICF将辅助产品和辅助技术按使用环境分为：生活、移动、交流、教育、就业、文体、宗教、居家、公共等9个类别。该分类方法的优点是使用方便、目的性强、在康复医生写辅具建议和康复工作者制订辅具方案时很实用，但某些辅具如计算机，在教育和就业环境中都需要，说明该分类方法也不是唯一的，且难以适合治疗师和康复工程人员的实操需要。

（三）按使用功能分类

国际标准 ISO 9999 是按使用功能来对辅具进行分类的。2011 年第五版中将 794 类辅助产品分为 12 个主类、130 个次类和 781 个支类（见表 1-1）。

表 1-1 ISO 9999-2011 主类、次类和支类的数量

主类	次类与支类
主类 04 个人医疗辅助产品	下分 18 个次类和 64 个支类
主类 05 技能训练辅助产品	下分 10 个次类和 49 个支类
主类 06 矫形器和假肢	下分 9 个次类和 101 个支类
主类 09 个人生活自理和防护辅助产品	下分 18 个次类和 128 个支类
主类 12 个人移动辅助产品	下分 16 个次类和 103 个支类
主类 15 家务辅助产品	下分 5 个次类和 46 个支类
主类 18 家庭和其他场所的家具和适配件	下分 12 个次类和 72 个支类
主类 22 沟通和信息辅助产品	下分 13 个次类和 91 个支类
主类 24 操作物体和器具辅助产品	下分 8 个次类和 38 个支类
主类 27 环境改善和评估辅助产品	下分 2 个次类和 17 个支类
主类 28 就业和职业培训辅助产品	下分 9 个次类和 44 个支类
主类 30 休闲娱乐辅助产品	下分 10 个次类和 28 个支类

注：最新国家标准 GB/T 16432-2016 将 2011 年的国际标准 ISO 9999 中的“Assistive products for persons with disability”（残疾人辅助产品）翻译为“康复辅助器具”。

三、辅助器具发展史

（一）古代史

有人类就有残疾人，远古时代的人类就已经出现了因为意外事故、战争及天生缺陷等导致的各类残疾，他们为了生存不得不制作一些简单器具来弥补已失去的功能，这就是古代的辅助器具。

据考古发现，对辅助器具的最早记载是古埃及第十八王朝（约公元前 1575—约公元

前 1308 年）古墓中出土的石碑上绘有一个尖足人在使用拐杖（图 1–2）。发掘的最古老辅助器具实物是 2002 年德国—埃及工作组在底比斯古埃及第十八王朝古墓中发现的保存完好的木乃伊脚与带彩色趾甲的木假趾用麻线缠成一体（图 1–3），这也是目前发现的最古老假肢。而最早文献记载的假肢出现在公元前 484 年，希腊历史学家赫拉多托斯描述了一个波斯军人被俘囚禁后，为逃出监狱而切断了被铁链锁住的脚，随后装了木假脚。在出土的公元前 4 世纪古花瓶上已绘有戴木假肢的人（图 1–4）。

公元前 4 世纪，希腊名医希波克拉底已经采用各种各样的支具和夹板来治疗骨折、脱臼和先天畸形。公元前 218 年 ~ 公元前 210 年的波涅战争中，罗马将军马克思 · 赛尔盖斯在失去右手后，装配了铁手继续战斗。其假手的功能是有限的，仅使其能握住盾。公元 2 世纪希腊著名医师和教师盖棱记载了希波克拉底教学使用的脊柱矫形器，并首次提出了术语“脊柱侧弯”“脊柱前凸”“脊柱后凸”，还提出了治疗脊柱畸形的训练计划。

目前，在世界公认的轮椅历史中，公元 525 年我国南北朝时期石棺上雕刻的带轮子的椅子（图 1–5）是现代轮椅的鼻祖。

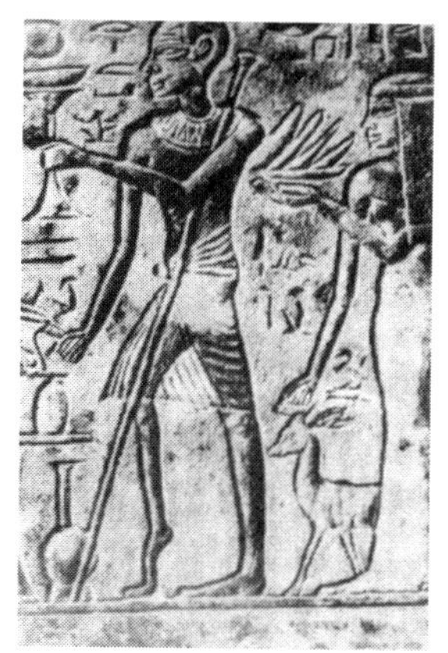

图 1–2　古埃及拐杖

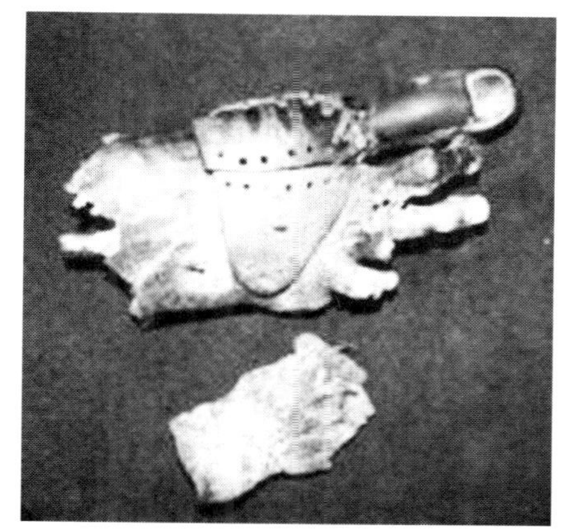

图 1–3　古埃及假蹲趾

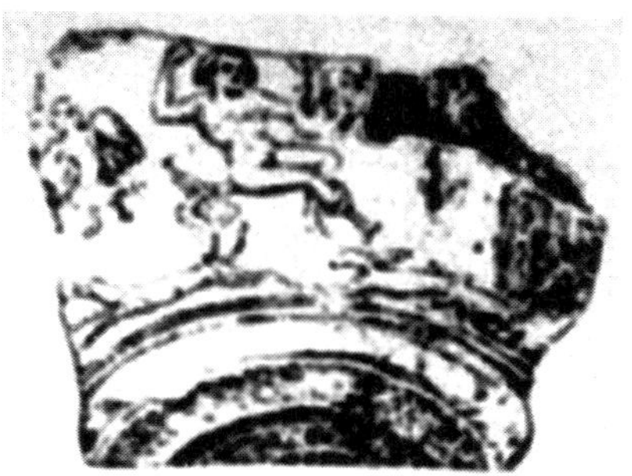

图 1–4　公元前 4 世纪的古花瓶

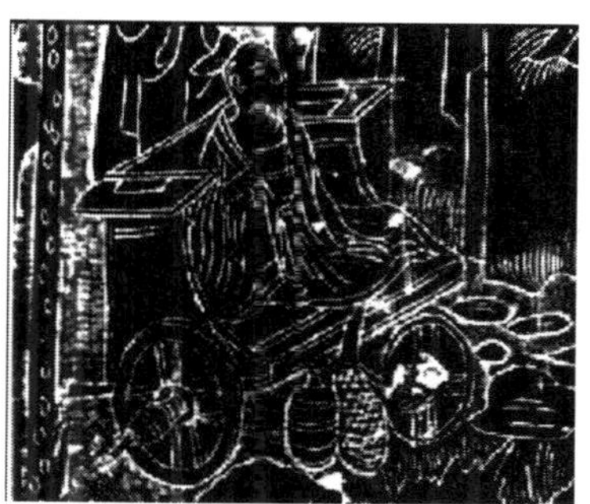

图 1–5　中国南北朝时期的轮椅

随着金属制造业的发展，中世纪的骑士战伤后需要功能代偿，出现了金属假肢和矫形器，并迅速发展。1517 年，德国盖鲁斯道鲁夫在书中描述了穿铠甲并能用螺丝杆调节上臂和前臂之间夹角的金属矫形器（图 1–6）。

1529 年，被誉为“现代外科之父”的法国外科军医安伯刘易斯介绍了截肢术可作为医学中挽救生命的措施，此后不久他开发了假肢，他设计的铁手有能做简单动作的手指和肘关节（图 1–7、1–8）。并于 1575 年在他首次出版的著作中记载了用带孔的钢矫形器来矫正脊柱弯曲，图 1–9 为打开的胸衣，这是首例矫正驼背的矫形器，他还制作了踝足矫形器（AFO）来矫正内翻足畸形。在他的著作全集里提到了几支被称为“小洛林人的假肢”，假手的右手每根手指都安装有齿轮，使无手的人也可以抓握。书中对下肢假肢从大腿到足尖都有详细图解，假腿中心有个管道，外侧包了一层像铠甲一样的金属板，走路时假腿的膝盖一直被固定成伸直状态，当用力拉旁边的小杆时，假腿就可以弯曲（图 1–10）。

1773 年，德国诗人歌德曾写过一部名为《铁手骑士葛兹 · 冯 · 贝利欣根》的戏剧，在该戏剧里描述了葛兹（1480–1562）的铁手（图 1–11），手掌可以展开和握紧，显示了当时武器锻造的技术。但由于金属假肢的价格昂贵且太重，故仅用于有身份的特殊人群。欧洲休朴艾在书中描绘了中世纪失去双腿的平民肢残人士的木假肢（图 1–12），是用绑带将残肢与假肢上端的木叉绑在一起，肢残人士就可以行走。

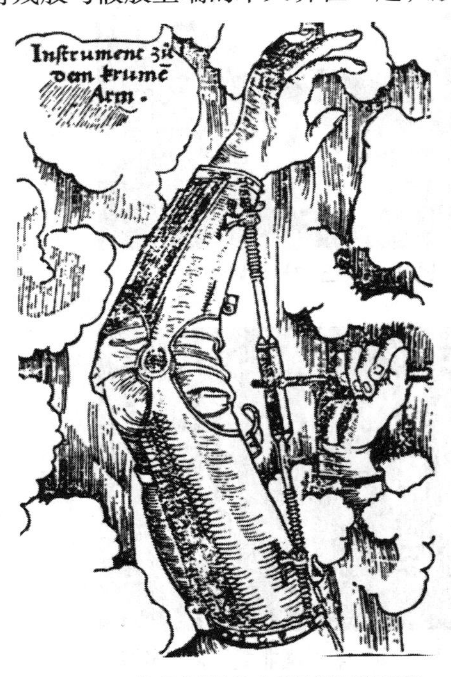

图 1–6　盖鲁斯道鲁夫记载的矫形器

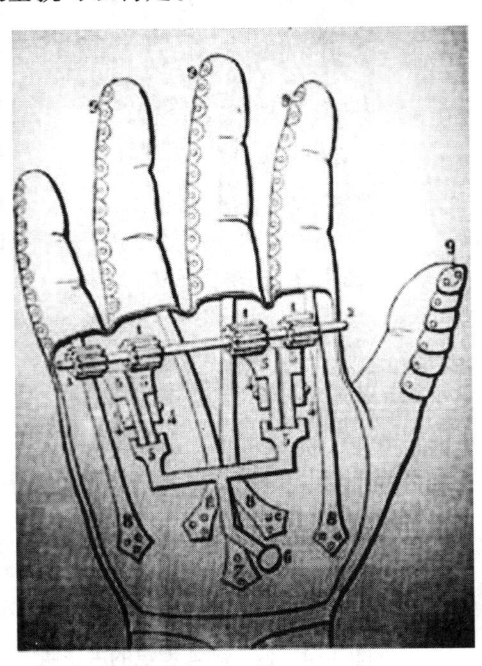
图 1–7　安伯刘易斯设计的铁手①

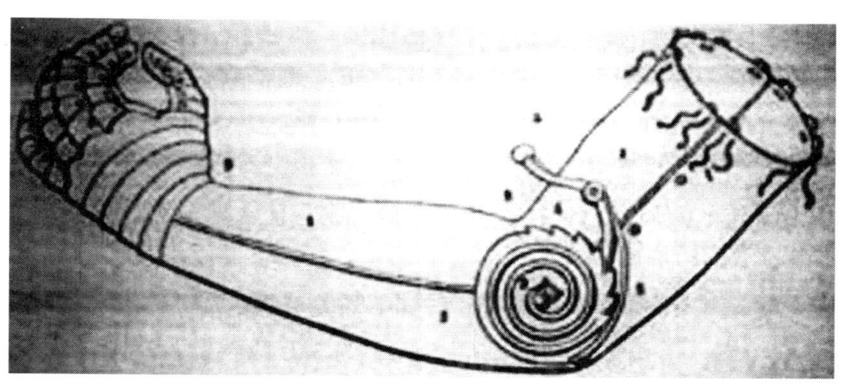

图 1–8　安伯刘易斯设计的铁手②

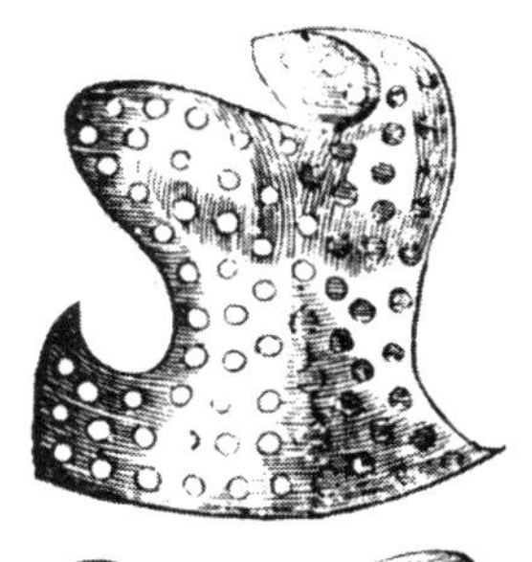

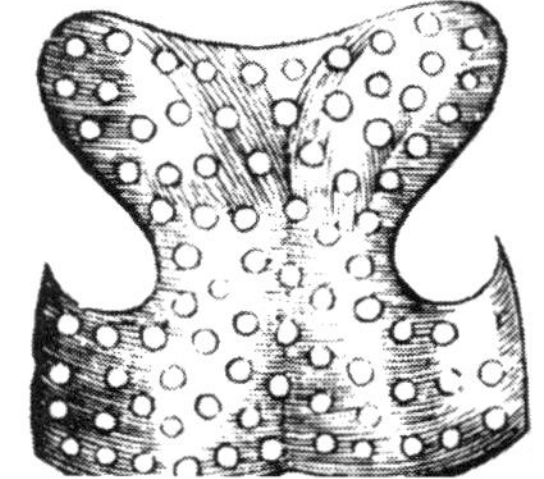

图 1–9　安伯刘易斯设计的驼背矫形器打开的胸衣

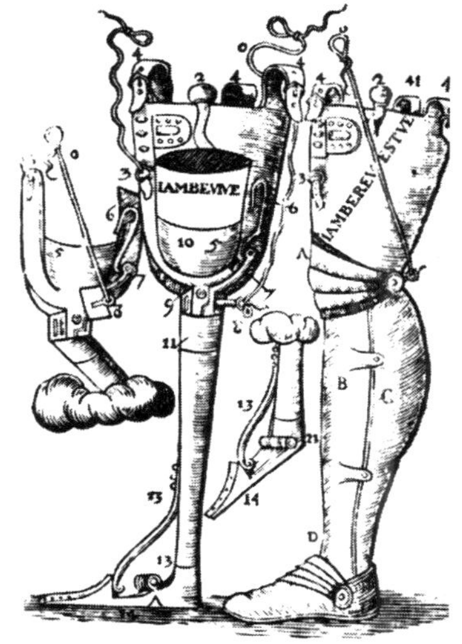

图 1–10　安伯刘易斯记录的下肢假肢

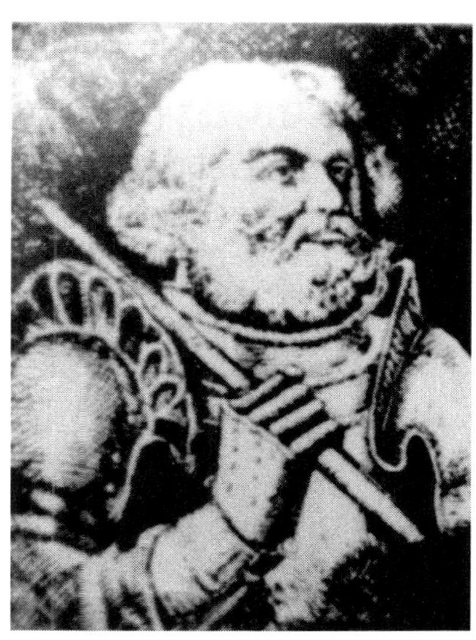

图 1–11　葛兹的铁手

（二）近代史

1. **假肢与矫形器**　1656 年，世界上第一个假肢行会在柏林成立了，在当时以手工业为主的行会中，假肢手工业占相当重要的地位。1740 年，巴黎大学医学教授尼克拉斯发表了关于儿童畸形的矫正和预防，包括躯干矫形器的相关论述，而且创造了新名词“矫形”。17 世纪末，贝鲁特茵制作的小腿假肢已和现在常用假肢的结构类似（图 1–13）。

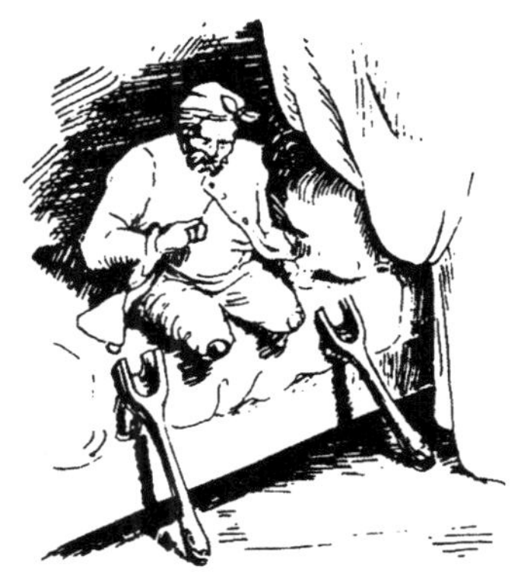

图 1–12　木假肢

1803 年，威尼斯的外科医生安托尼欧发表了先天足畸形的论文，绘出了许多畸形足矫形器。1812 年开发的前臂假肢，能通过假手与对侧肩膀相连的绳索来做动作。1815 年，英国侯爵让古莱基在滑铁卢战役中失去了大腿，他命令工匠波特制作的“让古莱基假腿”也和现在的大腿假肢类似（图 1–14）。

1989 年，在日本神户举办的第六届国际假肢矫形器（ISPO）世界大会上，展出了日本出土的 1818 年的假肢，由铜接受腔和木脚构成，且木脚有脚趾和脚掌（图 1–15）。1851 年，在伦敦第一届世界博览会上展出了美国帕勒莫的假肢，外形已经比较美观（图 1–16）。有文献记载了 1858 年的假肢图片，其中踝关节是由一个嵌在硬橡胶脚上方的象牙球构成（图 1–17）。美国南北战争期间出现了约 3 万截肢者，使假肢技术迅速发展。如 1863 年，纽约的杜波伊斯制作的吸附式接受腔，其原理一直延续至今，他还开发了仿生的橡胶手，并用轴与前臂假肢相连，假手是柔性的，易弯曲，有弹性，手感好，摔倒和碰撞时不易损坏，并能拿较轻的物品（图 1–18），还可以把钩子、刀、叉、刷子或其他工具直接与接受腔相连构成工具手（图 1–19）。还有文献记载了 1865 年南北战争时期的伤残人士在膝关节截肢后安装了假肢的图片（图 1–20）。

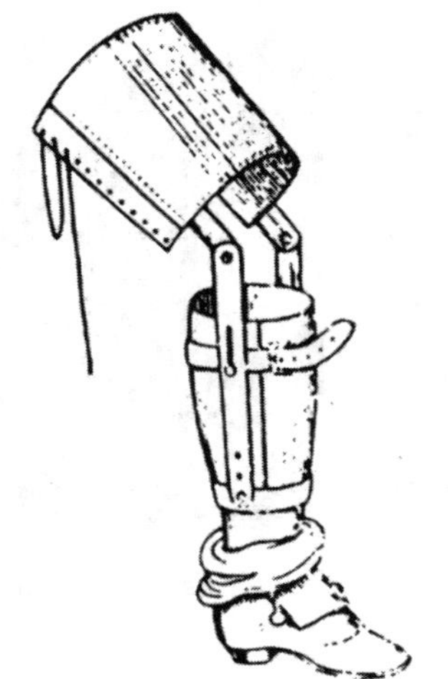

图 1–13　贝鲁特茵制作的小腿假肢

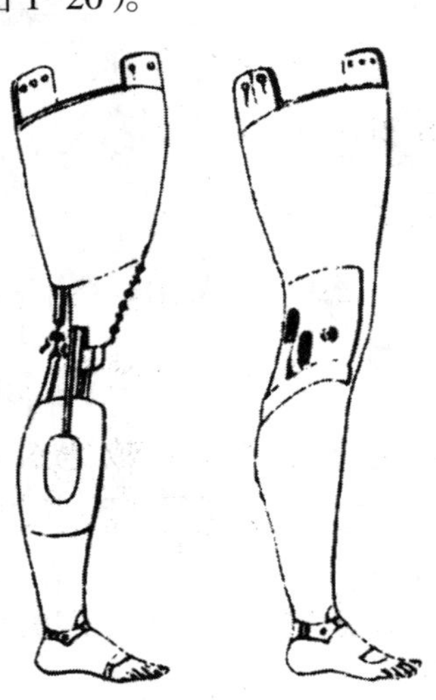

图 1–14　让古莱基假腿

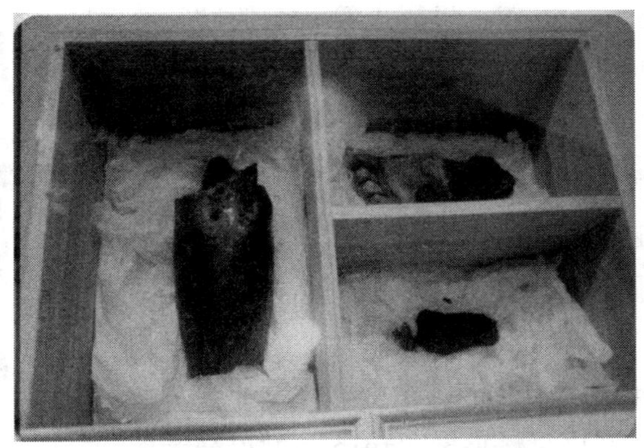

图 1–15　日本出土的 1818 年的假腿

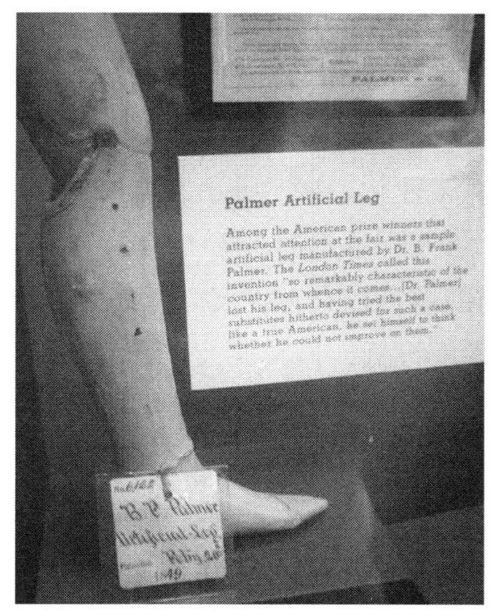

图 1–16　1851 年美国帕勒莫的假肢

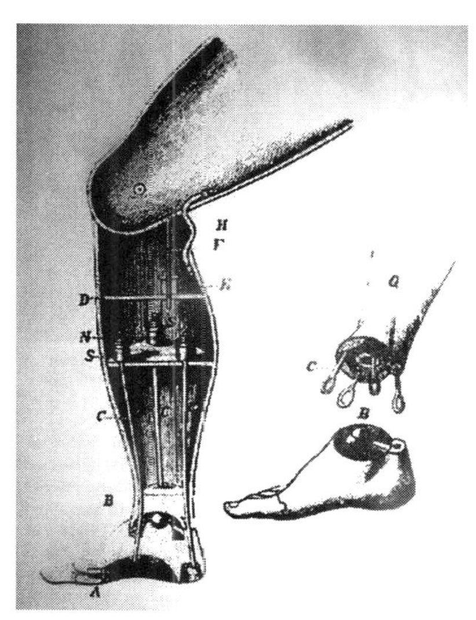

图 1–17　象牙踝假肢

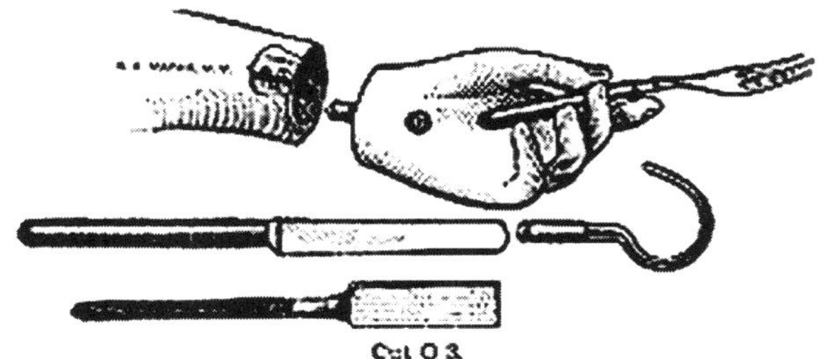

图 1–18　仿生橡胶手

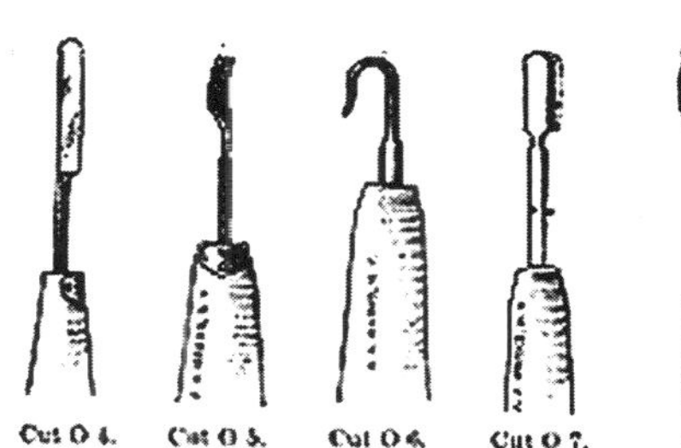

图 1–19　各种工具手

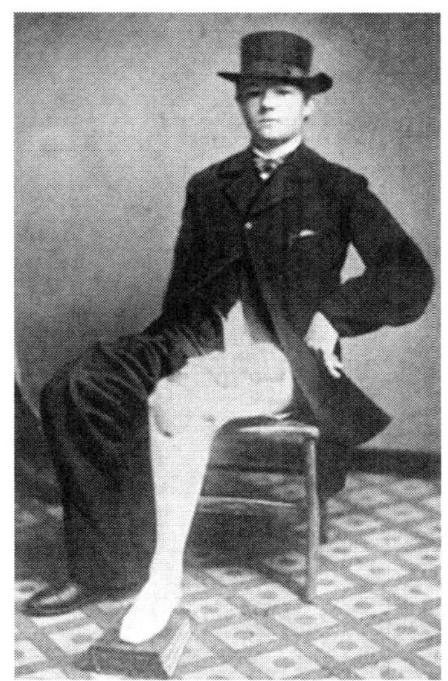

图 1–20　南北战争时安装了假肢的人

2. 轮椅 这一时期轮椅研发也不断进展，西班牙国王菲利普二世是肢残人，他在1595年就使用带轮子和脚踏板的木椅子来移动（图1–21）。1655年一名截瘫的钟表匠斯蒂芬制造了通过手柄摇动齿轮箱来带动前轮旋转的轮椅（图1–22）。到了18世纪轮椅更为舒适（图1–23）。日本在1870年明治维新后，工业化发展迅速，在当时的锦绘上已经记载了双手摇杆式三轮车，有单人用、双人用，以及手推轮椅（图1–24 ~ 1–26）。

3. 其他辅助器具 这个时期其他类别的辅助器具也有了发展。例如，早在1890年就有了助听器专利，只是又大又笨重，而且保真度很低，但其放大声音的功能特征一直保留至今。

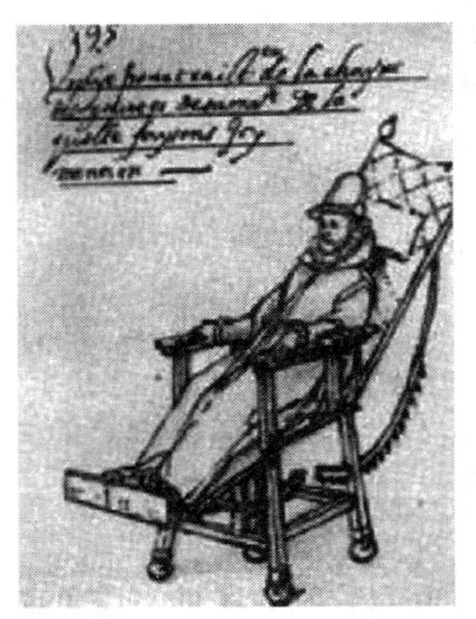

图1–21　西班牙国王的轮椅

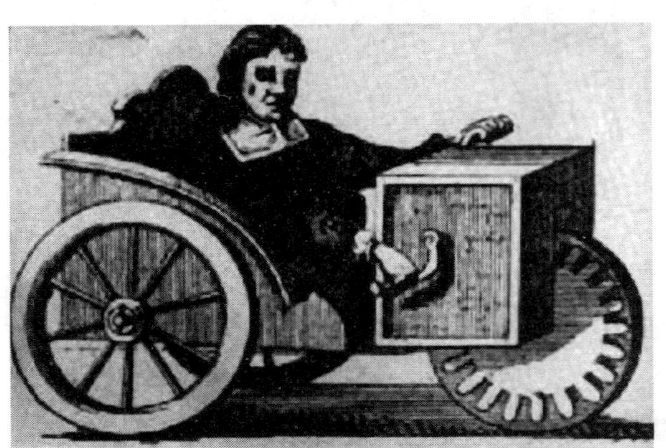

图1–22　钟表匠的轮椅

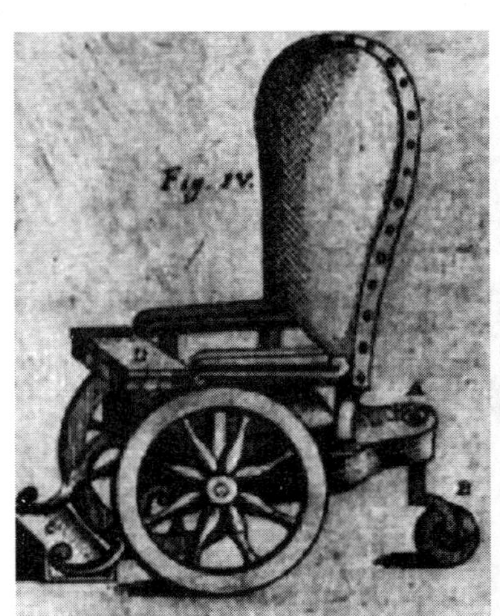

图1–23　18世纪的轮椅

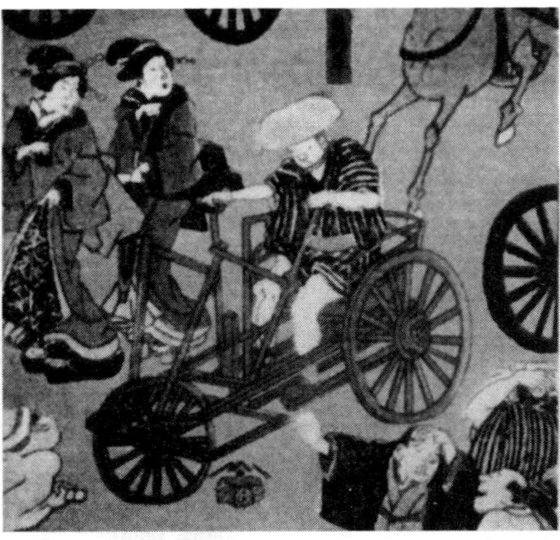

图1–24　单人手摇三轮车

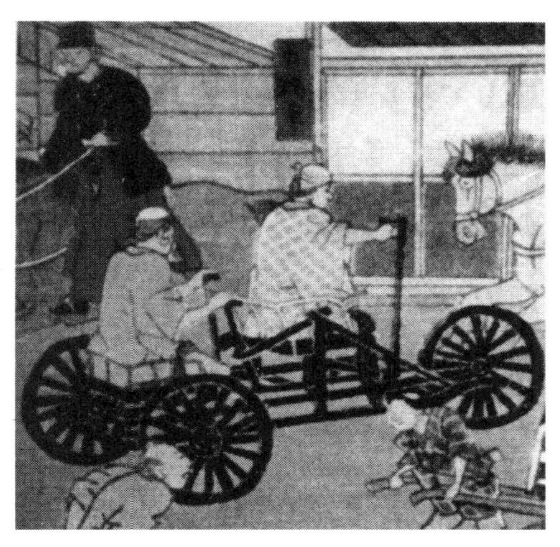

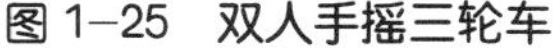

图 1-25 双人手摇三轮车

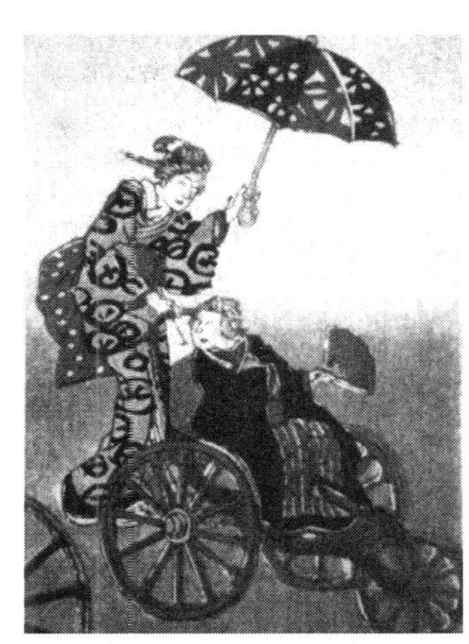

图 1-26 手推轮椅

（三）现代史

辅助器具的现代史相当于康复工程学的发展史，从 20 世纪初算起，可以分为前期、中期和近期三个阶段。

1. 前期 第一次世界大战后，出现了大批截肢者，促使假肢制作在许多国家都成为一个行业。美国军医署长召开了假肢会议讨论假肢技术和开发，随后成立了美国矫形器和假肢协会（即 AOPA），负责改善假肢护理、组织美国假肢技师，以及研究和开发。当时德国有 150 万伤兵，安装假肢的工作量很大，为加速假肢和矫形器的装配，奥托・博克先生于 1919 年开设工厂生产假肢配件，然后交给各个作坊装配假肢，开始了假肢标准件的专业化生产。这期间矫形器技术也得到很大发展，特别是 20 世纪 40 年代布兰特和斯密特医生发明了密尔沃基颈胸腰骶矫形器，首次作为非手术方法来代替脊柱融合术后石膏模型，并随后用于脊柱侧弯和后凸的治疗。

第二次世界大战后，由于战争中有很多士兵断肢或瘫痪，美国政府非常重视这些退伍军人的康复，由美国退伍军人管理部（Veterans Administration，VA）于 1945 年在巴尔的摩建立了康复研究和开发服务所（Rehabilitation Research & Development Service），组织工程师和医生、物理治疗师（PT 师）、作业治疗师（OT 师）、假肢技师一起工作，并制订了以伤残退伍军人为服务对象的假肢研究计划，还成立了假肢研究开发委员会，这对当时假肢学的发展和截肢者的康复工作起了重要推动作用。1946 年最主要的进步是在假肢附件的制作方面，加利福尼亚大学发明了吸附式的大腿假肢接受腔，并出现了带有关节功能的骨骼式假肢。

在我国，20 世纪 30 年代北京协和医院初建骨科时已设立了假肢支具室，在孟继懋教授主持下，培养了我国第一批假肢矫形技师，并留下了颈部矫形器（图 1-27）和脊柱侧弯矫形器（图 1-28）的宝贵照片。

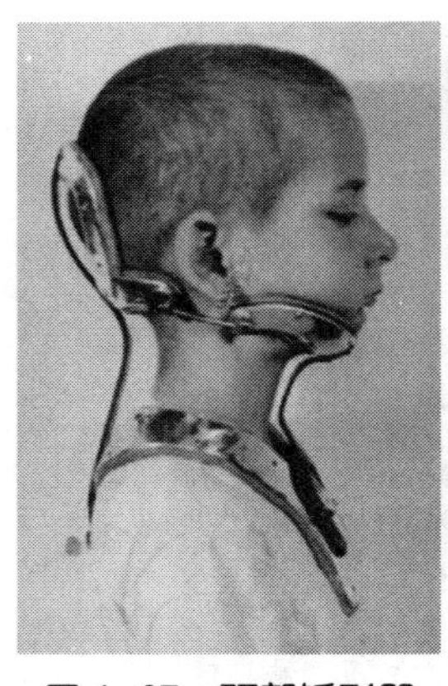

图 1–27　颈部矫形器

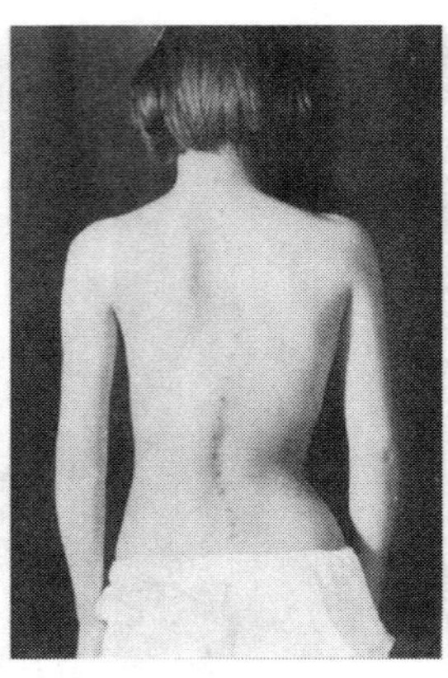
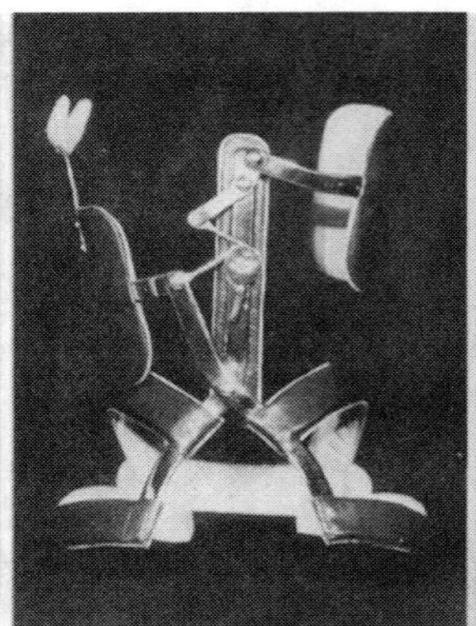
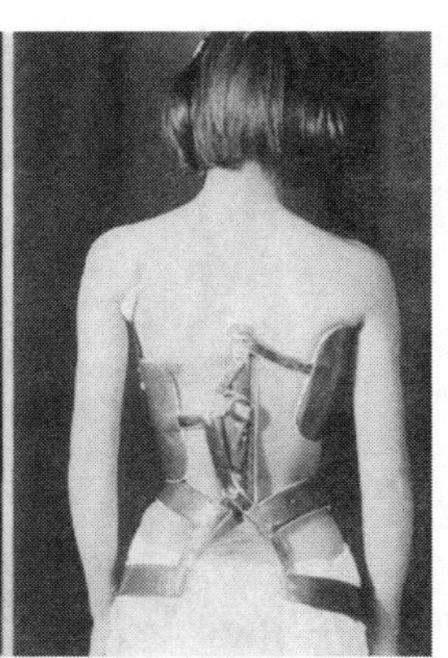

图 1–28　脊柱侧弯矫形器（赵辉三教授提供）

2. 中期　20 世纪 50 年代后，由于许多孕妇服用了沙利度胺（Thalidomide，商品名“反应停”）作为镇静剂止吐来应对妊娠早期反应，导致出现数千名“海豹肢畸形婴儿”（图 1–29 左），这批残疾儿童除假肢外还需要许多特殊器具的帮助。为此，日本、加拿大等发达国家由政府出资成立了康复工程研究所，日本在 1967 年成立了劳灾义肢中心，开发了动力上肢假肢，在 1971 年成立了东京都补装具研究所，开发了动力矫形器等。著名的加拿大麦克米兰康复中心和日本神奈川康复中心等都是在这个时期相继成立的。图 1–29 的中、右图为海豹肢儿童的动力上肢假肢。美国于 1967 年成立了国立康复工程研究所（National Institute of Rehabilitation Engineering，NIRE），1972 年建立了康复服务部（Rehabilitation Service Administration，RSA），随后又在全国各地成立了康复工程中心（Rehabilitation Engineering Center，REC），并由此产生了康复工程学。

美国退伍军人事务部（United States Department of Veterans Affairs，VA）从 20 世纪 60 年代开始就编辑了世界著名的康复工程学刊物 *Journal of Rehabilitation Research and Development* 以及年度研究报告 *Rehabilitation R&D Progress Reports*，对世界康复工程学的发展做出了卓越贡献。

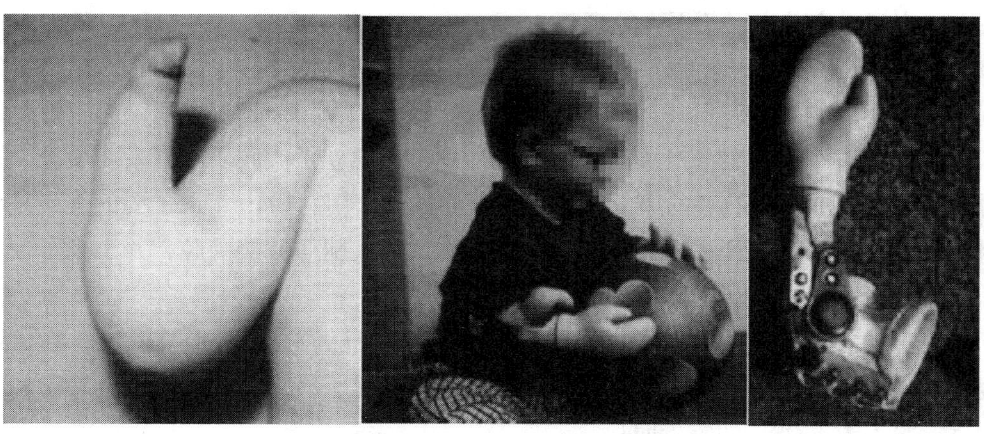

图 1–29　海豹肢儿童和动力假肢（图片引自 Peter Weltner）

此后，随着经济增长和科技发展，一些国家相继成立了专业机构开展康复工程研究，如电动轮椅、环境控制系统、康复机器人，以及视觉、听觉康复和重度残疾人的护理等。此外，从1960年在罗马举办了第一届残疾人奥运会后，残疾人的竞技运动得到社会各界人士的关注和支持，促使竞技辅助器具如运动假肢和运动轮椅技术飞速发展。在我国，20世纪60年代初，中国科学院自动化研究所和清华大学开始研制肌电假手，推动了我国康复工程学的发展。

3. 近期 20世纪80年代后，由于残疾人数量增加和社会老龄化造成失能人士数量上升，特别是社会文明进程的推进，辅助器具全面发展形成行业。随着材料科学、生物电技术、计算机技术的迅速发展，出现了很多高科技辅助器具，如碳纤维假肢、肌电假肢、微电脑控制假肢、仿生臂、康复机器人等，特别是在信息沟通领域，辅助技术发展迅速。至21世纪初，全球辅助健康技术产业已经形成规模并不断发展。

第三节 辅助器具适配服务

一、概述

（一）定义

我国的辅助器具适配服务相当于国际上的辅助技术服务（Assistive Technology Services，ATS），定义为："直接帮助功能障碍者来选择、获取或使用辅助技术装置的任何服务。"

（二）原则

Cook强调了提供辅助技术服务的基本原则：一是服务过程是以人为中心，而不是以辅助技术为中心；二是服务结果是人能够参与期望的活动；三是提供服务是"证据—知情"过程，即要用以往的数据来证明提供的服务对用户是最适用的，包括必要的培训和支持；四是以合乎道德的方式提供辅助技术服务；五是以可持续的方式提供辅助技术服务。我国辅助器具适配服务工作实践的原则是以需求为导向，以评估为依据，以人为本开展辅助技术服务。

（三）从业者资质要求

辅助器具适配服务应该充分体现辅助器具产品特点，涉及多方面的专业知识与技术，具有相应的专业流程，需要专业技术人员组成团队开展服务。为保证辅助器具适配服务的质量，从业人员必须符合资质要求。

国际上对辅助技术服务的从业人员有相应的资质要求，北美康复工程学会（Rehabilitation Engineering Society of North America，RESNA）于 1995 年启动了对辅助技术从业者（Assistive Technology Practitioner，ATP）和辅助技术供应商（Assistive Technology Supplier，ATS）的资质认证，2002 年启动了对康复工程技师（Rehabilitation Engineering Technologist，RET）的资质认证，2009 年 ATP 和 ATS 合并为辅助技术专业人员（Assistive Technology Professionals，ATP）的单一认证。2010 年初，对那些专注于座位、摆位和移动装置者启动了座位和移动专家（ATP/SMS）的资质认证。根据 RESNA 的资质定义，RET 相当于我国辅具行业有资质的中级专业技术人员（技师），ATS 相当于我国的辅具供应商。早期的 ATP 相当于我国辅具行业的初级专业技术人员（辅助技术士），而现在的 ATP 相当于我国辅具专业的中级技师（辅助技术师）。

（四）我国辅助器具适配服务工作现状

我国政府十分重视辅助器具适配服务事业，自《残疾人事业“八五”计划纲要》明确要求各级残疾人联合会建立残疾人辅助器具服务站后，近三十年来我国辅具适配服务工作发展迅速，成效显著，呈现出三大特点：一是“以省级机构为龙头，市级机构为骨干，县级机构为基础，社区、乡镇和社会力量广泛参与”的全国性辅具适配的服务体系基本形成；二是辅具适配专业人才队伍不断壮大，据初步统计，全国残疾人联合会系统的专业人员达万余人，社会服务系统人员近三万人；三是培训工作力度不断加大，为提高专业人员的技术水平，部分高等院校设置了相关专业，中国残疾人联合会将辅助器具专业培训纳入了政府康复人才培养工程，在人力资源和社会保障部教育培训中心的支持下，自 2011 年起开展了“辅助技术工程师岗位能力培训和认证”工作，在适配专业人员职业制度规范化建设方面进行了积极探索，目前已有近万人通过培训并取得岗位能力证书，在辅具适配服务工作中发挥着重要的骨干作用。

二、适配应用

（一）辅助技术个案服务

WHO 就全球需求量最大的辅具——轮椅，组织多国专家编写了《轮椅服务初级教程》和《轮椅服务中级教程》，用以规范轮椅的辅助技术服务。中国残疾人辅助器具中心和深圳市残疾人辅助器具资源中心共同翻译并出版了这两套教材，作为辅助技术服务的通用性指导教材，并参照其中的 8 个服务步骤，结合我国的实际情况，提出了辅助技术个案服务流程图（图 1–30）。

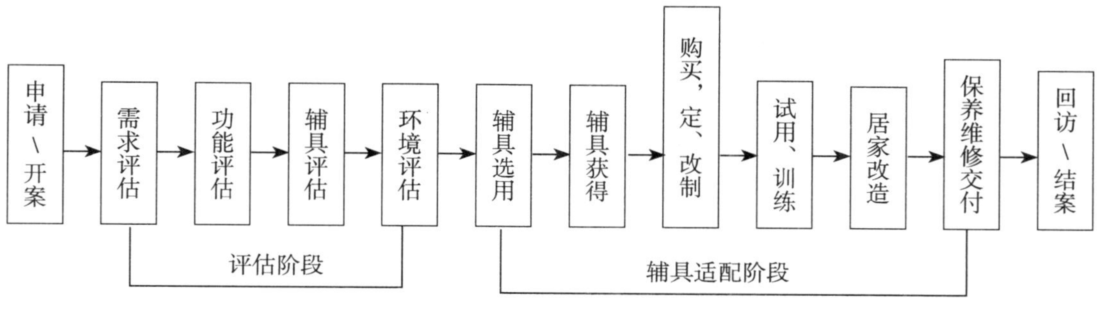

图 1–30 辅助技术个案服务流程图

1. 辅具转介、预约与开案

（1）需求评估并开案：目前，在我国与残疾人联系最直接和密切的是基层残联的专职委员、社工，以及社区卫生服务中心、社区康复服务机构、基层医院等部门的相关人员，他们经常直接面对生活在辖区的残疾人和老年人，一旦发现他们有活动和参与困难，就需要为他们提供辅具帮助。第一步是协助他们提出辅具申请，即填写由辅助技术服务单位提供的《残疾人辅助器具需求评估及转介表》。本节根据 ICF 相关内容，设计了《各类残疾人活动和参与困难分析表》（表 1–2），表中的编码 d1 ～ d9，是 ICF 个案活动和参与的分类，只要看到残疾人活动和参与有困难，就可以初评并填表。困难程度在 ICF 中分为 5 级：完全困难、重困难、中困难、轻困难、无困难，只要困难程度超过 50% 就属于重困难。评估人员参照下表判断，如果有困难，就要考虑转介到相关专业单位去做进一步的评估和采取康复干预措施。

表 1–2 各类残疾人活动和参与困难分析表

ICF 编码	活动和参与		六类残疾					
	分类	主要表现	肢体	视力	听力	言语	智力	精神
d1	学习和应用知识	看、听、读、写、计算等	写有困难	看、读、写有困难	听困难	读困难	困难	困难
d2	一般任务与要求	从事单项或多项任务，控制应急状态等	困难	困难	困难	困难	困难	困难
d3	沟通	接收或生成口头或书面语，或非语言信息、使用沟通器具、交谈	写有困难	看有困难	交谈困难	交谈困难	困难	困难
d4	行动	躺、蹲、坐、站、行走、抓、握、推、拉、举、搬物、用助行器	困难	困难				

续表

ICF编码	活动和参与		六类残疾					
	分类	主要表现	肢体	视力	听力	言语	智力	精神
d5	自理	穿衣、如厕、吃、喝、自我盥洗、清洁	困难	困难			困难	困难
d6	家庭生活	获得商品和服务（如购物），准备膳食，做家务，照顾居家物品，帮助别人	困难	困难	困难	困难	困难	困难
d7	人际交往和人际关系	基本人际关系，复杂人际关系，亲属、婚姻关系等	困难	困难	困难	困难	困难	困难
d8	主要生活领域	教育、就业及个人经济交易等	困难	困难	困难	困难	困难	困难
d9	社区、社会和公民生活	社区生活、文体、娱乐和休闲等，人权、公民权等	困难	困难	困难	困难	困难	困难

（2）转介：转介是指转送或指导辅具需求者到正确的地方接受护理或协助。基层康复工作者应指导或帮助他们填写《残疾人辅助器具需求评估及转介表》，及时转介到辅具服务单位。该表可以邮寄、网络传递或随本人一起到辅具服务单位。

（3）预约：当辅具需求者被转介到辅具服务单位时，即登记开案。需要预约评估时间，该预约可以是安排辅具需求者到服务单位来接受评估，或辅具服务人员入户拜访。预约制度可以帮助辅具服务人员有效地安排评估时间，这也意味着辅具需求者不必现场等待。预约方式取决于辅具需求者如何方便地得到相关通知。

2. 评估

（1）功能评估：承担身体功能评估的人员应该是医疗专业者如临床医疗人员或治疗师。根据提交的《各类残疾人活动和参与困难分析表》（表 1–2），进行相应的身体功能障碍评定及潜能分析。功能障碍评定包括：肌力、关节活动度、手功能、步态分析、脊髓损伤、偏瘫、脑瘫、截肢、感觉、言语功能、视功能、听力等专业评定，其评定用表参照医疗系统的规范用表。

（2）辅具评估：承担辅具评估的人员应该是具有资质的辅助技术师。他们能在上述需求评估和功能评估的基础上，根据 ISO 9999（表 1–1），并考虑个案的需求和能力、习惯性环境要求、个案目标和相关活动等，为辅具需求者提出在其潜能和障碍间搭桥的辅具类别，表 1–3 所示为常见残疾类别中各类障碍与辅具需求的对应关系。

表 1-3　各类障碍与辅具需求对应关系

残疾类别		移动辅具	自理辅具	训练辅具	假肢类	矫形器	电脑辅具	视障辅具	听障辅具	语障辅具	认知辅具
肢体障碍	脑瘫	▼	▼	▼		▼	▼			▼	▼
	偏瘫	▼	▼	▼		▼	▼			▼	▼
	截瘫	▼	▼	▼		▼	▼				▼
	截肢	▼	▼	▼	▼						
	儿麻	▼		▼		▼					
	其他	▼	▼	▼		▼	▼				
视力障碍	低视力		▼	▼			▼	▼			▼
	盲	▼	▼	▼			▼	▼			▼
听力障碍				▼			▼		▼		
智力障碍			▼	▼							▼
精神障碍				▼							▼
言语障碍				▼			▼			▼	▼

（3）环境评估：针对个案的常用环境，要进行评估是否存在障碍，例如，生活环境、移动环境、交流环境、教育环境、就业环境、文体环境、居家环境、社区环境，等等。环境评估包括辅具适配前的环境评估及辅具适配后的“人—辅具—环境系统”一体化的评估。辅助技术师据此确定辅具需求者是否需要辅具，以及所需辅具的主要功能。

3. **辅具选用**　影响辅具选择的要素为个体障碍、康复内容、终极目标、辅具资金。

辅具选用取决于辅具可供选择的产品资源多少、产品功能特性的全面程度及辅具服务商的资源。配置辅具的产品属性不同，所涉及的加工周期、个性化适配程度均有所不同，各因素相互制约，需在个性化适配程度、配置周期及辅具成本上找到平衡点。为此辅具选用服务要考虑选用原则、选用顺序和选用结果（即处方，如图 1-31）。

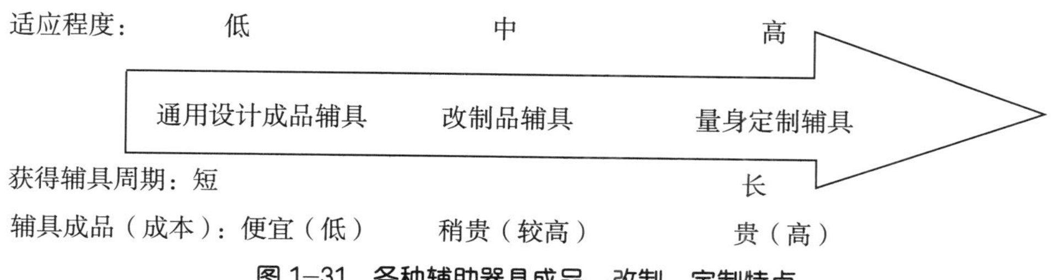

图 1-31　各种辅助器具成品、改制、定制特点

（1）选用原则：

其一，以年龄划分选用原则：儿童——以认知学习、训练重建身体功能、预防和矫正畸形的辅具为主（如脑瘫儿童以训练卧、坐、站及认知的辅具为主）；中青年——以生活自助具、家庭康复训练、利用潜能的就业技能、提高生存质量的辅具为主；老年人和重度残疾人——以保护性辅具、帮助护理者辅具及休闲辅具为主。

其二，按个体终极目标排序的原则：独立生活——障碍者在辅具的帮助下，能独立完成吃、喝、拉、撒、睡、听、说、读、写等，可选用补偿相应功能的辅具；接受教育（教育康复）——障碍者在辅具的帮助下能在学校或支援教室里得到教育，可选择能帮助其得到教育、沟通和交流的辅具；从事工作（职业康复）——障碍者在辅具的帮助下，能从事一份有意义的工作，体现个人价值，可选择帮助其实现各职业工作的辅具；社会康复——障碍者在辅具的帮助下能参与社区、文化、体育、休闲等活动，可选择帮助提高个体参与能力的辅具。

综合考虑上述评估服务和辅具选用原则，参照 ISO 9999，辅助技术师可以初步确定在 12 个辅具主类中选用所需辅具的主类。

（2）选用顺序：

首先，依据辅具的作用类型选用。要根据辅具需求者的活动和参与困难程度，且要充分发挥潜能，以补偿型辅助技术（补）优先，代偿型辅助技术（代）次之，最后才是适应型辅助技术（适应）或重建型辅助技术（重建）。例如下肢功能障碍者，轻度和中度困难者选补偿型辅具，如手杖、四脚拐等；重度困难者选代偿型辅具，如手动轮椅；完全困难者只能选适应型辅具，如护理轮椅、电动轮椅。简言之，能补则补，不能补则代，不能代则适应，不能适应则重建。

其次，依据辅具的产品类型选用。要权衡辅助技术的赋能和失能，尽可能使辅具发挥身体潜能，减少抑制功能，对活动和参与的限制越少越好。即选用辅具产品类型时应遵循由简至繁，且一定是低技术的辅具优先。例如失语者，先选用低技术的文字和图片沟通板，然后考虑高技术的语音沟通板。

（3）选用结果（处方）：选用具体辅具产品时，要考虑辅具的可获得性，建议参考我国台湾地区推荐的 BAD 顺序，即能买则买，买不到则改，改不了则设计制作。

4. 辅具获得

（1）辅具经费：开具辅具处方后，辅具的费用可以估算出来。付费方式有多种，如使用者自费，政府、非政府组织或捐助机构补贴，保险公司支付等。

（2）辅具订购：需要填写由辅具服务单位负责人批准的出库单，然后由辅助技术师准备辅具。如果辅具服务单位库存无货，需要从外部供应商订购或转介到上级辅具服务单位，不同的辅具服务单位订购辅具的制度会有所不同，需要填写相应申请表。

（3）辅具准备：辅具准备的主要内容有准备符合处方的辅具，检查辅具，确保辅具所有部件安全正常运行，以及可以调整的部件都能顺利调整，使辅具处于良好状态，随时可以交付使用。

5. 辅具适配

（1）适配要求：辅具既要能适应需求者的功能和结构损伤并发挥其潜能，又能克服环境障碍，从而改善活动和参与的能力。

（2）适配内容：

其一，成品辅具的适配服务：可以从市场上买来后直接使用，有些由辅助技术师根据个案情况进行简单调整就能使用。

其二，改制辅具适配服务：即辅助技术师或改制服务商能根据个案情况对买来的成品辅具进行修改，而并不影响辅具的完整性。

其三，定制辅具适配服务：是建立在个体障碍的基础上，以个体的潜能为考量点、以个体需要的环境为参照点、以个体活动和需求目标为终极点，根据治疗师的评估报告，运用工学知识进行力学设计、结构设计、材料设计和外观设计，需要有资质的康复工程工艺师来承担。

（3）适配检验：检验辅具是否适合，在于检验辅具是否能充分发挥功能障碍者的潜能来克服障碍，这在很大程度上取决于“人—辅具—环境系统”是否一体化。首先是人与辅具的适合性，即“人—辅具”完成活动和参与情况是否达到预期的目标；其次是“人—辅具”一体化后与环境的适合性，功能障碍者是否能在现有环境下灵活应用辅具，只有当适合性检验合格后，方可交付使用。

（4）适配评价：即对辅具适配服务的质量考核。主要内容和顺序为：是否充分发挥了功能障碍者的潜能；是否最大限度地克服了功能障碍者活动和参与的困难；是否与功能障碍者一体化并与环境适配；是否能让功能障碍者及其家属、服务单位、出资单位等利益相关者满意。如果评价不满意，要及时解决适配中出现的各种问题。

6. 辅具培训（适应性训练） 当辅具调试满意后，需进行辅具的使用训练，无论是成品、改制品或定制品，都需要进行试用和试穿戴，帮助功能障碍者学会辅具的安全使用方法，并重新设计或确定使用辅具后的新生活模式，以达到“人—辅具—环境系统”一体化，充分发挥辅具的效能。

7. 居家环境改造 在对个案进行辅具适配后，还要对其使用辅具的现实环境进行评估和改造，特别是对中重度肢体残疾人，如居家环境对使用辅具有限制，则必须进行环境改造，只有居家检验通过后，才能交付使用。

8. 辅具保养、维修与交付 在辅具交付前，一定要教会使用者对辅具的保养及简单维修，如轮椅的活动部件要定期加润滑油、坐垫要清洗等，保持辅具的清洁，能延长辅具的使用寿命。

9. 回访及结案 辅具在交付使用后，因产品不同，需要回访的时间间隔也不同，主要观察其在实际使用中的变化情况及适应性效果。通常，回访工作是在辅具交付后的一周或一个月或三个月进行。回访后如辅具使用无异常，则辅具适配工作才结束，并由社工做结案。

（二）辅助技术服务团队

由图 1–30 可见，辅具适配服务涉及十多个环节，为保证辅助技术服务的质量，不同的阶段需要有不同技能的人员，共同组成辅助技术服务团队；不同残疾类别的服务团队成员组成各有不同（表 1–4）。

表 1–4 辅助技术服务团队成员列表

服务类别	基本成员	团队主要成员			应用领域成员	
		医生类	治疗师类	工程技术人员	就学	就业
肢体辅具服务	社工或康复咨询师	骨科、神经科、康复科医生	康复治疗师（PT、OT）	假肢 / 矫形器制作师、工程技术人员	特教老师	职业指导师
视力辅具服务		眼科医生	视光师、定向行走训练师	验光师、打磨工		
听力辅具服务	社工或康复咨询师	耳鼻喉科医生	听力检测师、听力言语训练师	助听器验配师、耳模制作师	特教老师	职业指导师

思考题

1. 简述辅助技术的主要作用并举例说明。
2. 举例说明辅助器具的主要特点。
3. 简述辅助器具的选用原则和选用顺序。
4. 简述什么是辅具适配服务？

第二章

肢体障碍概述

戴　东

>>> 学习要点

1．肢体障碍与肢体残疾的概念，造成肢体障碍的主要原因及肢体残疾的分级。

2．典型肢体障碍的概念、病因及障碍表现。

3．各类肢体障碍者的常用辅助器具。

第一节　肢体残疾

肢体残疾与肢体障碍是密切相关的不同概念，在本教材中，肢体障碍针对个体相关功能和活动能力的缺失或下降，而肢体残疾的概念则着眼于将个体视为整体相对固定，并达到残疾分级标准。

一、肢体残疾概念

肢体残疾（physical disability）是指由于人体运动系统的结构、功能受损，导致人体的肢体（四肢和躯干）引发瘫痪、残缺、畸形等障碍，造成了人体运动功能不同程度的丧失，以及活动能力和参与能力的下降。

肢体残疾包括：上肢或下肢因外伤、病变或发育异常所致的缺失、畸形或功能障碍，脊柱因外伤、病变或发育异常所致的畸形或功能障碍，中枢、周围神经因外伤、病变或发育异常造成躯干或四肢的功能障碍。

二、肢体残疾分级

根据《残疾人残疾分类和分级》（GB/T26341-2010），肢体残疾分为四级。

1．肢体残疾一级　不能独立实现日常生活活动，并具备下列状况之一：

a) 四肢瘫：四肢运动功能重度丧失；

b) 截瘫：双下肢运动功能完全丧失；

c) 偏瘫：一侧肢体运动功能完全丧失；

d) 单全上肢和双小腿缺失；

e) 单全下肢和双全臂缺失；

f) 双上臂和单大腿（或单小腿）缺失；

g) 双全上肢或双全下肢缺失；

h) 四肢在手指掌指关节（含）和足跗跖关节（含）以上不同部位缺失；

i) 双上肢功能极重度障碍或三肢功能重度障碍。

2. 肢体残疾二级 基本上不能独立实现日常生活活动，并具备下列状况之一：

a) 偏瘫或截瘫，残肢保留少许功能（不能独立行走）；

b) 双上臂或双前臂缺失；

c) 双大腿缺失；

d) 单全上肢和单大腿缺失；

e) 单全下肢和单上臂缺失；

f) 三肢在手指掌指关节（含）和足跗跖关节（含）以上不同部位缺失（一级中的情况除外）；

g) 二肢功能重度障碍或三肢功能中度障碍。

3. 肢体残疾三级 能部分独立实现日常生活活动，并具备下列状况之一：

a) 双小腿缺失；

b) 单前臂及其以上缺失；

c) 单大腿及其以上缺失；

d) 双手拇指或双手拇指以外其他手指全缺失；

e) 二肢在手指掌指关节（含）和足跗跖关节（含）以上不同部位缺失（二级中的情况除外）；

f) 一肢功能重度障碍或二肢功能中度障碍。

4. 肢体残疾四级 基本上能独立实现日常生活活动，并具备下列状况之一：

a) 单小腿缺失；

b) 双下肢不等长，差距大约或等于 50mm；

c) 脊柱强（僵）直；

d) 脊柱畸形，后凸大于 70° 或侧凸大于 45° ；

e) 单手拇指以外其他四指全缺失；

f) 单手拇指全缺失；

g) 单足跗跖关节以上缺失；

h) 双足趾完全缺失或失去功能；

i) 侏儒症（身高小于或等于 1300mm 的成年人）；

j) 一肢功能中度障碍或两肢功能轻度障碍；

k) 类似上述的其他肢体功能障碍。

三、肢体残疾分级说明

1. 用语说明

（1）全上肢：包括肩关节、肩胛骨。

（2）上臂：肘关节和肩关节之间，不包括肩关节，包括肘关节。

（3）前臂：肘关节和腕关节之间，不包括肘关节，包括腕关节。

（4）全下肢：包括髋关节、半骨盆。

（5）大腿：髋关节和膝关节之间，不包括髋关节，包括膝关节。

（6）小腿：膝关节和踝关节之间，不包括膝关节，包括踝关节。

（7）手指全缺失：掌指关节。

（8）足趾全缺失：跖趾关节。

2. 功能障碍程度说明　肢体残疾分级的功能障碍程度说明见表 2–1。

表 2–1　肢体残疾分级的功能障碍程度说明

障碍程度	上　肢	下　肢
极重度障碍	所有关节强直或肌肉麻痹，失去全部运动功能，上肢全部失去自理生活活动	下肢所有关节或肌肉损伤，失去全部运动功能，不能站、走
重度障碍	大部分关节或肌肉损伤，失去大部分运动功能，上肢基本不能实现自理生活活动	大部分关节或肌肉损伤，失去大部分运动功能，能站，不能行走
中度障碍	部分关节或肌肉损伤，失去部分运动功能，上肢能部分实现自理生活活动	下肢部分关节或肌肉受损，失去部分运动功能，能站，行走困难
轻度障碍	仅上肢某一关节损伤，轻度运动功能丧失，上肢基本能实现自理生活活动	单下肢某一关节受损，能基本保持运动功能，能站、走，但不持久

四、导致肢体残疾的主要原因

（一）先天性

先天发育异常或遗传因素可致肢体残疾。例如，先天性缺肢短肢，侏儒症，脑性瘫痪（脑瘫），先天性关节挛缩症、先天性关节脱位、先天性成骨不全等先天性骨关节疾病，遗传性共济失调等神经系统遗传疾病及先天性神经系统发育异常，等等。

（二）外伤性

外伤因素也可致肢体残疾。例如，骨折、关节脱位、肌肉韧带等软组织损伤、脑外伤、脊髓损伤、周围神经损伤、烧（烫）伤，以及产伤致脑性瘫痪或神经损伤，等等。

（三）疾病性

各种疾病因素也可致肢体残疾。例如，脑及脊髓病变、脑卒中、糖尿病、周围血管病、运动神经元病、骨关节肿瘤、周围神经病、骨软化、骨坏死、类风湿关节炎、强直性脊柱炎、大骨节病、骨关节病，等等。

（四）感染性

细菌、病毒、真菌等感染因素也可致肢体残疾。例如，骨髓炎、化脓性关节炎、骨和关节结核、脊髓炎、脑炎，等等。

（五）中毒性

接触毒性物质也可致肢体残疾。例如，农药中毒后遗留肢体残疾。

第二节　典型肢体障碍分析

不同的肢体障碍有各自的概念、原因及障碍表现，以下对几种常见的肢体障碍类型进行具体分析。

一、脑血管病

（一）概念

脑血管意外（cerebralvascular accident，CVA）又称急性脑血管病，俗称脑卒中或中风，通常指包括脑出血、脑梗死在内的一组急性疾病。在美国，脑血管意外被定义为一个包括脑出血、脑梗死、蛛网膜下腔出血等临床综合征的通用名词。世界卫生组织（WHO）将其定义为：一种源于血管的急性神经性障碍，其症状和体征与脑受损部位相关。一般脑血管病引发的首要症状是发病者的一侧肢体出现活动不灵甚至瘫痪，同时还可伴有感觉障碍、吞咽障碍、失语、失认、情绪低落和视物不全等症状。患病后若处理不当，还可导致废用综合征和误用综合征。有调查显示，目前脑血管意外已成为我国第一位死亡原因，也是中国成年人残疾的首要原因，脑卒中具有发病率高、死亡率高和致残率高的特点。

（二）病因

脑血管意外的病因较多，其主要病理过程是在血管壁病变的基础上，血液成分或血流动力学改变，造成缺血性或出血性意外发生。血管壁病变是多数脑血管疾病发生的基础，所以称为脑“血管”病，其主要原因有高血压、脑小动脉硬化、脑动脉粥样硬化、先天性发育异常和遗传性疾病、各种感染和非感染性动静脉炎、中毒、肿瘤等；血液成分改变包括血液黏稠度增高、凝血或纤溶系统功能障碍；血流动力学改变因素为高血压或低血压、心功能不全、血容量不足等。

脑血管意外按病理过程可分为两大类，由于血液供应中断引起的称为缺血性脑血管意外，而由于脑血管破裂或者血管结构异常引起的则称为出血性脑血管意外。缺血性脑血管意外包括脑血栓形成和脑栓塞。出血性脑血管意外包括脑出血、蛛网膜下腔出血。

由此可见，高血压病史是脑血管意外的主要和基本病因，脑动脉粥样硬化是脑血管意外的重要病因和主要病理基础。

（三）障碍表现

1. 运动障碍　脑血管意外后所出现的运动功能障碍，取决于病变的血管和由此产生的受损部位。通常在早期出现相应肢体或面部肌肉的松弛性瘫痪，大约在一至两个星期以后，肌张力逐渐增高。即使早期被动关节活动范围正常，但随着肌张力增高，主动关节活动范围也将逐渐受限，并出现异常运动模式。这种肢体的屈肌和伸肌异常运动模式大部分障碍者表现为：上肢以屈肌共同运动为主，下肢以伸肌共同运动为主（见表2–2）。若对这种异常运动模式不进行及时干预，会逐渐出现肢体关节僵硬，直至发生关节变形，会给未来的生活自理及活动带来困难，同时还有发生跌倒的危险。因此，要重视对有异常运动模式的障碍者进行早期的康复治疗及中、后期的辅具使用。

2. 感觉障碍　脑血管意外发生后，根据脑神经损伤部位及程度不同，会引起包括浅感觉、深感觉、复合感觉在内的不同程度的感觉减弱或丧失。感觉减弱或丧失将影响信息的传入和传出，脑对信息的整合功能也会受到影响，从而使运动功能障碍的恢复愈加困难。

3. 语言障碍　脑血管意外发生后，无论肢体瘫痪发生在哪一侧，在发病的早期都有可能发生不同程度的交流障碍。如果是优势半球（左侧半球）受损，会对大脑皮层的语言中枢产生持久的影响，从而导致运动性、感觉性、书写、阅读、命名等方面的语言障碍，具体表现为：

（1）表达性失语：说不出话或像打电报那样断断续续地说出几个单字。

（2）感觉性失语：听不懂别人说的话。

（3）混合性失语：有时既说不出话，又听不懂别人说的话。

表 2-2 常见的肢体异常运动模式

身体部位	异常运动模式
头	患侧屈曲、面向健侧旋转
躯干	患侧屈曲、向后方旋转
肩胛骨	内收（后撤）、下降
肩关节	内收、内旋
肘关节	屈曲
前臂	旋前
腕关节	掌屈、尺偏
手指	屈曲、内收
骨盆	上提、向后方旋转
髋关节	伸展、内收、内旋
膝关节	伸展
踝关节	底屈、内翻
足趾	屈曲、内收

（4）书写障碍：写字困难或不能写字，甚至连自己的名字也不会写。

（5）阅读障碍：看着字不会读。

（6）命名障碍：叫不出物品的名称。

如果受损神经是控制言语相关的肌肉运动及协调活动的，还会造成发声器官的运动功能障碍，即构音障碍，表现为说话含糊、吐字不清等症状。

4. 吞咽障碍 脑血管意外发生后，部分障碍者会出现吞咽障碍，即咀嚼障碍和吞咽障碍，一般表现为流口水、喂食时食物常停留在口腔内、喝水呛咳等症状。

5. 视觉障碍 脑血管意外发生后，部分障碍者会出现视觉障碍，主要表现为复视、偏盲、忽视等障碍。例如，比较常见的半侧忽视，表现为不能看见左侧或右侧的物品，或仅能读半边文章等现象。

6. 认知障碍 脑血管意外发生后，部分障碍者常会出现以下认知障碍：时间定向障碍，如辨别不清当时是上午还是下午；地点定向障碍，如辨别不清自己当时所处的地点；人物定向障碍，如对病前所熟悉的人也不认识了；注意障碍，如反应淡漠、精力不集中；记忆障碍，如经常出现丢三落四，前面说了后面忘，等等。

7. 心理障碍 由于脑血管意外是一种突发性疾病，其造成的各方面障碍给障碍者及其家庭和社会带来了许多负面的影响，往往使障碍者感到自己所拥有的一切全失去了，自已的人生已近终点。而且，在临床上易出现脑血管意外后抑郁症（PSD），据统计其发病率为30% ~ 67.2%，往往表现为情绪抑郁、满脸愁容、悲观失望、动作迟缓、失眠等症状。

8. 日常生活能力下降　脑血管意外发生后，障碍者因肢体运动、认知、语言等某一方面或几方面功能的障碍，造成了日常生活能力、自理能力的下降。一般表现在以下几个方面：日常生活活动能力下降，如吃饭、洗脸、洗澡、穿脱衣服、上厕所等动作发生障碍；不能使用日常用具，如不能打电话、打伞、剪指甲等；参与家庭及社会活动能力下降，如无法参与家庭意见、家务、学习及工作等；休闲娱乐（兴趣爱好）能力下降，如无法参与健身、看电影、打麻将等生活活动；另外，部分障碍者由于还存在认知障碍，其活动欲望、感觉知觉整合判断能力下降；部分障碍者还会有对运动和空间关系概念扭曲、运动行为概念丧失，或有肢体失认、视觉忽视等障碍，因此日常生活自理愈发困难。

二、截肢

（一）概念

截肢（Amputation）就是手术切除肢体或者肢体的一部分，其中在关节部分的切除称为关节离断（Disarticulation）。目的是消除病变组织或缓解疼痛等。大多数截肢是为了挽救或延长伤员的生命而不得已采取的手术；有时也会由于有的肢体完全丧失功能，截肢后安装假肢更有利于其恢复功能而采取的措施。

根据截肢部位的不同，截肢者可有不同的截肢情况（表 2–3）。在截肢部位上，上肢以手指的截肢最为多见，其次为前臂截肢；而腕关节离断、肩关节离断、肘关节离断依次递减。下肢以足趾的截肢最为多见，之后依次是小腿截肢、大腿截肢、膝关节离断、髋关节离断。

表 2–3　上下肢截肢部位

上肢截肢	下肢截肢
肩胛带截肢	半骨盆截肢
肩关节离断	髋关节离断
上臂截肢（肱骨截肢）	大腿截肢（股骨截肢）
肘关节离断	膝关节离断
前臂截肢（桡骨截肢）	小腿截肢（胫骨截肢）
腕关节离断	踝关节离断（赛姆截肢术，Syme amputation）
手部截肢	足部截肢

（二）病因

1. **血液循环障碍** 如闭塞性动脉硬化、血栓闭塞性脉管炎、雷诺病、动脉瘤、动静脉瘘、糖尿病，等等。

2. **外伤** 如外伤性动脉闭塞，复杂性骨折而无法修复者，因冻伤、烫伤、烧伤、腐蚀、动物毒素等导致的坏死及形成的瘢痕，交通、工伤等各类事故，等等。

3. **肿瘤** 多为恶性肿瘤，但少数良性肿瘤因其破坏范围大也可以考虑截肢。如骨肉瘤、骨巨细胞瘤、纤维肉瘤、尤因肉瘤、骨转移癌，等等。

4. **炎症感染** 如骨髓炎、气性坏疽、破伤风、骨结核，等等。

5. **神经性疾病** 如脊柱裂、脊椎损伤等伤病导致的四肢变形或溃疡、麻风病，等等。

6. **先天性畸形** 如先天性多指（趾）、先天性肢体严重畸形影响功能，等等。

7. **明显的肢体不等长** 可采用肢体缩短术、肢体延长术，等等。

（三）障碍表现

1. **身体方面的影响**

（1）残肢肿胀：多由截肢后血液和/或淋巴回流障碍引起。

（2）残肢某些部位有压痛：疼痛部位多在切断的神经断端。

（3）残肢侧关节屈曲畸形(关节不能伸直)：多发生于下肢截肢，如大腿截肢后髋关节不能后伸、内收，小腿截肢后膝关节不能伸直。多由于肢体部分肌肉截断后，关节前后或内外侧肌肉力量不平衡引起。

（4）幻肢痛 (Phantom Limb Pain)：又称肢幻觉痛，系指截肢者感到被切断的肢体仍然存在，且在该处发生疼痛。疼痛多在断肢的远端出现，疼痛类型繁多，早期以刀割样痛、针刺样痛最为多见，后期则多为烧灼样痛或挤压样痛。疼痛的持续时间可以是数秒，也可以是数小时。有些障碍者在截肢后的早期可能出现轻度、短暂的幻肢痛，其中多数在穿戴合适的假肢后疼痛可以自行消失。50% 以上的截肢者术后伴有幻肢痛，膝上截肢后出现幻肢痛的概率高于膝下截肢，上肢截肢出现幻肢痛的概率高于下肢截肢。幻肢痛常伴有焦虑、抑郁、食欲下降和失眠等，但至今尚无缓解幻肢痛的有效手段。

2. **心理方面的影响**

（1）抑郁：截肢后一时难以接受截肢的现实，就算逐渐在心理上接受了现实，也会产生抑郁。轻度的抑郁表现为沉默寡言、不愉快、气馁，对周围环境没有兴趣。严重的抑郁表现为紧张、忧虑、沮丧、失望、注意力不能集中、记忆力减退，有的会产生自卑、自罪、自责现象。

（2）焦虑：截肢者过度考虑未来独立生活、学习、工作、经济收入、婚姻、家庭、子女等需要面对的现实问题，从而形成焦虑。焦虑的截肢者可以出现心悸，心动过速，烦躁不安，头昏头痛等症状。

（3）易怒、暴躁：这是一种对截肢现实情绪上的反应，截肢者当合并有残肢痛或幻肢痛时会加重这种反应。截肢者常有对立或破坏行为，如大吵大闹、摔东西，等等。

（4）自卑：截肢者在截肢后普遍低估自己的能力，自认为会被人看不起、受人歧视，因此容易消极悲观。

三、脊髓损伤

（一）概念

脊髓损伤是由于各种原因引起的脊髓结构、功能损害后造成损伤水平以下的正常运动、感觉、自主神经系统等神经功能障碍。脊髓损伤程度和临床表现取决于原发性损伤的部位和性质。根据损伤的不同部位可大致分为四肢瘫和截瘫。四肢瘫（quadriplegia）是四肢和躯干（包括呼吸肌）的完全或不完全的瘫痪，由颈髓损伤所致。截瘫（paraplegia）是下肢及躯干完全或不完全瘫痪，由胸、腰、骶髓损伤所致。因此，脊髓损伤是一种致残率高、后果严重的损伤。脊髓损伤不仅会造成伤者身体方面（如肢体运动、感觉、排泄等）的诸多功能障碍，还会给伤者带来严重的心理伤害，并且会给伤者的家庭和社会造成巨大的经济负担。因此，必须通过有效的措施进行预防。

（二）病因

造成脊髓损伤的原因分外伤性和非外伤性两类，外伤性原因有交通事故、工伤事故、运动损伤、高处坠落、暴力砸伤、挤压、刀伤、枪伤等；非外伤性原因有脊椎退行性改变、横贯性脊髓炎、脊柱或椎管内肿瘤、脊柱结核、血管性疾患等。

（三）障碍表现

1. 原发性障碍

（1）运动障碍：脊髓损伤受损平面以下运动功能障碍在急性期呈弛缓性瘫痪，可持续6周以上或更长时间，然后进入痉挛期，在这个时期瘫痪肌肉的肌张力表现也不同，可分为高痉挛型瘫痪和弛缓型瘫痪。一般四肢瘫多表现为上肢弛缓型瘫痪，下肢痉挛型瘫痪。

（2）感觉障碍：根据受损部位和损伤程度的不同，脊髓损伤后感觉障碍的表现不一。完全性脊髓横断损伤时，受损平面以下所有感觉完全消失。而不完全性损伤时，损伤部位靠前，则受损平面以下的感觉障碍为痛觉、温度觉障碍；损伤部位在后，则为触觉、本体感觉障碍；损伤部位在一侧，则为对侧的痛觉、温度觉，以及同侧的触觉和深部感觉障碍。由于脊髓损伤后引起受损平面以下的皮肤感觉减退或丧失，因此易导致外伤、烫伤、冻伤及压疮等的发生。脊髓不同节段平面损伤与代表运动水平的关键肌和代表皮肤感觉水平的关键点的对应关系见表 2–4。

表 2–4　损伤平面（以具有正常功能的脊髓最尾端节段为准）的评定

损伤平面	代表运动水平（Ⅲ级以上的肌力）的关键肌	代表皮肤感觉水平的关键点
C_2		枕骨粗隆
C_3		锁骨上窝
C_4		肩锁关节顶部
C_5	肱二头肌（屈肘）	肘前窝的外侧面
C_6	腕伸肌（伸腕）	拇指近节背侧皮肤
C_7	肱三头肌（伸肘）	中指近节背侧皮肤
C_8	中指末节指屈肌（手抓握）	小指近节背侧皮肤
T_1	小指外展肌（小指外展）	肘前窝的内侧面
T_2		腋窝顶部
T_3		第 3 肋间隙
T_4		第 4 肋间隙
T_5		第 5 肋间隙（在 T4、T6 之间）
T_6		第 6 肋间隙（剑突水平）
T_7		第 7 肋间隙（在 T6、T8 之间）
T_8		第 8 肋间隙（在 T6、T10 之间）
T_9		第 9 肋间隙（在 T8、T10 之间）
T_{10}		第 10 肋间隙（脐水平）
T_{11}		第 11 肋间隙（在 T10、T12 之间）
T_{12}		腹股沟中点
L_1		T12 与 L2 连线中点处
L_2	髂腰肌（屈髋）	大腿前中部
L_3	股四头肌（伸膝）	股骨内髁
L_4	胫前肌（踝背屈）	内踝
L_5	跗长伸肌（伸跗趾）	足背第 3 跖趾关节

续表

损伤平面	代表运动水平（Ⅲ级以上的肌力）的关键肌	代表皮肤感觉水平的关键点
S_1	腓肠肌（踝跖屈）	足跟外侧
S_2		腘窝中点
S_3		坐骨结节
S_4 ~ S_5		肛周区

（3）呼吸障碍：在正常情况下，延髓网状结构中的呼吸中枢控制呼吸的节律和深度，通过位于颈部脊髓腹外侧的网状脊髓束，及脊髓前角细胞支配呼吸肌而产生呼吸运动。高位脊髓损伤后，不仅肋间肌麻痹，受颈 C3 ~ C5 神经支配的膈肌及呼吸辅助肌，如胸锁乳突肌、斜角肌功能也将减退，呼吸时，胸廓可呈反向运动，致胸腔负压下降，肺容积和气体交换受到影响。膈神经失去大部分或全部功能，使膈肌功能减退。又由于交感神经受累，使迷走神经占优势，从而导致气管、支气管内腔收缩变窄，同时由于咳痰能力减弱，支气管内分泌物不能排出，易发生肺部感染。

（4）排尿排便障碍：在脊髓损伤的不同时期，可出现不同类型的神经源性膀胱。在脊髓休克期，表现为无张力性膀胱；休克逐步恢复时，表现为反射性膀胱和间歇性尿失禁。前者则不能通过反射完成排尿动作，需通过耻骨上腹壁加压完成排尿，为尿潴留。后者见于 T_{10} ~ T_{11} 以上脊髓横断者，骶髓排尿中枢完好，逼尿肌反射恢复，膀胱充盈后可完成反射性排尿，又称尿失禁。当脊髓恢复到出现反射时，刺激下肢皮肤即可产生不自主的反射性排尿。晚期则表现为挛缩性膀胱。当障碍者出现总体反射时，可表现为无抑制性膀胱。排便障碍可表现为便秘等症状。

（5）自主神经功能异常：是一种脊髓损伤者特有的血管反射，多发于 T_6 损伤平面以上的脊髓损伤患者。脊髓损伤后，早期由于失去交感神经的控制，可出现心率减慢、直立性低血压、体温调节异常、反应迟钝及定向力差等表现。损伤平面以下，皮肤发汗、寒战及竖毛反射均消失。四肢瘫痪者可出现自主神经反射亢进，常为身体内在或外在刺激所诱发，如膀胱过度充盈、大小便不畅、压疮、膀胱结石、尿路感染等。临床表现为阵发性高血压、大量出汗、面色潮红、脉搏缓慢、头痛、扣搐、视野缺损等症状时，如果不立即处理，则可能会造成严重后果。

（6）性功能障碍：脊髓损伤后，性功能障碍的男性患者表现为勃起异常和射精异常；女性患者主要表现为阴道痉挛及性欲高潮障碍，但其卵巢功能很少发生长期紊乱，大部分障碍者伤后 6 周左右即恢复月经，生育功能不受影响。性功能障碍与脊髓损伤平面有密切关系。

（7）心理障碍：脊髓损伤给障碍者精神上带来了难以措述的痛苦，导致出现严重的心理和情绪性障碍。在早期，障碍者往往要经过震惊、否定、抑郁或焦虑等阶段性心理变化过程。

2. 继发性障碍

（1）压疮：脊髓损伤后，特别是颈髓损伤者，由于运动能力下降，身体长时间处于同一体位，导致身体局部长时间受压（特别是骨突出部位），致使受压部位皮下组织血液循环障碍，引起组织坏死。易发部位有：枕部、肘部、肩胛骨部、骶骨部、坐骨结节部、腓骨小头部、外踝、足跟等。

（2）异位骨化：通常指在关节周围软组织内形成异常位置的新骨沉积。异位骨化会造成关节活动受限或丧失。一般发生于脊髓损伤后 1 ~ 4 个月，发生率为 16% ~ 53%，发病机制不明。此症多发于髋关节，继之为膝关节及大腿近、远端肌肉，通常发生在损伤水平以下。异位骨化的临床表现为，脊髓损伤后 1 ~ 4 个月，早期障碍者的下肢大关节周围出现肿胀和发热，可伴有全身低热，肿胀持续数天后导致局部组织变硬，如果炎症期未被察觉出异位骨化，只是表现出某一关节活动范围受限，少数障碍者会出现关节僵硬。异位骨化发生后，在 X 线片上软组织中可显示出骨的影像。

（3）深静脉血栓：脊髓损伤患者深静脉血栓形成常发生在伤后第 10 ~ 40 天，发生率通常为 40% 以上。深静脉血栓形成的临床表现为，下肢肿胀、疼痛，局部皮肤发红、发热。但是，具有诸如大腿或小腿肿胀、体温升高、肢体局部温度升高等临床表现的只占 15%。未发现和未处理的深静脉血栓可导致肺栓塞和突然死亡，因此，需要早期诊断并及时采取治疗措施。

第三节　肢体康复

一、肢体康复的基本途径

（一）康复医疗机构

主要针对有手术及其他医疗需要的肢体障碍者。

（二）社区康复机构

主要针对有运动功能障碍康复治疗、训练需要的肢体障碍者。

（三）假肢、矫形器装配机构

主要针对有假肢或矫形器（上肢、下肢、躯干）装配使用需求的肢体障碍者。

（四）辅具服务机构

主要针对有辅助器具（如轮椅、拐杖等）适配使用需求的肢体障碍者。

（五）无障碍改造机构

主要针对有环境条件改造（如室内设施、周边道路等）需求的肢体障碍者。

二、肢体康复的基本手段

（一）现代医疗技术

用以重新建立肢体障碍者丧失或减弱的运动功能，如骨科矫形重建手术。

（二）康复训练

用以维持或改善肢体障碍者的身体功能，如物理治疗（PT）、作业治疗（OT）、言语治疗（ST）等训练。

（三）辅助技术

用以弥补肢体障碍者缺失或减弱的功能，如安装假肢、矫形器，适配轮椅及日常生活辅具，等等。

（四）无障碍设施

包括对与肢体障碍者相关的公共、社区环境设施及家庭房屋进行无障碍改造和调整，如在公交和地铁站安装升降设备、在卫生间安装扶手等，用以帮助其克服各类环境障碍。

三、肢体康复的基本内容

（一）增强肌力

增强肌力训练应当根据障碍者肌力状况、所患疾病，以及康复目的、时期等各项条件的不同，选择被动运动、辅助主动运动、主动运动、抗阻力运动等不同的训练方法。

（二）维持及扩大肢体关节活动范围

关节活动度的维持训练是防止关节发生活动受限所采取的措施。常用的方法有体位的摆放（良肢位、功能位），体位变换，以及主动和被动关节活动度训练，等等。关节活动度的扩大训练是为了改善由于如肌肉、肌腱短缩等各种原因导致的关节活动范围受限所使用的治疗方法，也称伸张法或关节松动术。常用的方法有障碍者利用自身体重或肢体扩大训练、手法扩大训练、利用设备扩大训练，等等。

（三）改善平衡功能

平衡功能的训练必须建立在保持身体良好对线关系的基础上，利用逐步提高难度的训练方法进行。常用的方法有提升稳定极限、改变运动难度、干扰视觉输入、干扰躯体感觉输入，等等。

（四）获得移动能力

移动是所有日常生活活动中最基本的动作。辅助移动是指在各种原因导致障碍者的步行能力减弱或丧失后，利用如拐杖、轮椅及其他助行器等辅助器具辅助或代替步行的移动方式。

（五）矫正姿势、预防变形

对有可能导致障碍者关节发生挛缩、僵硬及变形倾向的任何原因，都要加以重视，并从早期开始使用辅助器具或矫正器保持正确的姿势以进行有效的预防。

（六）预防和治疗并发症

及时进行康复训练及辅助器具的应用，能够最大限度地维持和改善障碍者的肢体功能，从而有效预防诸多因功能障碍引发的并发症。例如，长期卧床或久坐轮椅易发生压疮、关节挛缩和变形等，应采取相应的预防措施。

（七）提高日常生活自理能力

根据障碍者自身状况和对日常生活自理方面的需求，确定其自理活动目标，训练障碍者利用残存功能进行日常生活自理，尽量减少对他人的依赖。活动完成的方式可以是常规的或特殊的，必要时还可以借助辅助器具完成。此外，为了提高障碍者回归社会的独立性，还需要对环境的适应和改造提出建议，从而使障碍者能够适应家庭和社会生活，减轻家庭和社会负担。

第四节　常用辅助器具

一、偏瘫者

（一）卧床相关辅具

包括护理床、卧位姿势变换体位调节垫、床边扶手、预防压疮床垫，等等。

（二）搬运（移位）相关辅具

包括搬运带、转移板、手动或电动悬吊搬运架，等等。

（三）姿势保持相关辅具

包括姿势保持体位调节垫、轮椅坐垫、轮椅靠背（靠垫）及轮椅头部保持枕、轮椅桌、护肩、手部功能位保持辅具、足部功能位保持辅具，等等。

（四）移动相关辅具

1. **行走辅具** 常用的有手杖（单脚、多脚）及其他助行器，如特制手扶四轮助行器，等等。

2. **轮椅** 包括可变换姿势的高靠背轮椅、普通标准型轮椅、功能型轮椅、单手驱动型轮椅、电动轮椅，等等。

（五）生活自理相关辅具

1. **进食类** 包括加粗手柄及弯成角的匙、碟挡、加装弹簧片的筷子、增加重量的餐具、防滑垫或底部带负压吸盘的餐具，等等。

2. **更衣类** 包括系扣器、穿衣棒、拉锁环、穿袜辅具，等等。

3. **梳洗修饰类** 包括带吸盘的洗手用刷子、健手用指甲刀、带蛇形软管把柄的镜子，等等。

4. **入浴类** 包括浴室用防滑脚垫、长柄海绵刷或U形擦背刷、淋浴用轮椅或沐浴椅，等等。

5. **交流书写类** 包括加粗握笔套、加粗加重笔、打字用辅具、交流板，等等。

6. **炊事类** 包括特制切菜板、开瓶盖器、防滑垫、锅柄固定架、带负压吸盘的刷子、家用搅拌器，等等。

（六）矫形器

1. **腕手矫形器** 用于预防和矫正腕及手指的屈曲挛缩。

2. **膝反张矫形器** 用于防止患侧下肢膝关节负重时出现的膝关节过伸展等异常步态。

3. **踝足矫形器** 用于预防和矫正患侧下肢行走时出现的垂足和足内翻。踝足矫形器分为踝关节可动矫形器和踝关节静止矫形器两类。

为偏瘫者适配辅具时，应在充分了解其功能障碍表现及环境状况等因素的基础上，结合个体需求进行全面考虑。如有异常步态和平衡不稳的偏瘫者，适配助行辅具时要首先评估其跌倒风险；对老年偏瘫患者，还要注意了解其身体耐力、视力及认知能力等方面的影响因素。适配生活自理相关辅具时，应充分考虑障碍者生活习惯及家庭环境等相关因素。

二、截瘫者

（一）卧床相关辅具

参见“偏瘫者”部分。

（二）搬运（移位）相关辅具

参见“偏瘫者”部分。

（三）姿势保持相关辅具

参见“偏瘫者”部分。

（四）移动相关辅具

1. **轮椅** 包括可变换姿势的高靠背轮椅、普通标准型轮椅、功能型轮椅、电动轮椅、手摇三轮车及运动轮椅，等等。

2. **助行辅具** 包括框式助行器、轮式助行器、台式助行器、腋杖、肘杖及单脚手杖，等等。

（五）生活自理相关辅具

1. **进食类** 包括加粗手柄并可调节勺颈角度的匙或叉、万能袖带式握持辅具、C 型夹式握持辅具、带记忆功能手柄的勺或叉、碟挡、弹簧片筷子、夹式持杯辅具、防滑垫或底部带负压吸盘的餐具，等等。

2. **更衣类** 包括系扣器、穿衣棒、拉锁环、穿袜辅具，等等。

3. **梳洗修饰类** 包括粗柄牙刷、万能袖带式握持辅具、吸盘固定式指甲剪、带蛇形软管把柄的镜子，等等。

4. **入浴类** 包括长柄海绵刷或 U 形擦背刷、淋浴用轮椅或沐浴椅，等等。

5. **交流书写类** 包括加粗握笔套、万能袖带式握持辅具、翻页辅具、口棒，等等。

（六）矫形器

包括早期固定支撑颈椎、胸椎与腰椎的颈托、胸腰椎固定矫形器和腰围，手部的腕部支撑矫形器，用于辅助站立和行走的髋膝踝长下肢矫形器、膝踝下肢矫形器、踝足短下肢矫形器，等等。

（七）环境控制系统

环境控制系统适用于重度颈髓损伤卧床者，障碍者只需极小的残存功能就可以控制周围环境，如卧床者可以利用手指、口棒、呼吸功能（吹气、吸气），甚至眼球运动，就

可以对周围环境中的电话、电灯、电视、电动门、电动床、电动窗帘等设备进行控制，以独立操作使用。

为脊髓损伤者适配辅具时，不仅要了解其功能障碍，更重要的是要了解其残存能力。如 C_6 完全性损伤者，虽然手指没有肌力，但肩部、肘部及腕部还有残存的活动能力，可以在室内或室外平坦的路面上自行驱动轮椅。另外，下肢完全瘫痪者为了移乘和上下床方便，要选择扶手、脚踏可以打开或拆卸的轮椅。一般来讲，上肢功能有严重障碍的颈髓损伤（颈损）者才考虑使用电动轮椅，而上肢功能较好的截瘫者，如有参与社会的需求（如就职或就学等），也可以考虑选择更便捷省力的电动轮椅。

三、骨关节病患者

（一）矫形器

骨关节病患者早期容易发生关节变形，为了预防关节变形加重，应根据病损情况，由专业技术人员选择适合的矫形器。常用的矫形器包括以下几类：

1. **上肢矫形器**　手指矫形器、腕关节矫形器、肘关节矫形器、肩关节矫形器，等等。
2. **下肢矫形器**　髋关节矫形器、膝关节矫形器、踝足矫形器，等等。
3. **躯干矫形器**　颈部矫形器、胸腰部矫形器，等等。

（二）卧床相关辅具

包括护理床（手摇型和电动型）、卧位姿势变换体位调节垫、床边扶手、预防压疮床垫，等等。

（三）搬运（移位）相关辅具

包括搬运带、转移板、手动或电动悬吊搬运架，等等。

（四）移动相关辅具

1. **轮椅**　参见“偏瘫者”部分。
2. **助行辅具**　包括框式助行器、轮式助行器、台式助行器、腋杖、肘杖、前臂支撑杖及手杖，等等。

（五）生活自理相关辅具

1. **进食类**　包括加粗手柄并可调节勺颈角度的匙或叉、万能袖带式握持辅具、带记忆功能手柄的勺或叉、碟挡、弹簧片筷子、夹式持杯辅具、防滑垫或底部带负压吸盘的餐具，等等。
2. **更衣类**　包括系扣器、穿衣棒、拉锁环、穿袜辅具，等等。

3. 梳洗修饰类 包括长柄梳子、粗柄牙刷、万能袖带式握持辅具、吸盘固定式指甲剪、带蛇形软管把柄的镜子，等等。

4. 入浴类 包括长柄海绵刷或U形擦背刷、淋浴用轮椅或沐浴椅等。

5. 交流书写类 包括加粗握笔套、万能袖带式握持辅具、翻页辅具，等等。

6. 炊事类 包括特制的切菜板、手柄菜刀、开瓶（开盖）器、开关、锅柄、固定架、家用搅拌器，等等。

为骨关节病患者适配辅具时，要考虑其关节受限和变形的情况及关节的负荷量，因此，要使用辅具代偿关节活动受限、预防变形加重保护关节、减轻关节的负担。另外，还要教育其在日常生活和工作中养成自我保护关节的习惯，合理有效地进行日常生活活动。

四、截肢者

截肢者应用最多的辅具就是假肢，截肢者的假肢一般分为上肢假肢和下肢假肢两类。

（一）上肢假肢

上肢假肢可按不同截肢部位及手的功能和使用目的来分类。

1. 按截肢部位分类

（1）前臂假肢：适用于前臂长度为35% ~ 80%的前臂截肢者。

（2）上臂假肢：适用于上臂长度在50% ~ 80%的截肢者。

（3）其他假肢：包括假手指、掌骨截肢假手、腕关节离断假肢、肘关节离断假肢、肩关节离断假肢等，可根据具体情况选用。

2. 按手的功能和使用目的分类

（1）功能手：是具有手外形和手基本功能的假肢，最为常用。上述上臂及前臂假肢即属此类。假肢由残肢接受腔、关节、假手、悬吊控制装置构成，通常靠残肢的关节运动操纵假肢以完成功能，一般假手具有捏取、握取、勾取等基本功能。

（2）外部动力手：是利用人体以外的力为动力的功能手，是人体仿生学的具体应用，常用的有气动手和电动手。气动手以压缩气体为动力；电动手以电池为能源，以微型直流电机为动力，通过机械传动装置使手张开、闭合而工作。近代有专家研究出肌电信号控制技术，如我国研制的前臂肌电假肢。此类假肢是利用残肢的肌电信号，加以放大后，控制微型直流电机，以驱动假手，完成手的动作。这种假肢运动直接受大脑支配，故仿生效果好，但价格昂贵，目前尚未普及应用。

（3）工具手：是一种简单而能从事专业性劳动和日常生活的假肢，由残肢接受腔、固定装置、工具连接器和各种专业工具构成。障碍者可根据实际需要，更换不同的工具。这种工具手不具有手的外形，但可完成多种手的动作，实用价值大。最常用的为“钩状手"，此种工具手结构简单，并可以做捏、握、勾等多种动作，方便实用，被称作"万能"工具手。

（4）装饰手：为弥补障碍者肢体外观缺陷而设计、制造的假手，没有实际活动功能，只起到装饰及平衡肢体的作用。

（二）下肢假肢

障碍者手术后经过 3 个月左右的适应性训练，残端基本定型后再安装假肢，是下肢截肢后安装假肢的传统办法。20 世纪 60 年代后开始使用临时假肢，做法是待截肢手术伤口愈合拆线后，即装配用石膏或其他可塑材料做成接受腔的临时假肢，可提早进行配戴假肢的功能训练，有利于残肢早日成熟，改换永久假肢。一般而言，下肢截肢者需要根据截肢部位的不同而选用不同的假肢。

1. 髋关节离断假肢　髋关节离断截肢者选用骨骼式髋关节离断假肢，有合并症或年龄较大者则适合选用带有步行支撑期稳定性能控制的铰链式膝关节。

2. 大腿假肢　大腿截肢者中，长残肢者适合选用膝关节离断的四连杆机构铰链式膝关节；中残肢者适合选用带锁的铰链式膝关节；短残肢者适合选用全面接触坐骨包容式大腿接受腔的假肢；而极短残肢者则适合选用髋关节离断假肢。

3. 膝关节离断假肢　一类是传统的上皮下铝膝关节离断假肢，另一类是用塑料海绵为内接受腔的现代膝关节离断假肢。

4. 小腿假肢　这是目前应用最多的假肢。长残肢者适合选用各种小腿假肢，若经常发生肿胀，则适合选用开放式接受腔的假肢；中残肢者适合选用密闭式的全面接触或全面承重接受腔的假肢；短残肢者适合选用闭合式接受腔的假肢。

5. 足部假肢　足部截肢若仅为趾关节或趾跖关节离断，一般不需要装配假脚趾，此时为改善承重功能，可以定制塑料海绵矫形鞋垫；跖骨近端截肢与跖跗关节离断者，可以选用套状半足假肢。

（三）其他辅助器具

一些由于各种原因没有装配假肢的截肢者，会利用各种特殊的方法独立完日常生活及工作中的各种动作。例如，双上臂截肢者，用嘴咬住或用脚夹住笔写字、用脚操作电脑等；下肢截肢者进行移动时，可使用轮椅、腋杖、肘杖等辅具；一侧上肢截肢者可以使用类似偏瘫者应用的辅具完成自理活动，如单手用开瓶盖器、特制切菜板、偏瘫型轮椅等。还有的截肢者根据截肢后残存功能情况，设计并制作了适合自己操作的辅具。例如，双上臂截肢者用双脚操作独立完成进食的辅具、搓背辅具、用卫生纸辅具等。

对于已经适配了永久假肢的截肢者，要由假肢专业技术人员进行定期回访，进行假肢的检测、调试、保养、维修等工作，以保证假肢能正常使用。

儿童装配假肢的一般原则为：应尽早装配；要简单、轻便；能适应一段时间内生长发育的变化，如儿童双前臂截肢者适合选用带有钩状假手的索控式前臂假肢。

五、脑瘫者

（一）运动训练辅具

包括楔形垫，训练球，婴幼儿及儿童综合训练组件，滚筒，空心滚筒，训练垫，平衡板，爬行架，梯椅，站立架，肋木，平行杠，助行架，拐杖，条形床，脑瘫凳，梯椅，地梯，可收叠阶梯，秋千系列，等等。

（二）姿势保持辅具

包括儿童组合式姿势保持辅具，卧姿摆位辅具（平躺式、俯卧式及侧卧式），坐姿摆位辅具（平面型、体廓型及定制型），站姿摆位辅具（俯卧式、直立式及平躺式），等等。

（三）移动辅具

1. **行走辅具** 包括拐杖（单脚及多脚手杖、肘杖、腋杖），助行架（框式、轮式、台式、防后倾式），安全帽，等等。

2. **轮椅** 包括姿势保持功能的婴儿推车，普通儿童轮椅，有姿势保持功能的轮椅，可变换姿势的轮椅，电动轮椅，有姿势保持功能的电动轮椅，等等。

（四）照料及生活自理辅具

1. **进食辅具** 包括万能袖带，各种加粗手柄或可改变勺颈角度的匙或叉，减轻或增加重量的勺或叉，橡胶制勺子，加粗食具手柄的各种泡沫带或管，带弹性夹的筷子，盘挡，各种深沿的碗或盘，带吸盘的碗或盘，易保持稳定的碗或盘，防滑垫，单柄圆锥形杯子，双柄倾斜的杯子，吸管杯，等等。

2. **穿衣辅具** 包括穿衣棒，系扣辅具，穿袜辅具，以及专门为身体功能障碍儿童设计制作的各类服装鞋袜，等等。

3. **如厕和失禁辅具** 包括坐便椅，尿裤（纸质尿裤、防漏反复使用尿裤），等等。

4. **入浴辅具** 包括沐浴椅，洗浴架，等等。

（五）交流和学习辅具

包括握笔辅具，加粗或加重的笔，交流板，特制电脑鼠标及键盘，学习软件等相关辅具。

（六）脑瘫儿童矫形器

其作用是预防和矫正儿童肢体的挛缩畸形，改善功能障碍。

1. 颈部及躯干矫形器　用于预防和矫正颈部和躯干的畸形。例如，斜颈引发的颈部变形，痉挛引发的躯干前凸、后凸或侧凸变形等。

2. 髋部矫形器　用于抑制双下肢内收畸形以便站立、行走。

3. 膝部矫形器　用于预防和矫正膝屈曲和膝反张。

4. 足部矫形器　用于预防和矫正尖足及足内翻和足外翻。

5. 手部矫形器　痉挛型脑瘫儿童多发生腕和手指畸形，表现为腕及手指关节掌屈、拇指内收，使手失去握持功能。此时可应用腕背伸矫形器、拇指外展矫形器，使腕背伸、拇指外展与四指相对，从而保持手的功能动作。

为脑瘫儿童适配辅具时，考虑到其身体还在生长，需要经常回访辅具应用的情况，及时取得儿童及家长的反馈意见，定期进行调整和更换。另外，在对脑瘫儿童进行辅具适配时，不仅要了解辅具对儿童身体的辅助功能，更应清楚对处于身心成长阶段的脑瘫儿童，提高其认知交流、学习、自理、社会适应等各方面的能力也同等重要，要适时导入相关辅具与训练，促进这些能力的提升。例如，利用辅具进行写字、操作电脑、吃饭、穿衣服等动作。

六、脊髓灰质炎后遗症者

脊髓灰质炎，又称“小儿麻痹症”，简称“儿麻”。对脊髓灰质炎后遗症者（儿麻者），可以通过辅助器具预防和矫正畸形、代偿运动功能的下降、补偿短肢长度，以提高患儿生活自理能力。主要有以下相关辅具。

（一）移动相关辅具

1. 轮椅　包括普通标准型轮椅与功能型轮椅。若是以参与社会为目的，可以选择手摇三轮车及电动轮椅；若是障碍者经常参加体育活动，还可以选择运动型轮椅等。

2. 坐垫　严重的关节受限或肌肉萎缩的儿麻者，若需长时间使用轮椅，应考虑选择适合的轮椅坐垫，经评估后可以为其定制，以达到稳定坐姿和减少压疮的目的。

3. 助行辅具　包括框式助行器、轮式助行器、腋杖、肘杖及单脚手杖，等等。

（二）矫形器

1. 补高鞋、矫形鞋等　用于下肢不等长或畸形的儿麻者。

2. 膝部有锁定功能的大腿矫形器　用于膝关节周围肌肉瘫痪的儿麻者。

3. 固定在骨盆处的大腿矫形器　用于髋关节周围肌肉瘫痪的儿麻者。

儿麻者应当尽早地应用辅具进行保护和代偿，防止患肢关节变形及发生新的损伤，如配戴矫形器支持保护关节、使用杖减轻患肢负荷等。此外，还要注意对功能较好一侧肢体的保护，防止过度使用造成损伤。例如，部分可以行走的儿麻者刚进入中年就出现了健肢关节和肌肉的损伤，损伤严重者甚至要接受关节置换手术。

思考题

1. 简述肢体残疾一级的分级标准。
2. 分级标准中的全下肢指什么?
3. 导致肢体残疾的主要原因有哪些?
4. 肢体障碍康复包括哪些基本内容?
5. 儿麻者主要使用哪些辅助器具?

第三章

肢体功能评定

刘建宇

学习要点

1. 人体形态测量的概念及方法。
2. 骨关节活动度测量方法。
3. 徒手肌力测量方法。
4. 骨关节损伤评定的目的及方法。
5. 步态分析的基础知识与基本方法。

第一节　人体形态测量

人体形态测量特指测量身体整体与局部的长度、周长、距离，包括身高、体重、坐高（坐位时头顶点至椅面的垂直距离）、胸围、腹围、头围，以及四肢的长度和周径等。人体形态受遗传、疾病等因素的影响不断发生变化，测量结果为客观表现形态障碍对功能状态的影响程度、制订康复治疗方案和判断康复效果提供依据。

一、测量标志点

测量肢体的长度、周径时，肌肉丰满或粗细变化较大的部位数值差别很大，如大小腿周径、胸围、腹围等。为使测量结果更加准确，常将体表的突起和凹陷作为标志点。

（一）胸部体表标志

1. 胸骨角　胸骨角在胸骨柄与胸骨体的连接处，向前突出。两侧连接第 2 肋骨，可作为计数肋骨的标志，相当于第 4 胸椎下缘水平。

2. 剑胸结合　胸骨体与剑突之间的透明软骨连结，两侧连第 7 肋骨，相当于第 9 胸椎水平。

（二）骨盆体表标志

在皮下可触及耻骨联合及外侧的耻骨结节，髂嵴，前端的髂前上棘，骶骨和尾骨，以上可作为盆骨的体表标志。

（三）上肢体表标志

在肩部可触及锁骨、肩胛冈；上肢近端顶部可触及肩峰；外侧可见三角肌隆起；上臂前面可见肱二头肌隆起，肱二头肌两侧可触及肱二头肌内外侧沟；上臂下端两侧可触及肱骨内、外上髁和鹰嘴；腕部两侧可触及桡骨茎突及尺骨茎突；手掌两侧可见大小鱼际肌，以上可作为上肢的体表标志。

（四）下肢体表标志

髂嵴全长可触及，前端为髂前上棘，后端为髂后上棘；股骨大转子位于大腿外上方；膝部可触及髌骨，股骨内、外上髁和胫骨内、外上髁，胫骨粗隆及腓骨小头；踝关节可触及内、外踝；足部最末端为跟骨点，最前端为足尖，以上可作为下肢的体表标志。

（五）坐骨结节

坐骨体下后部向前、上、内延伸为较细的坐骨支，其末端与耻骨下支结合。坐骨体与坐骨支移行处的后部是粗糙的隆起，为坐骨结节，是坐骨最低部，可作为体表测量标志点。

二、测量方法

测量包括测定和记录四肢长度（残端长）、周径（残端周径）等指标。

（一）使用皮尺测量四肢长度

测量时，被检查者体位要保持左右自然对称，骨盆无倾斜，将皮尺放在其体表标志上，测量方法参见表 3–1、3–2。

表 3–1　四肢长度测量方法

测量目标	测量内容
上肢长	肩峰外侧到桡骨茎突的距离
上臂长	肩峰外侧到肱骨外上髁的距离
前臂长	肱骨外上髁到桡骨茎突的距离
下肢长	髂前上棘到内踝或股骨大转子到外踝的距离
大腿长	股骨大转子到膝关节外侧关节间隙的距离
小腿长	膝关节外侧关节间隙到外踝的距离

表 3-2 截肢残端长度测量方法

测量目标	测量内容
上臂残端长	腋窝前缘至残端末端的距离
前臂残端长	尺骨鹰嘴沿尺骨到残端末端的距离
大腿残端长	坐骨结节至残端末端的距离
小腿残端长	髌韧带中央至残端末端的距离

（二）使用皮尺测量四肢周径

测量时，皮尺紧贴患者皮肤，与四肢长轴呈直角，松紧度适宜即可，测量方法参见表 3-3、3-4。

表 3-3 四肢周径测量方法

测量目标	测量内容
上臂周径	上臂中部肱二头肌最大隆起部
前臂周径	前臂近端最大隆起部
大腿周径	大腿中部髌骨上缘上方 5、10、15、20cm 处
小腿周径	小腿最粗处

表 3-4 截肢残端周径测量方法

测量目标	测量内容
上臂残端	从腋窝向下每隔 2.5cm 测量 1 次至残端
前臂残端	从尺骨鹰嘴向下每隔 2.5cm 测量 1 次至残端
大腿残端	从坐骨结节向下每隔 5cm 测量 1 次至残端
小腿残端	从膝关节外侧关节间隙向下每隔 5cm 测量 1 次至残端

三、注意事项

第一，测量前向被检查者说明测量目的，以获得被检查者配合。

第二，方法不正确会影响测量结果，因此应按照正确方法测量，同时熟悉人体体表标志，使评定客观、准确。

第三，测量肢体长度及周径时，最好双侧相同部位对比测量，以便检验测量结果，减少误差。

第四，对截肢者残端进行测量时应详细观察并记录残端皮肤状况，避免残端处皮肤损伤。

第二节　关节活动度测量

关节是骨骼的间接连接。典型的关节应包括关节面及关节软骨、关节囊、关节腔等。关节腔内有少量滑液，以利于两骨骼间的活动。关节活动度（range of motion，ROM）又称关节活动范围，是指关节运动时所通过的运动弧。在正常情况下，各关节保持其特有的形态及各种不同范围的运动功能，因疾病或外伤而导致其中某一关节的结构或关节周围组织改变将使该关节活动度改变，并由此影响活动的完成。测量关节活动度目的是了解受限程度，分析受限原因，为制订治疗计划提供依据，并为日后跟踪疗效建立数据库。

一、关节活动的范围

关节活动的范围分为以下几种：全范围指肌肉收缩从完全伸展位到最大短缩位；外侧范围指肌肉收缩从完全伸展位到全范围的中点；内侧范围指肌肉收缩从全范围的中点到最大短缩位；中间范围指肌肉收缩从外侧范围中点到内侧范围中点的部分。

图 3–1 以肘关节为例，说明各种关节活动范围的概念。

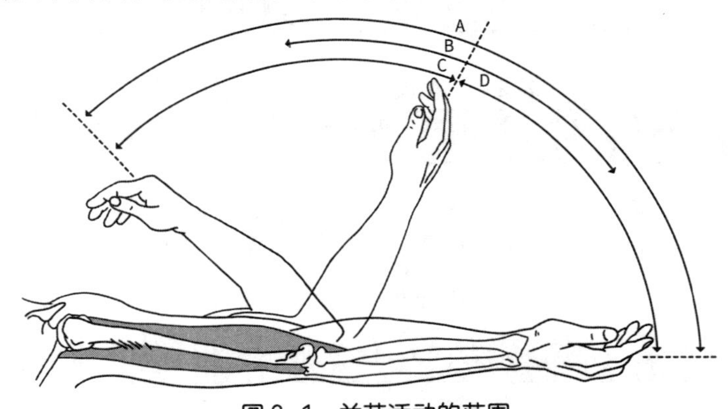

图 3–1　关节活动的范围

A 全范围：肱二头肌和肱三头肌

B 中间范围：肱二头肌和肱三头肌

C 内侧范围：肱二头肌；外侧范围：肱三头肌

D 内侧范围：肱三头肌；外侧范围：肱二头肌

二、测量方法

关节活动度因种族、性别、年龄、检查体位等不同而有所差异。本节重点介绍美国骨科学会关节运动委员会推荐的测量方法及参考值范围。

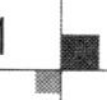

（一）肩关节

1. 屈曲　被检查者体位为坐位、立位、仰卧位、侧卧位。肩关节无外展、内收、旋转，前臂中立位，手掌朝向体侧。

（1）关节角度尺摆放：

・固定臂：腋中线

・移动臂：肱骨长轴

・轴心：肩峰

（2）运动终末感：结缔组织抵抗。

（3）运动方式：上肢沿冠状轴在矢状面向前上方运动。

（4）参考值范围：0°～180°。

2. 伸展　被检查者体位为坐位、立位、俯卧位、侧卧位。上肢摆放同肩关节屈曲。

（1）关节角度尺摆放：

・固定臂：腋中线

・移动臂：肱骨长轴

・轴心：肩峰

（2）运动终末感：结缔组织抵抗。

（3）运动方式：上肢沿冠状轴在矢状面向后上方运动。

（4）参考值范围：0°～60°。

3. 外展　被检查者体位为坐位。肩关节屈曲、伸展均呈 0°，前臂旋后，手掌向前方，使肱骨充分外旋，防止因肱三头肌紧张限制运动的完成。

（1）关节角度尺摆放：

・固定臂：通过肩峰与地面垂直的线（前、后面）

・移动臂：肱骨长轴

・轴心：肩肱关节前方或后方

（2）运动终末感：结缔组织抵抗。

（3）运动方式：上肢沿矢状轴向外上方运动。

（4）参考值范围：0°～180°。

4. 内收　被检查者体位、测量尺的摆放、运动方式与测量外展的方法相同，参考值为 0°。如肩关节处于 20°～45° 屈曲位时，上肢可从前方向内做内收运动，参考值范围为 0°～45°。

5. 水平外展　被检查者体位为坐位。肩关节屈曲 90°，内旋。

（1）关节角度尺摆放：

・固定臂：与肱骨长轴平行并与躯干垂直（呈水平位）

・移动臂：肱骨长轴

・轴心：肩峰顶部

（2）运动方式：肱骨沿垂直轴在水平面上向后运动。

（3）参考值范围：0° ～ 90° 。

6. 水平内收 被检查者体位为坐位。肩关节外展 90° ，内旋。

（1）关节角度尺摆放：

・固定臂：与肱骨长轴平行并与躯干垂直（呈水平位）

・移动臂：肱骨长轴

・轴心：肩峰顶部

（2）运动方式：肱骨沿垂直轴在水平面向前做跨中线运动。

（3）参考值范围：0° ～ 135° 。

7. 内旋 被检查者体位为坐位。肩关节外展 90° ，肘关节屈曲 90° ，前臂旋前并与地面平行。

（1）关节角度尺摆放：

・固定臂：通过肘关节，与冠状面垂直的线

・移动臂：尺骨

・轴心：尺骨鹰嘴

（2）运动终末感：结缔组织抵抗。

（3）运动方式：前臂在矢状面向下肢的方向运动。

（4）参考值范围：0° ～ 70° 。

8. 外旋 被检查者体位、关节角度尺的摆放与测量内旋的方法相同。

（1）运动终末感：结缔组织抵抗。

（2）运动方式：前臂沿冠状轴在矢状面上向头部的方向运动。

（3）参考值范围：0° ～ 90° 。

（二）肘关节

1. 屈曲 被检查者体位为坐位，上肢紧靠躯干，肘关节伸展，前臂呈解剖中立位。

（1）关节角度尺摆放：

・固定臂：与肱骨纵轴平行，指向尺骨鹰嘴

・移动臂：与桡骨纵轴平行，指向桡骨茎突

・轴心：肱骨外上髁

（2）运动终末感：软组织抵抗，由前臂肌腹与肱骨肌腹接触所致；或结缔组织抵抗，由关节囊后部和肱三头肌紧张所致；或骨抵抗，由尺骨的冠突与肱骨的冠突窝及桡骨头与肱骨的桡窝间的接触所致。

（3）运动方式：前臂沿冠状轴在矢状面上从前方做接近肱骨方向的运动。

（4）参考值范围：0° ~ 150° 。

（5）可能出现并应避免的代偿运动：肩关节屈曲。

2. 伸展 被检查者体位、关节角度尺摆放与测量屈曲的方法相同。

（1）运动终末感：骨抵抗，由尺骨鹰嘴与肱骨的鹰嘴窝接触所致；或结缔组织抵抗，由关节囊的前部、侧副韧带、肱二头肌、肱肌紧张所致。

（2）参考值：0° 。

（3）可能出现并应避免的代偿运动：肩关节屈曲。

（三）前臂

1. 旋前 被检查者体位为坐位，上臂紧靠躯干，肩关节无屈曲、伸展、外展、内收、旋转，肘关节屈曲 90° ，前臂呈中立位（图 3–2）。

（1）关节角度尺摆放：

· 固定臂：与地面垂直（与肱骨长轴平行）

· 移动臂：桡骨茎突与尺骨茎突的连线（掌侧面）

· 轴心：尺骨茎突的外侧

（2）运动终末感：骨抵抗，由桡骨与尺骨的接触所致；缔结组织抵抗，由下尺桡关节背侧的尺桡韧带、骨间膜、旋后肌、肱二头肌紧张所致。

（3）运动方式：以矢状轴为轴，在水平面上，进行拇指向内侧、手掌向下的运动。检查时上臂应紧靠躯干，防止肩关节代偿（图 3–3）。

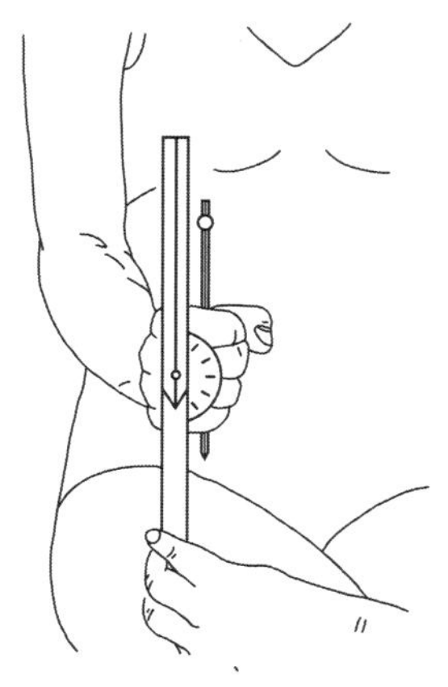

图 3–2　前臂中立位

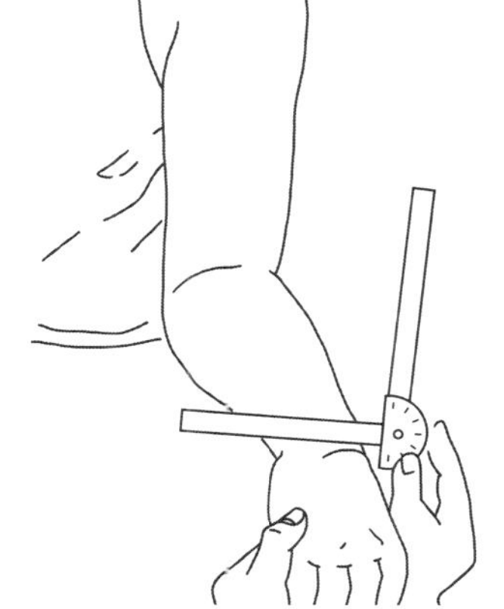

图 3–3　前臂旋前活动度测量方法

（4）参考值范围：0° ~ 80° 。

（5）可能出现并应避免的代偿运动：肩关节外展、内旋。

2. 旋后 被检查者体位、关节角度尺摆放与测量旋前相同（图 3–4）。

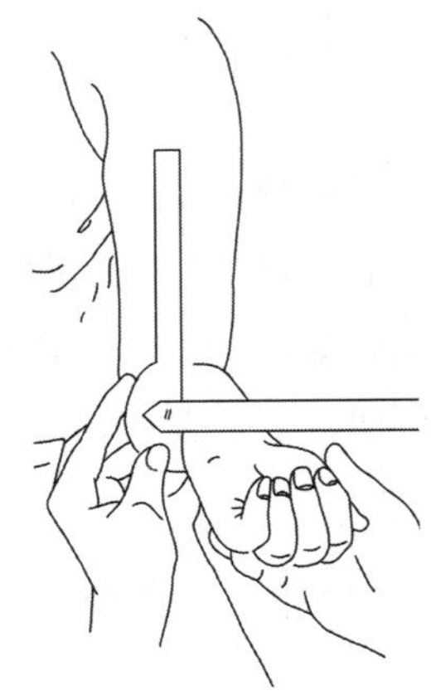

图 3–4 前臂旋后活动度测量方法

（1）运动终末感：结缔组织抵抗，由下尺桡关节掌侧的尺韧带、斜索、骨间膜、旋前圆肌、旋前方肌紧张所致。

（2）运动方式：以矢状轴为轴，在水平面上，进行拇指向外侧，手掌向上的运动上臂紧靠躯干，防止肩关节代偿。

（3）参考值范围：0° ~ 80° 。

（4）可能出现并应避免的代偿运动：肩关节内收、外旋。

（四）腕关节

1. 掌屈（屈曲） 被检查者体位为坐位，肩关节外展 90° ，肘关节屈曲 90° ，前臂尺侧置于桌面上，手指轻度伸展。腕关节不得出现桡偏、尺偏及手指屈曲，以免影响腕关节活动（图 3–5）。

（1）关节角度尺摆放：

· 固定臂：与尺骨长轴平行。

· 移动臂：与第五掌骨长轴平行。

· 轴心：尺骨茎突稍向远端或桡骨茎突。

（2）运动终末感：结缔组织抵抗，由背侧、桡侧韧带和背侧关节囊紧张所致。

（3）运动方式：手掌沿冠状轴在矢状面上向前臂屈侧靠近。检查时应固定尺骨、桡骨，防止前臂旋前、旋后。

（4）参考值范围：0° ~ 80° 。

（5）可能出现并应避免的代偿运动：腕关节桡偏或尺偏。

2. 背伸（伸展） 被检查者体位、关节角度尺摆放与测量掌屈相同（图 3–6）。

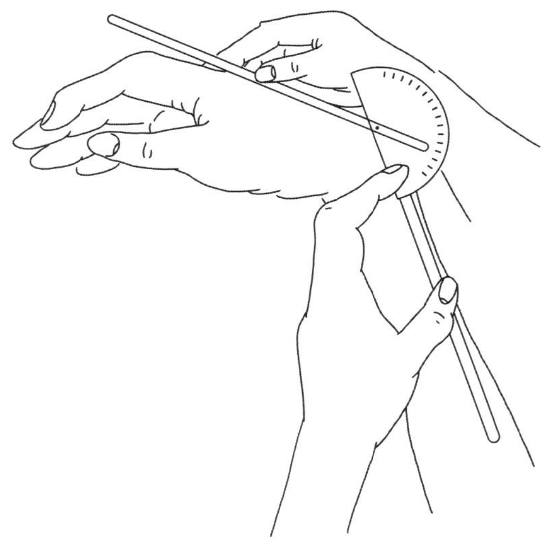
图 3-5　腕关节掌屈活动度测量方法

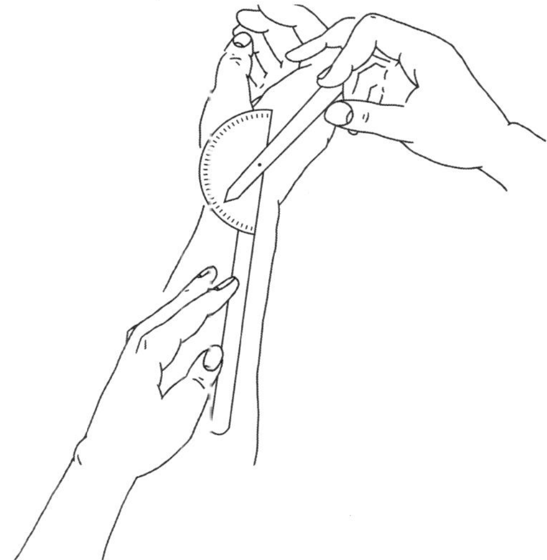
图 3-6　腕关节背伸活动度测量方法

（1）运动终末感：结缔组织抵抗，由桡腕掌侧韧带和掌侧关节囊紧张所致。

（2）运动方式：手掌沿冠状轴在矢状面上向前臂伸侧靠近。检查时除固定前臂外，还应防止手指伸展，以免因指浅屈肌和指深屈肌的紧张限制腕关节的运动。

（3）参考值范围：0° ～ 70° 。

（4）可能出现并应避免的代偿运动：腕关节桡偏或尺偏。

3. 桡偏　被检查者体位与测量掌屈相同。

（1）关节角度尺摆放：

· 固定臂：前臂背侧中线

· 移动臂：第三掌骨背侧纵轴线

· 轴心：腕关节背侧中点（第三掌骨基底部）

（2）运动终末感：骨抵抗，由桡骨茎突与手舟骨接触所致；结缔组织抵抗，由腕尺侧副韧带、关节囊尺侧紧张所致。

（3）运动方式：手掌沿垂直轴在水平面上向桡侧运动。检查时应固定桡骨、尺骨远端，防止前臂的旋前、旋后及肘关节的过度屈曲。检查者一手固定固定臂，另一手拖住被检查者手的掌骨，防止腕关节掌屈或背屈。

（4）参考值范围：0° ～ 25° 。

（5）可能出现并应避免的代偿运动：腕关节伸展。

4. 尺偏　被检查者体位、关节角度尺摆放与测量桡偏相同。

（1）运动终末感：结缔组织抵抗，由桡侧副韧带与关节囊桡侧紧张所致。

（2）运动方式：将手掌沿垂直轴在水平面向尺侧运动。检查者一手固定被检查者的前臂维持其肘关节 90° 屈曲，另一手握住被检查者的第二、三掌骨，防止腕关节出现掌屈或背屈。

（3）参考值范围：0° ~ 30°。

（4）可能出现并应避免的代偿运动：腕关节伸展、屈曲。

（五）髋关节

1. 屈曲 被检查者体位为仰卧位，躯干无侧弯，髋关节无内收、外展、内旋、外旋（图 3–7）。

（1）关节角度尺摆放：

· 固定臂：通过股骨大转子与躯干腋中线平行

· 移动臂：股骨纵轴

· 轴心：股骨大转子

（2）运动终末感：结缔组织抵抗。

（3）运动方式：股骨沿冠状轴在矢状面上运动。仰卧位做屈髋屈膝，避免出现躯干代偿，检查者一手放在被检查者骨盆上，一手扶持膝关节做被动屈曲，至出现骨盆后倾。不得用手挤压。

（4）参考值：0° ~ 125°。

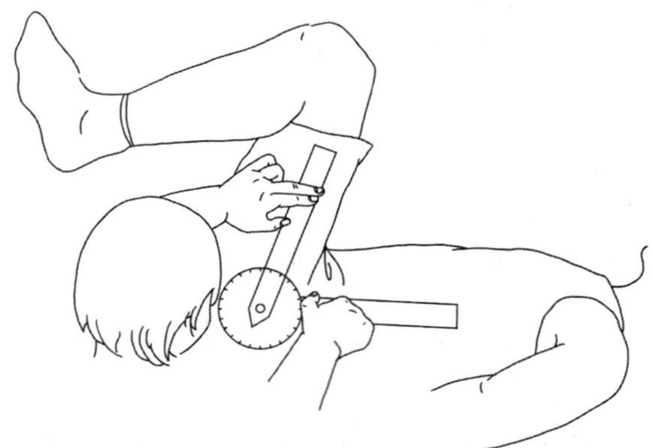

图 3–7 膝屈曲位髋关节屈曲活动度测量方法

2. 伸展 被检查者体位为俯卧位，躯干无侧弯，髋关节无内收、外展、内旋、外旋（图 3–8）。

（1）关节角度尺摆放：

· 固定臂：通过股骨大转子与躯干腋中线平行

· 移动臂：股骨纵轴

· 轴心：股骨大转子

（2）运动终末感：紧张的结缔组织抵抗。

（3）运动方式：股骨沿冠状轴在矢状面上运动。检查时应固定骨盆，避免出现骨盆前倾和旋转。

（4）参考值范围：0° ～ 30° 。

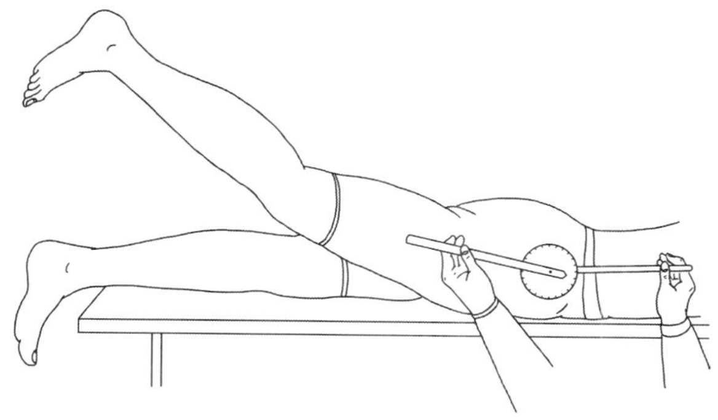

图 3-8　髋关节伸展活动度测量方法

3. 外展　被检查者体位为仰卧位，躯干无侧弯，髋关节无屈曲、伸展、旋转，膝关节伸展位（图 3-9）。

（1）关节角度尺摆放：

· 固定臂：两髂前上棘连线

· 移动臂：股骨纵轴

· 轴心：髂前上棘

（2）运动终末感：结缔组织抵抗。

（3）运动方式：股骨沿矢状轴在冠状面上运动。

（4）参考值范围：0° ～ 45° 。

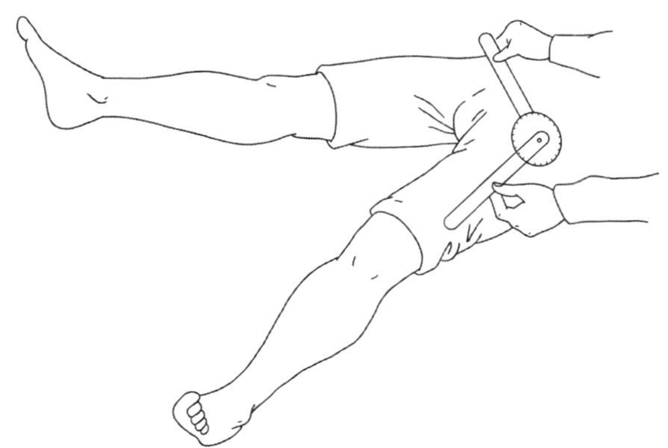

图 3-9　髋关节外展活动度测量方法

4. 内收　被检查者体位为仰卧位，髋关节无屈曲、伸展、旋转，膝关节伸展位，对侧下肢呈外展位。

（1）关节角度尺摆放：

· 固定臂：两髂前上棘连线

· 移动臂：股骨纵轴

· 轴心：髂前上棘

（2）运动终末感：结缔组织抵抗，骨盆出现侧方倾斜。

（3）运动方式：股骨沿矢状轴在冠状面上运动。

（4）参考值范围：0° ~ 30° 。

5. 内旋 被检查者为端坐位，髋关节屈曲 90° ，无外展及内收；膝关节屈曲 90° ，置于诊查床边缘；将毛巾卷成筒状，置于股骨远端（也可取仰卧位、俯卧位）；双手固定于诊查床边缘（图 3–10）。

（1）关节角度尺摆放：

· 固定臂：通过髌骨中心的垂线，与地面垂直

· 移动臂：胫骨纵轴

· 轴心：髌骨中心

（2）运动终末感：结缔组织抵抗，髋关节内旋受限制或髋关节内旋时出现脊柱侧曲。

（3）运动方式：小腿沿矢状轴在冠状面上向外侧运动（图 3–10）。

（4）参考值范围：0° ~ 45° 。

6. 外旋 被检查者体位、关节角度尺摆放与测量髋关节内旋相同。

（1）运动终末感：结缔组织抵抗，髋关节外旋受限制。

（2）运动方式：小腿沿矢状轴在冠状面上向内侧运动（图 3–11）。

（3）参考值范围：0° ~ 45° 。

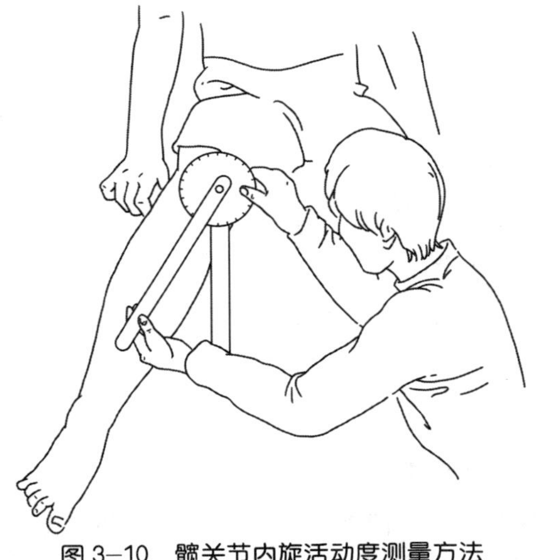

图 3–10 髋关节内旋活动度测量方法

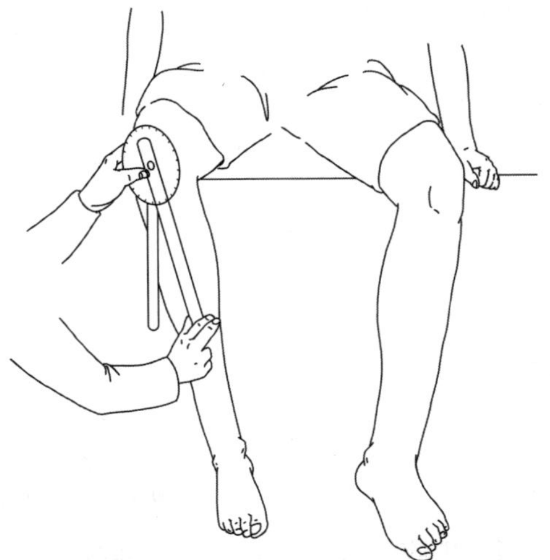

图 3–11 髋关节外旋活动度测量方法

（六）膝关节

1. 伸展 被检查者体位为仰卧位，髋关节无内收、外旋、屈曲、伸展及旋转。

（1）关节角度尺摆放：

· 固定臂：股骨纵轴

· 移动臂：腓骨小头与外踝连线

· 轴心：股骨外侧髁

（2）运动终末感：紧张的结缔组织抵抗。

（3）运动方式：矢状面运动。固定大腿，在避免出现髋关节代偿运动的前提下完成足跟远离臀部方向的运动。

（4）参考值：0°　。

2. 屈曲　被检查者体位为俯卧位，髋关节无内收、外旋、屈曲、伸展及旋转。关节角度尺摆放与测量膝关节伸展相同。

（1）运动终末感：软组织抵抗。

（2）运动方式：矢状面运动。固定大腿，在避免出现髋关节代偿运动的前提下完成足跟向臀部方向靠拢的运动（图 3–12）。

（3）参考值范围：0°　~ 135°　。

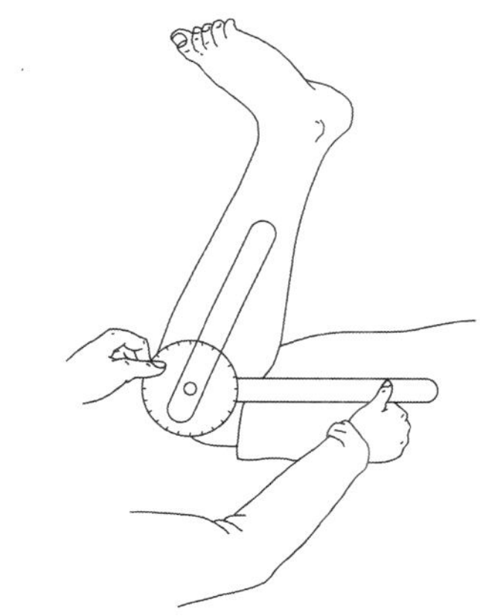

图 3–12　膝关节屈曲活动度的测量方法

（七）踝关节

1. 背曲　被检查者体位为坐位，膝关节屈曲 90°　，踝关节无内翻及外翻。

（1）关节角度尺摆放：如图 3–13 所示。

· 固定臂：腓骨小头与外踝的连线

· 移动臂：第五跖骨长轴

· 轴心：第五跖骨与小腿纵轴延长线在足底的交点（外踝下方大约 1.5cm 处）

（2）运动终末感：因关节囊后部，跟腱、三角韧带胫跟部、后距腓韧带、距跟骨间韧带的紧张而产生的结缔组织抵抗。

（3）运动方式：足尖沿冠状轴在矢状面上从中立位向小腿方向运动。检查者左手固定被检查者小腿远端，右手托着其足底向上推。施被动手法时应避免推按足趾，以避免造成腓肠肌和比目鱼肌的抵抗，同时注意不得出现膝关节和髋关节的代偿动作。

（4）参考值范围：0° ~ 20°。

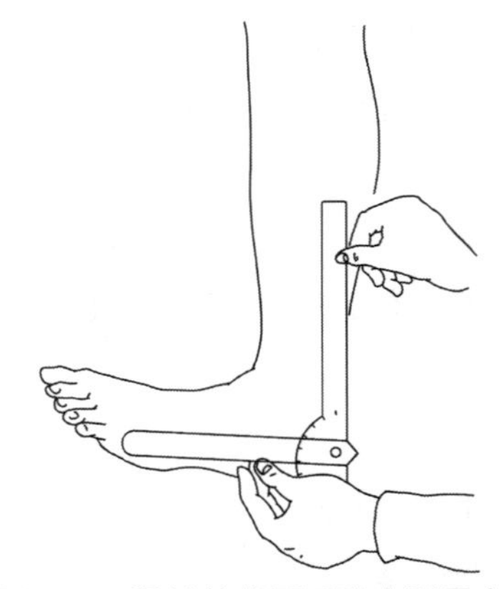

图 3-13　踝关节背屈活动度测量方法

2. 跖屈　被检查者体位、关节角度尺摆放与测量背曲方法相同。

（1）运动终末感：产生软组织抵抗或骨抵抗。

（2）运动方式：足尖沿冠状轴在矢状面上从中立位向足底方向运动。检查者一手固定被检查者小腿远端，防止其膝关节、髋关节出现代偿动作，另一手向下方直接按压被检查者的足背使其跖屈，但不得对足趾产生压力和出现足内翻、外翻。

（3）参考值范围：0° ~ 50°。

3. 内翻　被检查者体位为坐位，膝关节屈曲 90°，髋关节无内收、外展及旋转。

（1）关节角度尺摆放：

· 固定臂：与小腿纵轴一致

· 移动臂：足底面横轴

· 轴心：两臂交点

（2）运动终末感：产生结缔组织抵抗。

（3）运动方式：检查者一手固定被检查者小腿远端，防止其膝关节、髋关节的运动，另一手扶持踝关节做外旋、内收、跖屈的复合动作。

（4）参考值范围：0° ~ 35°。

4. 外翻　被检查者体位、关节角度尺摆放与测量内翻方法相同。

（1）运动终末感：产生紧张的结缔组织抵抗。

（2）运动方式：检查者固定被检查者小腿远端，让被检查者完成踝关节内旋、外展、背曲的复合动作，避免出现膝关节的屈曲与外旋。

（3）参考值范围：0° ~ 15°。

第三节 徒手肌力检查

肌力是指肌肉为维持姿势，控制运动而产生一定张力的能力。肌肉力量的临床评定是在肌力明显减弱或功能活动受到影响时，检查肌肉或肌群的最大收缩力量。任何一个动作都是通过一组肌群共同作用而完成的。这些肌群来自关节的不同方位，使关节具有不同方向的运动，根据它们所发挥的作用不同分为主动肌、拮抗肌和协同肌：主动肌是指发起和完成一个动作的主动作肌或肌群；拮抗肌是指与主动肌作用相反的肌肉或肌群；协同肌是指配合主动肌一同收缩的肌肉或肌群。徒手肌力检查操作简单，在康复实践中应用广泛。

一、检查的体位

检查每一块肌肉都有其规定的体位，目的是将被检查肌肉的功能独立分出。被检查者的体位摆放原则为肢体运动方向与重力方向相反或采用去除重力的体位，体位要舒适、稳定、运动无障碍。

二、肌力评定标准

将肌力分为正常、良好、尚可、差、减弱、无收缩 6 个级别（表 3–5）。

表 3–5 肌力判定标准（Lovett 分级法）

分级	评定标准
正常：5 级 Normal（N）	能抗重力及较大阻力完成全关节活动范围的运动
良好：4 级 Good（G）	能抗重力及轻度阻力完成全关节活动范围的运动
尚可：3 级 Fair（F）	能抗重力完成全关节活动范围的运动，但不能抗阻力
差：2 级 Poor（P）	若解除重力影响，能完成关节活动范围的运动
减弱：1 级 Trace（T）	可触及肌肉收缩，但不能引起关节活动
无收缩：0 级 Zero（Z）	不能触及肌肉收缩

临床上，往往还会在以上分级的基础上通过添加“+”或“–”对肌力进行更加细致的评定（表 3–6）。

表 3–6　临床肌力评价标准

分级	评级标准
5	能抗重力和最大阻力完成全关节活动范围的运动
5–	4 级与 5 级之间
4	能抗重力及轻度阻力完成全关节活动范围的运动
4–	3 级与 4 级的中间水平，能抗重力及弱的阻力完成全关节活动范围的运动
3+	此级与 4– 级只是阻力大小程度的区别
3	不能施加阻力，能抗肢体重力完成全关节活动范围的运动
3–	能抗重力完成全关节活动范围 50% 以上的运动
2+	能抗重力完成全关节活动范围 50% 以下的运动
2	非抗重力前提下，完成全关节活动范围的运动
2–	非抗重力前提下，完成全关节活动范围 50% 以上的运动
1+	非抗重力前提下，完成全关节活动范围 50% 以下的运动
1	可触及肌肉收缩，但不能引起关节活动
0	不能触及肌肉收缩

三、各动作主要肌肉肌力的检查

（一）颈部

1. 颈前屈

（1）主动肌：胸锁乳突肌。

（2）运动范围：0° 开始，35° ~ 45° 。

（3）检查方法：体位为仰卧位（5 ~ 0 级）。固定胸廓，检查者用两根手指在被检查者前额上施加阻力。

2. 颈伸展

（1）主动肌：头最长肌、斜方肌（上部）、颈棘肌。

（2）运动范围：0° ~ 30° 。

（3）检查方法：被检查者体位为俯卧位（5 ~ 0 级），固定上胸廓及肩胛，检查者一手在被检查者头顶后部施加阻力，另一手放在被检查者下颌下，防止其颈部突然屈曲。

（二）肩部

1. 肩胛骨上提

（1）主动肌：斜方肌、肩胛提肌。

（2）运动范围：0° ～ 20° 。

（3）检查方法：体位为坐位（5 ～ 3 级），俯卧位（2 ～ 0 级）。5 ～ 4 级：令被检查者耸肩，检查者双手放于被检查者肩上，向下施加阻力，阻力的大小不同。3 级：令被检查者耸肩，不加阻力达到全活动范围。2 ～ 0 级：令其耸肩，达到全活动范围为 2 级。斜方肌上部纤维在颈的锁骨部可触及。

2. 肩关节屈曲

（1）主动肌：三角肌、喙肱肌。

（2）运动范围：0° ～ 180° 。

（3）检查方法 : 体位为坐位（5 ～ 0 级）。5 级 ~ 4 级：令被检查者取坐位，肩关节旋前位，向前抬高，保持在 90° 屈曲，肘轻度屈曲，在其肘上部施加阻力。不加阻力能保持 90° 屈曲位为 3 级。2 ～ 0 级：能抵抗部分重力为 2 级。在肩关节前部可触及三角肌前部纤维。

3. 肩关节伸展

（1）主动肌：背阔肌、三角肌、胸大肌。

（2）运动范围 : 0° ～ 45° 。

（3）检查方法：体位为坐位（5 ～ 0 级）。5 ～ 3 级：被检查者肩关节内旋位置于躯干两侧，另其后伸肩关节，检查者在被检查者肘上部施加阻力（图 3–14）。2 ～ 0 级：可完成部分运动为 2 级。在胸壁侧面的肩胛下角可触诊背阔肌，在腋窝下肩后部可触及三角肌后部纤维。

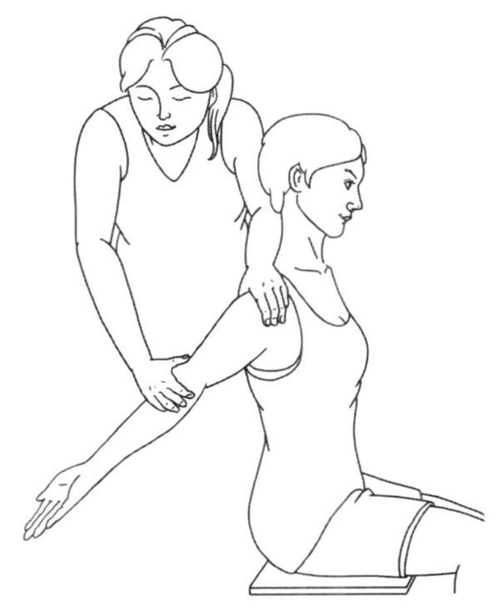

图 3–14　肩关节伸展肌群 5 级、4 级肌力检查法

4. 肩关节外展

（1）主动肌：三角肌中部纤维、冈上肌。

（2）运动范围：0° ～ 90° 。

（3）检查方法：体位为坐位（5 ～ 3 级），仰卧位（2 ～ 0 级）。被检查者取坐位，上肢自然下垂，肘关节轻度屈曲，手掌向下，完成肩关节外展动作，检查者一手固定被检查者肩胛骨，另一手在其肘关节附近施以阻力，在大阻力下完成肩关节 90° 外展为 5 级；中度阻力下完成肩关节 90° 外展为 4 级；解除阻力，克服自身重力完成肩关节 90° 外展为 3 级。仰卧位，解除重力影响，上肢沿台面滑动完成肩关节 90° 外展者为 2 级；不能完成动作有肌肉收缩为 1 级；无收缩为 0 级。

（三）肘关节

1. 肘关节屈曲

（1）主动肌：肱二头肌、肱肌、肱桡肌。

（2）运动范围：0° ～ 135° 。

（3）检查方法：体位为坐位（5 ～ 3 级），仰卧位（2 ～ 0 级）。5 ～ 3 级：被检查者取坐位，上肢垂于体侧，令其肘关节旋后同时屈曲肘关节（肱二头肌）、肘关节旋前同时屈曲肘关节（肱肌）、肘关节中立位同时屈曲肘关节（肱桡肌），在腕关节处施加阻力（图 3–15）。

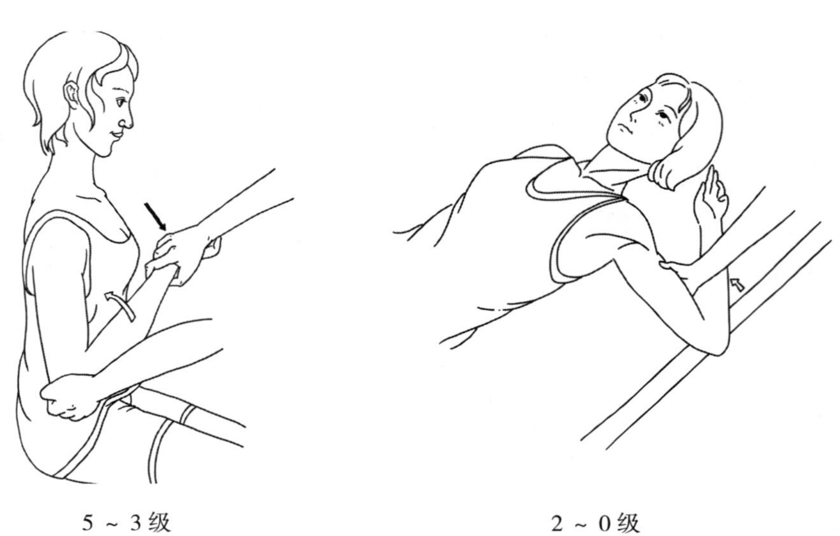

5 ～ 3 级　　2 ～ 0 级

图 3–15　肘关节屈曲肌群肌力检查法

2. 肘关节伸展

（1）主动肌：肱三头肌。

（2）运动范围：肘关节尽量伸展达 0° 。

（3）检查方法：体位为坐位（5 ～ 4 级，1 ～ 0 级），仰卧位（3 ～ 2 级）。5 ～ 4

级：阻力加于前臂远端，在中等或较大阻力的情况下，做全范围伸肘动作。3 级：仰卧位，肩关节屈曲 90°，肘关节屈曲，固定上臂，在无阻力的情况下，能做全范围的伸肘动作。2 级：仰卧位，能做全范围的伸肘动作。1 ~ 0 级：坐位，肩关节外展，悬起前臂（减重），肘关节屈曲位，当试图做伸肘动作时，未触及肱三头肌的收缩为 0 级；可触及肱三头肌收缩为 1 级。

（四）腕关节

1. 腕关节掌屈

（1）主动肌：桡侧腕屈肌、尺侧腕屈肌。

（2）运动范围：0° ~ 80°。

（3）检查方法：体位为坐位（5 ~ 0 级）。5 ~ 3 级：被检查者前臂旋后放于治疗台上，检查者在其近侧指尖关节处向背侧施加阻力。2 ~ 0 级：被检查者前臂中立位放于治疗台上，检查者一手托其腕关节，另一手在其腕掌侧面触诊肌肉收缩。

2. 腕关节背屈

（1）主动肌：桡侧腕长伸肌、桡侧腕短伸肌、尺侧腕伸肌。

（2）运动范围：0° ~ 70°。

（3）检查方法：体位为坐位（5 ~ 0 级）。5 ~ 3 级：被检查前臂旋前放于治疗台上，检查者在近侧指尖关节背侧处向掌侧施加阻力。2 ~ 0 级：被检查者前臂中立位放于治疗台上，检查者一手托于腕关节，另一手在腕背侧面触诊肌肉收缩。

（五）髋关节

1. 髋关节屈曲

（1）主动肌：腰大肌、髂腰肌。

（2）运动范围：0° ~ 120°。

（3）检查方法：体位为坐位（5 ~ 3 级）、侧卧位（2 级）、仰卧位（1 ~ 0 级）。5 ~ 3 级：被检查者取端坐位，双下肢垂于床边，检查者在其膝关节上施加阻力。2 级：被检查者取侧卧位，髋、膝伸展与躯干呈一直线，检查者一手固定于被检查者髋关节处防止躯干后倾，另一手托住膝关节。1 ~ 0 级：被检查者取仰卧位，检查者一手托住被检查者膝关节令其屈曲，另一手在其腹股沟处触诊肌腱收缩。

2. 髋关节伸展

（1）主动肌：臀大肌、半膜肌、半腱肌、股二头肌。

（2）运动范围：0° ~ 20°。

（3）检查方法：体位为俯卧位（5 ~ 3 级）、侧卧位（2 ~ 0 级）。5 ~ 3 级：被检查者取俯卧位，膝关节伸展同时髋伸展，检查者一手固定其骨盆，另一手在其踝关节处向下施加阻力。2 ~ 0 级：被检查者取侧卧位，检查者一手固定其骨盆，另一手在其膝关节处托住其下肢，使膝关节伸展同时髋伸展，在臀部可触及肌肉收缩。

（六）膝关节

1. 膝关节屈曲

（1）主动肌：股二头肌、半膜肌、半腱肌。

（2）运动范围：0° ~ 135°。

（3）检查方法：体位为俯卧位（2 级除外）、侧卧位（2 级）。5 ~ 3 级：被检查者取俯卧位，下肢伸展，脚伸于床外，从膝关节屈曲 45° 开始，检查者一手在其大腿后部固定，另一手在其踝关节处向伸展方向施加阻力。2 级：被检查者取侧卧位，检查者站在被检查者身后，托着将检查的下肢抬离床面，令其膝关节屈曲。1 ~ 0 级：被检查者取俯卧位，检查者一手托住其踝关节，使其膝屈曲，另一手在腘窝处触诊肌腱的收缩。

2. 膝关节伸展

（1）主动肌：股直肌、内侧阔肌、中间阔肌、外侧阔肌。

（2）运动范围：135° ~ 0°。

（3）检查方法：体位为端坐位（5 ~ 3 级）、侧卧位（2 级）、仰卧位（1 ~ 0 级）。5 ~ 3 级：被检查者取端坐位，检查者在其踝关节上方向下施加阻力，令其膝关节伸展。2 级：被检查者取侧卧位，检查者站在被检查者身后，托着将检查的下肢抬离床面，将其膝关节保持在 90° 屈曲状，令其膝关节伸展。1 ~ 0 级：被检查者取仰卧位，令其膝关节伸展，在髌韧带上方可触诊肌腱的收缩。

（七）踝关节

1. 踝关节跖屈

（1）主动肌：腓肠肌、比目鱼肌。

（2）运动范围：0° ~ 45°。

（3）检查方法：体位为立位（5 ~ 2 级）、俯卧位（1 ~ 0 级）。5 ~ 2 级：被检查者取单脚立位，令膝关节伸展，（膝关节屈曲时只是比目鱼肌的作用），对侧手两个手指扶床，脚后跟抬起。抬 20 次及以上为 5 级，抬 10 ~ 19 次为 4 级，抬 1 ~ 9 次为 3 级，能抬起但不能达到最终位为 2 级。1 ~ 0 级：被检查者取俯卧位，令其踝关节跖屈，在其跟腱处触诊，肌腱有收缩为 1 级，无收缩为 0 级。

2. 踝关节背屈

（1）主动肌：胫前肌。

（2）运动范围：0° ~ 20°。

（3）检查方法：体位为坐位或仰卧位（5 ~ 0 级）。5 ~ 0 级：以被检查者取坐位为例，检查者坐在其前，将其足跟放在检查者腿上，令其踝关节内翻、背屈，一手在其踝部固定，另一手在其足背内侧向相反方向施加阻力，在踝关节前内侧触诊其肌腱的收缩。

第四节　平衡功能检查

平衡是指人在不同的环境和情况下维持身体直立姿势的能力，是人体保持体位、完成各项日常生活活动的基本保证。当各种原因导致维持姿势稳定的感觉运动器官受到损伤时，平衡功能就会出现障碍。任何引起平衡功能障碍的疾病都有必要进行平衡功能的检查，临床常见的疾病主要包括：中枢神经系统疾病，如脑外伤、脑血管意外、帕金森病、多发性硬化、小脑疾患、脑肿瘤、脑瘫、脊髓损伤等；耳鼻喉科疾病，如眩晕症等；骨科疾病或损伤，如下肢骨折后遗症、骨关节疾患、截肢、关节置换、影响姿势与姿势控制的颈部与背部损伤，以及各种运动损伤、肌肉疾患及外周神经损伤等。

☆应当注意：有下肢骨折未愈合、不能负重站立、严重的循环系统疾病、发热、急性炎症等不能主动合作者，不宜进行平衡功能检查。

一、检查目的

平衡功能检查的目的主要包括以下方面：获取肌肉或肌群在维持身体姿势、进行协同运动的能力的信息；根据协调运动障碍制订相应的康复目标与计划；提供为改善协调能力而实施运动训练的依据；选择适当的器械以辅助运动，提高运动的安全性；衡量康复训练的效果和使用改善协调能力的药物的效果；辅助确定简单易行的教学方法。

二、检查方法

（一）各种协调运动障碍的特征

1．共济失调　上肢重于下肢，远端重于近端，精细动作较粗大动作明显。

主要表现为：

（1）日常动作：日常生活中，难以完成穿脱衣、系纽扣、端水、书写等动作。

（2）醉酒步态：呈现足间距宽、着地轻重不等的醉酒步态。

（3）震颤：主动肌和拮抗肌在完成动作时不协调，会发生震颤，手足越接近目标，震颤越明显（意向性）；在保持姿势时也会出现震颤（保持性）；在静止时有震颤，活动后会减轻。

（4）轮替运动障碍：快速重复动作不良，动作笨拙、缓慢。

（5）辨距不良：对距离、速度、力量、范围的判断有误。

（6）肌张力低下：不能维持固定肢位。

（7）书写障碍：小脑损伤者写字时，字会越写越大，而帕金森病患者写字时，字会越写越小。

2. 运动转换障碍 模仿画线异常（图 3-16）。

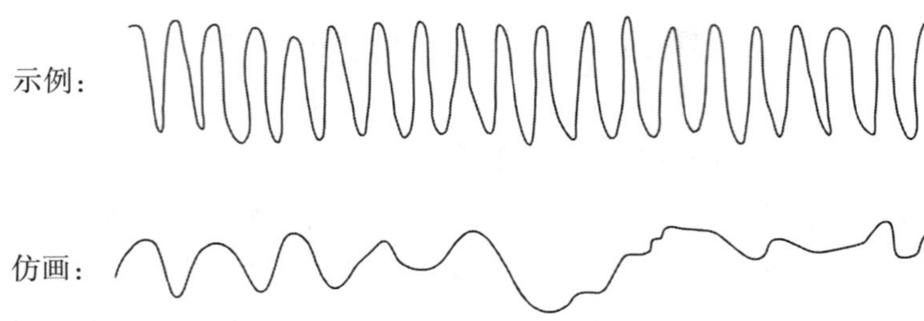

图 3-16 模仿画线

3. 协同运动障碍

（1）起身试验：坐位起立时，躯干屈曲，下肢同时屈曲。

（2）立位后仰试验：站立位向后弯腰，重心后倾。

4. 不随意运动

（1）震颤：运动时震颤减轻，姿势固定或紧张时加重，睡眠时消失。

（2）舞蹈样动作：无目的、无规则节律的动作，一般表现在面部、言语、步态上。

（3）手足徐动：间歇性、缓慢、无规则的手足抖动。肌张力忽高忽低，睡眠时消失，手足徐动往往伴随痉挛。

（4）侧身投掷症：一侧或一个肢体无目的的鞭打样动作。

（5）舞蹈样徐动症：该表现介于舞蹈样动作与手足徐动之间。

（6）肌阵挛：肌肉或肌群出现短暂、快速、不规则的收缩，可引起肢体运动。

（7）运动徐缓：运动速度缓慢，变换动作时出现或停止困难。

（8）僵直：被动活动时肌张力升高，有“齿轮样”“铅管样”改变。

5. 其他

（1）眼球震颤：平视前方水平转动时出现。

（2）构音障碍：表现为吐字含糊、音量大小强弱不等。

（二）协调运动的神经学检查

1. 指鼻试验 嘱被检查者肩外展 90°，肘伸展（图 3-17），以示指（通称食指）触自己的鼻尖，先慢后快，先睁眼后闭眼，反复上述运动，称指鼻试验。共济运动障碍者指鼻不准，辨距不良，动作笨拙，伴意向性震颤。感觉性共济失调者睁眼时基本正常，但闭眼时明显异常；小脑性共济失调者睁眼闭眼变化不大。

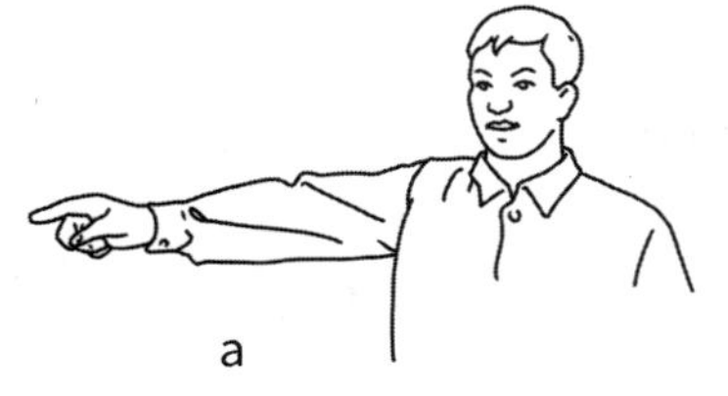

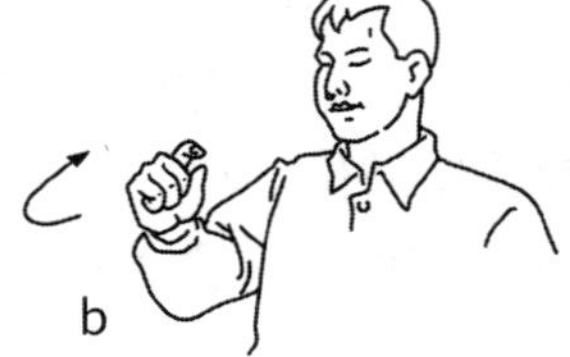

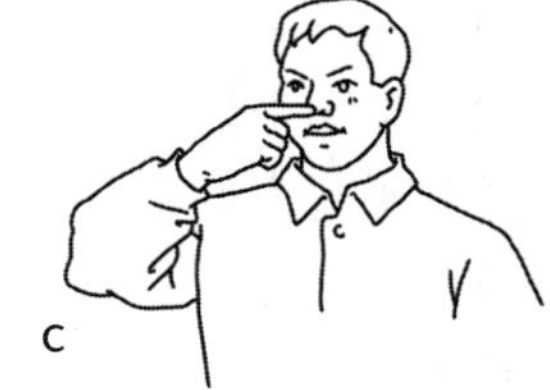

图 3-17 指鼻试验

2. 指指试验　被检查者上肢向前伸直，从高处向下指向检查者伸出的示指，睁眼、闭眼比较，左右两侧比较。小脑性共济失调者患侧肢体常向患侧倾斜；前庭性共济失调者两侧上肢均向患侧偏斜；感觉性共济失调者睁眼时尚可，闭眼时出现较大偏斜。

3. 对指试验　被检查者用拇指连续逐一触及其他指尖，观察其速度、准确性。小脑损伤者常出现动作笨拙，抖动不稳。

4. 交替指鼻和对指　检查者发出指令，嘱被检查者不断变换方向、距离。观察其速度、准确性。小脑损伤者常出现动作笨拙，抖动不稳。

5. 粗大抓握　被检查者用手抓握纸杯、木块等较大的物体，观察其手指屈曲、伸展、抓握的动作及速度等。小脑损伤者常出现动作笨拙，抖动不稳。

6. 轮替动作　被检查者上肢贴于体侧，肘关节屈曲 90°，嘱其左右手掌交替向上、向下翻转（图 3–18），观察其动作的速度、准确性。小脑损伤者常出现动作笨拙、抖动不稳。

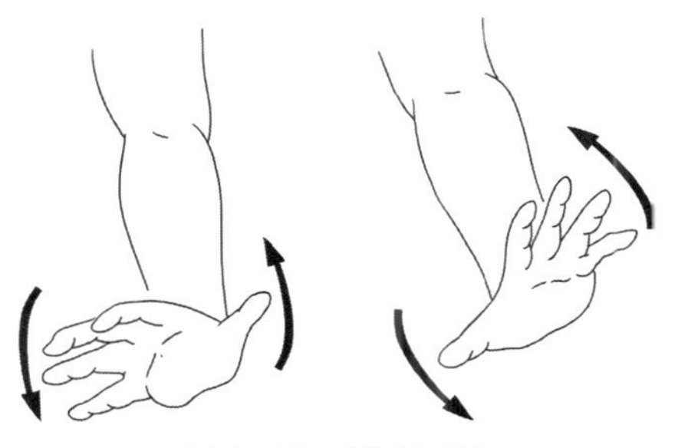

图 3–18　轮替试验

7. 反弹试验　被检查者取坐位，肩外展、肘屈曲。检查者握住其手腕用力使其肘伸展，被检查者与之对抗保持肘屈曲，检查者突然松手。正常情况下，被检查者可保持肘屈曲；异常情况下，被检查者无法保持动作，出现肘过度屈曲，常见于小脑损伤（图 3–19）。

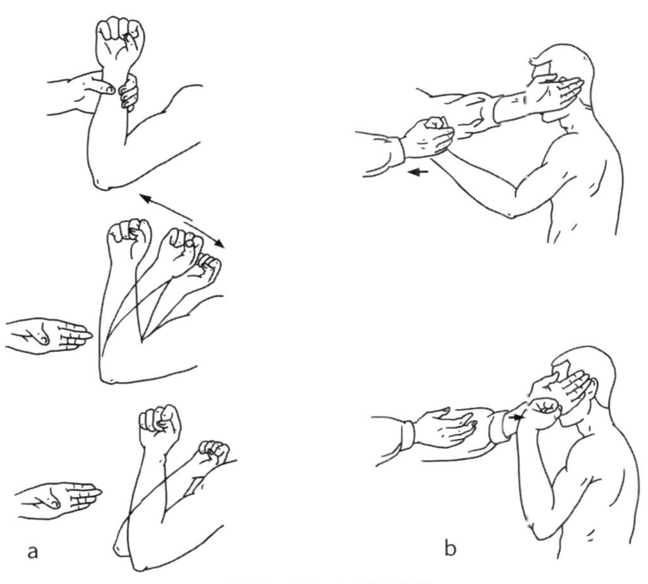

图 3–19　反弹试验

8. 交替足跟至膝、足跟至足趾 常见测距过远和动作分解等小脑损伤后的体征，有助于早期诊断小脑共济失调（图 3–20）。

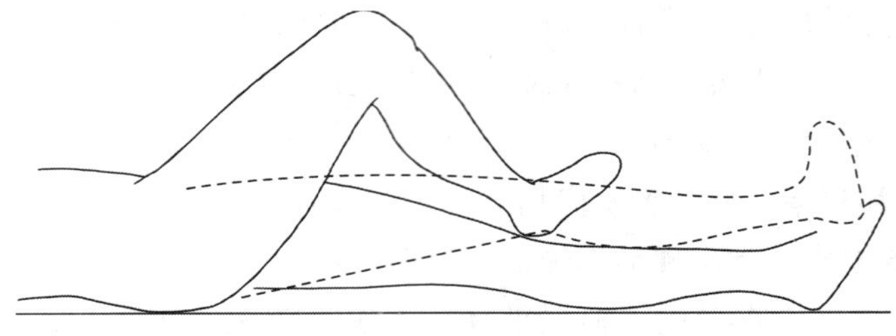

图 3–20 交替足跟至膝、足跟至足趾

9. 跟膝胫试验 一侧足跟触碰对侧膝盖，沿胫骨前缘下滑（图 3–21）。

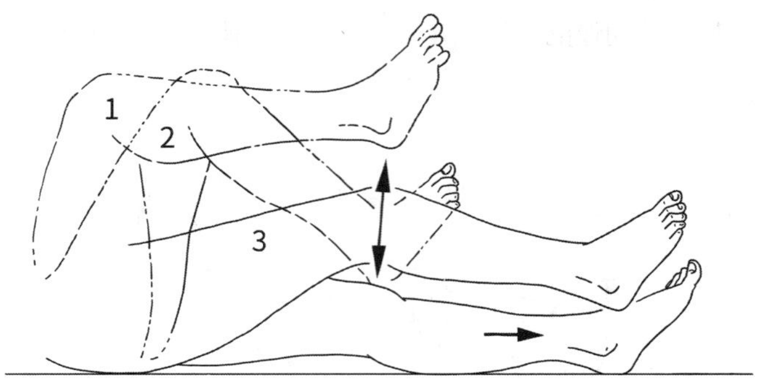

图 3–21 跟膝胫试验

10. 足趾触检查者手指试验 嘱被检查者用足趾触碰检查者的手指，检查者不断变换手指方向、距离，观察被检查者的下肢运动情况（图 3–22）。

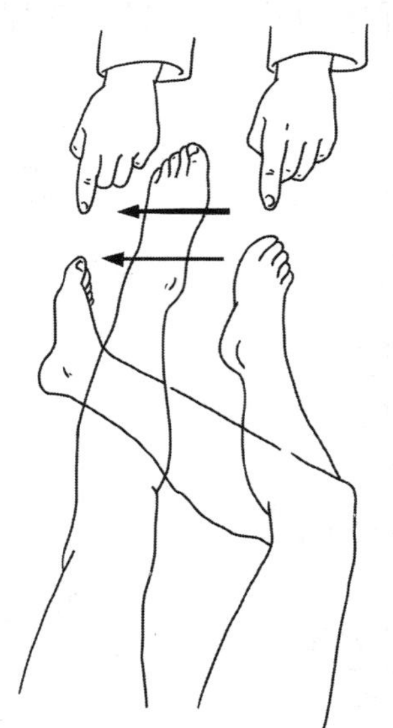

图 3–22 足趾触检查者手指

11. 固定或保持肢体位置　如图 3–23 所示。

（1）上肢坠落试验：检查者用双手帮助被检查者上肢保持水平位，然后突然松手，观察被检查者上肢坠落情况。

（2）下肢坠落试验：被检查者取仰卧位，检查者用双手分别持被检查者双足，或用一只手同时持其双足使抬至同等高度，然后突然松手，观察被检查者下肢下落情况。

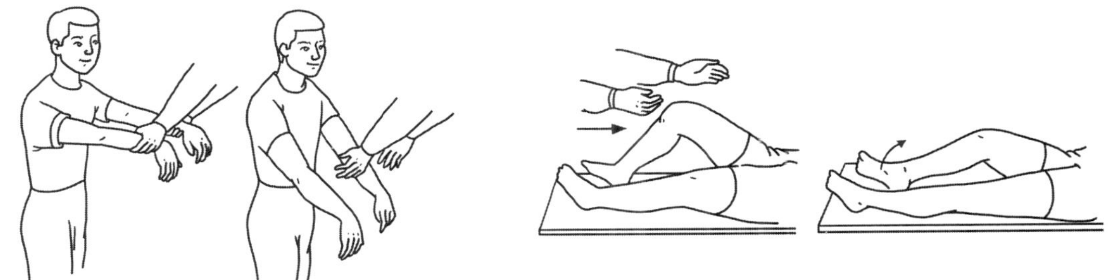

图 3–23　上下肢坠落试验

12. 躯干运动失调　被检查者取坐位，脚分开，手撑床旷，躯干稳定。令其手足合拢，异常者躯干出现不稳定、摇晃（图 3–24）。

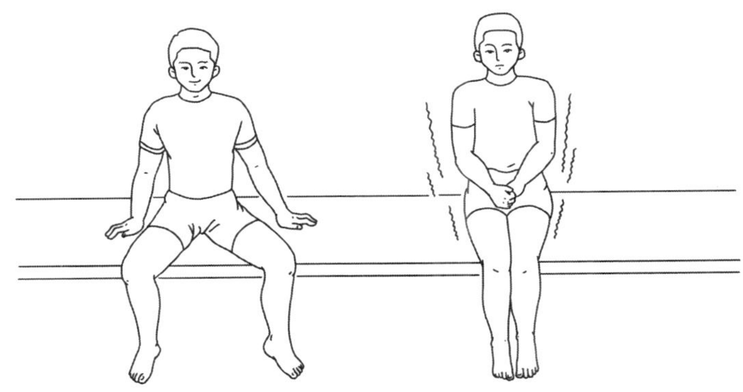

图 3–24　躯干运动失调检查

13. 画线试验　被检查者在两段纵线中间画横线，要求不超出纵线外。小脑损伤者易画出界外（图 3–25）。

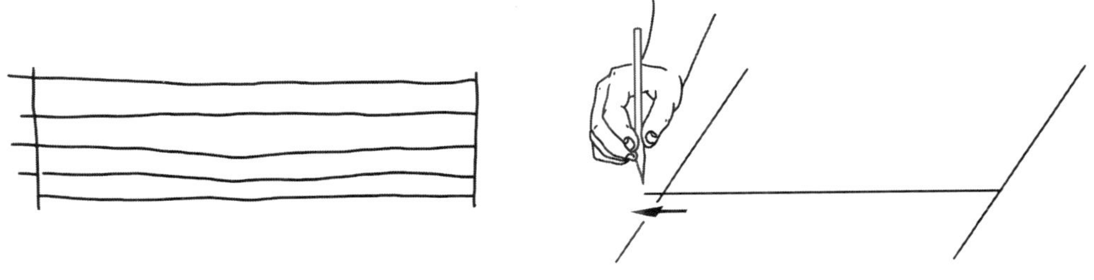

图 3–25　画线试验

14. 振子实验 被检查者取坐位，检查者用手辅助其保持肘或小腿伸展，检查者松手并令其保持此姿势不变。正常情况下，被检查者可维持此姿势；异常情况下，被检查者无法维持此姿势，可见上肢或下肢快速振动样上下摆动，常见于小脑损伤（图3–26）。

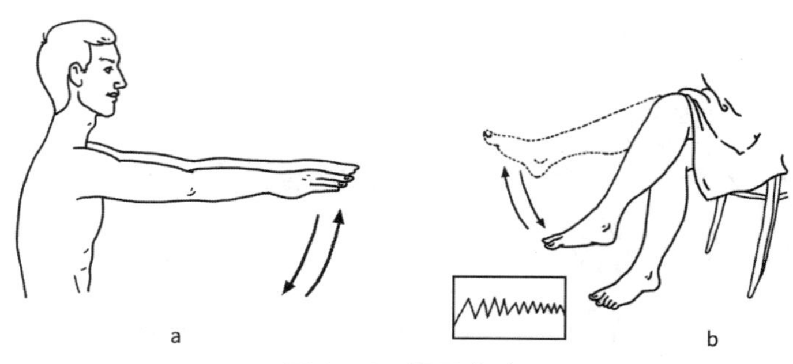

图 3–26 振子实验

（三）粗大协调运动的评定

1. 仰卧位→俯卧位 引出躯干分节性旋转调整反应。

旋转顺序：肩、躯干、髋、骨盆（图 3–27）。

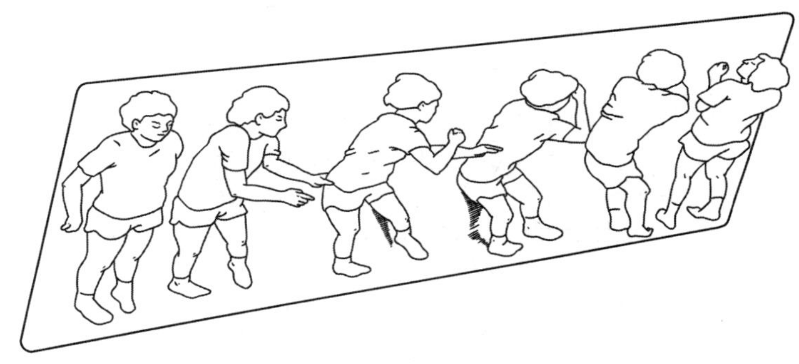

图 3–27 仰卧位翻身

2. 仰卧位→坐位 动作顺序：颈屈曲、肩屈曲、躯干旋转、腹肌和髋屈肌收缩（图3–28）。小脑共济失调及偏瘫患者，下肢上抬时出现屈髋现象。

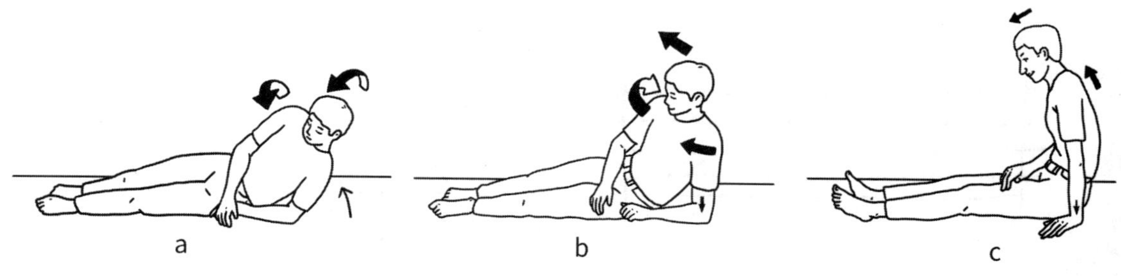

图 3–28 从仰卧位到坐位

3. 端坐位躯干协调功能检查　被检查者取端坐位，双手交叉置于胸前保持静止，在外力作用下分别进行伸膝、屈髋、抬上肢等动作，观察躯干肌群的协同运动与稳定性（图 3–29）。

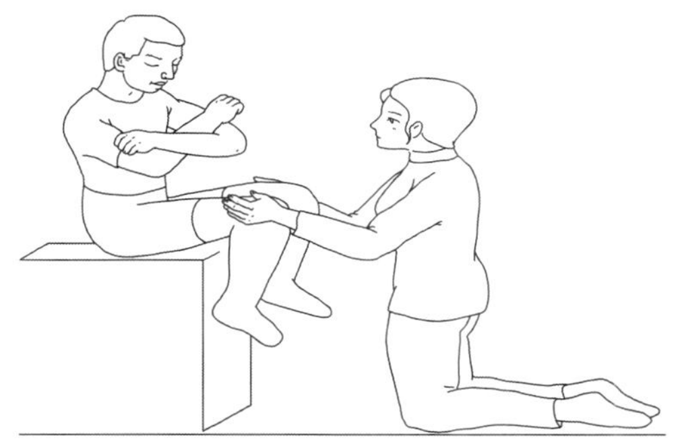

图 3–29　端坐位躯干协调功能检查

4. 站立动作

（1）俯卧位→站立位：顺序为俯卧位→双膝立位→单膝立位→站立位。

（2）端坐位→站立位：臀部离开床面 / 椅面，由于重心移动使得身体晃动幅度增大，为稳定躯干而出现膝关节屈曲的情况，进而站起。

5. 立位保持与立位平衡

（1）静态立位保持：被检查者取站立位，头部直立，面向前方，双足并拢，在睁眼和闭眼两种情况下，保持站立姿势 30 秒。观察记录其身体晃动程度和是否有跌倒倾向。

（2）立位平衡反应：被检查者取站立位，上肢向前方、侧方、后方上举，观察记录其躯干的共同反应。

（3）立位时身体侧方移动：被检查者取站立位，检查者对其肩部、骨盆施加外力，使其重心偏移，观察被检查者运动的正确性和身体摆动情况（图 3–30）。

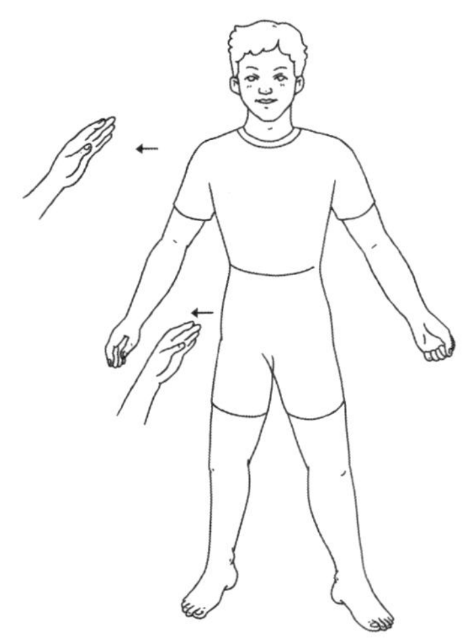

图 3–30　立位时身体侧方移动检查

6. 量表评定 根据障碍者平衡功能障碍的情况，可选用下列不同的项目进行评定，如从坐位站起、从站立位坐下、无支持坐位、无支持站立、闭目站立、双足并拢站立、站立位上肢向前伸展、从地面拾起物品、转身向后看、双足前后站立、单腿站立。评定内容及评分方法参见《伯格平衡量表》(Berg balance Scale) 评定标准（表 3–7），评定工具包括秒表、尺子、椅子、小板凳和台阶。

评分结果：0 ～ 20 分，表示平衡能力差，只能坐轮椅；21 ～ 40 分，表示平衡能力可，需辅助步行；41 ～ 56 分，表示平衡能力好，能独立步行；＜ 40 分，表示有跌倒危险。

表 3–7 《伯格平衡量表》评定标准（0 ～ 4 分）

测评	检查项目	1	2	3	评定标准
1	由坐到站				4 分 : 不用手帮助即能够站起且能够保持稳定 ; 3 分 : 用手帮助能够自己站起来 ; 2 分 : 用手帮助经过几次努力后能够站起来 ; 1 分 : 需要较小的帮助能够站起来或保持稳定 ; 0 分 : 需要中度或较大的帮助才能够站起来
2	独立站立				4 分 : 能够安全站立 2 分钟 ; 3 分 : 能够在监护下站立 2 分钟 ; 2 分 : 能够独立站立 30 秒 ; 1 分 : 经过几次努力能够独立站立 30 秒 ; 0 分 : 没有帮助不能站立 30 秒
3	独立坐				4 分 : 能够安全地坐 2 分钟 ; 3 分 : 能够在监护下坐 2 分钟 ; 2 分 : 能够坐 30 秒 ; 1 分 : 能够坐 10 秒 ; 0 分 : 没有支撑则不能坐 10 秒
4	由站到坐				4 分 : 用手稍微帮助即能够安全地坐下 ; 3 分 : 需要用手帮助来控制身体重心下移 ; 2 分 : 需要用双腿后侧抵住椅子来控制身体重心下移 ; 1 分 : 能够独立坐在椅子上但不能控制身体重心下移 ; 0 分 : 需要帮助才能坐下
5	床→椅 转移				4 分 : 用手稍微帮助即能够安全转移 ; 3 分 : 必须用手帮助才能够安全转移 ; 2 分 : 需要监护或言语提示才能完成转移 ; 1 分 : 需要一个人帮助才能完成转移 ; 0 分 : 需要两个人帮助或监护才能完成转移
6	闭眼站立				4 分 : 能够安全站立 10 秒 ; 3 分 : 能够在监护下站立 10 秒 ; 2 分 : 能够站立 3 秒 ; 1 分 : 闭眼时不能站立 3 秒，但睁眼站立时能保持稳定 ; 0 分 : 帮助以避免跌倒
7	双足并拢 站立				4 分 : 能够独立地将双足并拢并独立站立 1 分钟 ; 3 分 : 能够独立地将双足并拢并在监护下站立 1 分钟 ; 2 分 : 能够独立地将双足并拢但不能站立 30 秒 ; 1 分 : 需要帮助才能将双足并拢，但双足并拢后能够站立 15 秒 ; 0 分 : 需要帮助才能将双足并拢，且双足并拢后不能站立 15 秒
8	站立位 上肢前伸				4 分 : 能够前伸大于 25cm 的距离 ; 3 分 : 能够前伸大于 12cm 的距离 ; 2 分 : 能够前伸大于 5cm 的距离 ; 1 分 : 能够前伸，但需要监护 ; 0 分 : 当试图前伸时，失去平衡或需要外界支撑

续表

测评	检查项目	1	2	3	评定标准
9	站立位从地上拾物				4分：能够安全而轻易地捡起拖鞋；3分：能够在监护下捡起拖鞋；2分：不能捡起但能够到距离拖鞋2～5cm的位置并且独立保持平衡；1分：不能捡起并且当试图努力时需要监护；0分：不能尝试此项活动或需要帮助以避免失去平衡或跌倒
10	转身向后看				4分：能够从两侧向后看且重心转移良好；3分，只能从一侧向后看，另一侧重心转移较差；2分：只能向侧方转身但能够保持平衡；1分：转身时需要监护；0分：需要帮助以避免失去平衡或跌倒
11	转身一周				4分：两个方向能只用4秒或更短的时间安全地转一圈；3分：只能在一个方向用4秒或更短的时间安全地转一圈；2分：能够安全地转一圈，但用时超过4秒；1分：转身时需要密切监护或言语提示；0分：转身时需要帮助
12	双足交替踏台阶				4分：20秒内完成8个动作；3分：完成8个动作的时间超过20秒；2分：能够完成4个动作；1分：完成2个或2个以上的动作；0分：跌倒或不能尝试此项活动
13	双足前后站立				4分：能够独立地将一只脚放在另一只脚的正前方且保持30秒；3分：能够独立地将一只脚向前迈一小步且保持30秒；2分：能够独立地将一只脚向前迈一小步且能够保持30秒；1分：需要帮助才能向前迈步，但能保持15秒；0分：当迈步或站立时失去平衡
14	单腿站立				4分：能够独立抬起一条腿且保持10秒以上；3分：能够独立抬起一条腿且保持5～10秒；2分：能够独立抬起一条腿且保持3～5秒；1分：经过努力能够抬起一条腿，保持时间不足3秒但能够保持站立平衡；0分：不能够尝试此项活动或需要帮助以避免跌倒
	总分				

注：总分低于40分表明有跌倒的危险性。

三、注意事项

进行以上功能检查应注意以下事项：测试时保持环境安静，不要说话或提示；采用仪器评定时，60秒直立困难者可进行30秒测试；障碍者不能安全独立完成所要求的动作时，要注意给予保护以免摔倒；必要时给予帮助；对于不能站立的障碍者，可评定其坐位平衡功能；仪器评定中仅介绍静态平衡功能的评定方法，动态平衡功能检查因在国内尚未广泛开展故暂不详细介绍；仪器需定期保养维护。

第五节　骨关节损伤评定

临床医学对肌肉骨骼系统疾患的研究重点是病因学诊断和治疗，而康复医学中的运动疗法则重点研究肌肉骨骼系统功能障碍及其原因（组织和结构方面的原因）和因此而导致的残疾，以及利用物理疗法改善运动功能障碍的具体措施。正确的评定是治疗肌肉骨骼系统功能障碍的基础。

一、评定目的

（一）确定损伤部位及其原因

治疗师通过运用有控制的外力，对可能引起障碍者症状的组织和结构进行有控制的激发试验，诱发出疼痛、触痛、活动受限或肌痉挛等症状。

（二）评价损伤组织、结构的完整性和功能状况

不同组织整合在一起形成具有某种功能的结构（如器官），治疗师通过检查具有特定功能的结构来评定其功能状况。

（三）确定障碍者的日常生活活动能力

物理疗法的目标是在身体组织与结构及其功能状况允许的情况下，最大限度地恢复其功能。组织与结构是构成某种功能活动的基础，对功能性活动水平的评定有助于更实际地预测及确定治疗方案。

（四）为制订正确的治疗计划和判断疗效提供依据

治疗师在治疗前首先应确定障碍者的症状是功能性的还是器质性的，是属于手术和药物治疗的范畴还是物理治疗的范畴。由于症状的频率与强度随障碍者的活动、心理、环境、对症状的感知而波动，因此，单凭症状判断很容易形成误导，而根据评定的结果进行分析判断则更为准确科学。

二、评定方法

（一）主观检查

主观检查包括收集障碍者的相关资料，如主诉、现病史、症状的部位、症状的表现、既往史、职业及家族史等。通过主观检查，治疗师将障碍者的症状等相关资料与有关病

理情况联系起来，获得初步印象，为客观检查提供依据。收集资料的方法包括阅读病历和问诊，其中问诊在肌肉骨骼系统损伤的检查过程中十分关键。

（二）客观检查

1. 视诊　有关功能障碍的程度、功能水平、姿势及对线、平衡能力、负重能力，以及步行能力，都可以通过视诊观察到。这些资料对获得有关疾病的完整信息、协助诊断都是十分重要的。例如，对腰疼的患者进行视诊时要令其尽量脱去外衣取站立位，观察有无脊柱侧弯，椎间盘突出患者常伴有功能性侧弯以扩大椎间孔，减少对神经根的压迫，故矫正其姿势时疼痛加重；若取坐位或卧位使疼痛缓解时侧弯消失，观察生理弯曲的状态，前凸加大常见于腰椎滑脱症，前凸减小或消失常见于椎间盘突出症或椎管狭窄。

2. 触诊

（1）皮肤：检查受累部位皮肤的温度与湿度，滚动皮肤确定是否存在粘连。

（2）软组织：检查肌肉、筋膜、韧带和肌腱有无压痛，从解剖学角度正确判断损伤部位及其周围出现的压痛非常重要，还应注意柔韧性和软组织结构密度的变化。

（3）骨骼：通过触诊骨性突出部位，检查关节对线、压痛和肿块。

3. 被动运动检查

（1）生理运动检查：

①运动终末感：在关节的被动生理运动结束时，由于非收缩组织受到牵拉和压迫而限制了关节的进一步活动，使检查者感觉到一种抵抗性的终末感。

②关节囊型与非关节囊型运动受限：在检查患者的被动关节活动度（passive range of motion，PROM）时，除了关节受限的程度和性质外，治疗师要能够区分关节运动受限的类型（是关节囊型还是非关节囊型），进而鉴别病变或损伤属于关节囊型还是非关节囊型。脊柱、上下肢特定关节的关节囊型受限表现见表 3-8。

表 3-8　脊柱、上下肢关节囊型运动受限特征

关节	受限运动及程度
颈椎	除前屈外所有方向均有同等程度的运动受限
肩关节（盂肱关节）	外旋严重受限 外展中等程度受限 内旋轻度受限
肘关节	屈曲受限大于伸展受限
腕关节	屈曲和伸展受限程度相同
拇指腕掌关节	外展、伸展受限，屈曲无受限

续表

关节	受限运动及程度
胸椎	伸展、屈曲、旋转受限大于前屈受限
腰椎	侧屈严重受限 屈伸均受限
髋关节	屈曲、内旋受限 外展少量受限 内收和外旋无受限
膝关节	屈曲受限大于伸展受限
踝关节（距小腿关节）	跖屈受限大于背屈受限

（2）副运动检查：是关节的可动性检查，通过副运动检查可获得关节松弛程度的信息。检查时关节必须处于最松弛的休息位，使关节能做最大范围的活动。关节的松弛位或休息位指无肌肉收缩的状况下关节囊和韧带达到最大松弛状态，可充分进行关节间隙运动的关节位。在此关节位下，关节的活动角度可达到最大。松弛位本身的特点也为关节内渗出提供了较大的空间。关节肿胀时，障碍者自然将关节保持松弛位，因为会感到比较舒服。关节的松弛位或休息位除了用于检查关节的副运动外，也是做关节松动治疗的最佳体位。

与松弛位相反，关节紧张位指关节表面互呈最大一致的位置和角度。处于该体位的关节囊和韧带紧张，关节面也不能通过牵引力将其相互分离。紧张位有利于稳定或固定，但不能用于副运动（关节间隙运动）或关节活动度的检查。上下肢关节的紧张位与松弛位见表 3–9，应熟悉并掌握。

表 3–9　上下肢关节的紧张位与松弛位

部位	关节	紧张位	松弛位
肩	盂肱关节	最大外展并外旋	外展 55° 水平内收 30°
肘	肱尺关节	肘关节完全伸展、旋后	肘关节屈曲 70°，旋后 10°
	肱桡关节	肘关节屈曲 90°，旋后 5°	肘关节伸展、旋后
前臂	桡尺近侧关节	前臂旋后 5°（中立位）	旋后 10°
	桡尺远侧关节	前臂旋后 5°（中立位）	旋后 35° 肘关节屈曲 70°

续表

部位	关节	紧张位	松弛位
手	腕掌关节	充分对掌	中立位
	第 2 ~ 5 掌指关节	完全屈曲	半屈曲位、轻度尺偏
	指间关节	完全伸展	轻度屈曲
腕	腕关节	完全伸展并桡偏	中立位（无伸展、无桡尺偏）
髋	髋关节	屈曲 90° 外展 30° 并轻度外旋	完全伸展 内旋并外展
膝	膝关节	屈曲 25°	完全伸展并外旋
踝	距小腿关节	完全背屈	跖屈 10° 无内外翻

副运动检查的手法包括牵拉，牵引（纵向牵引、侧方牵引）和滑动。在牵引和滑动的过程中，治疗师要体会和判断关节内的可动程度是正常还是高于或低于正常。

（三）抗阻力试验

抗阻力运动用于检查收缩组织即肌肉及其附属结构。通过施加徒手阻力，肌肉获得最大等长收缩，可将收缩组织作为疼痛产生的来源分离出来。将抗阻力运动检查的反应分为肌力强与弱、疼痛与无痛。肌力强，指肌肉力量能够对抗中度以上的阻力；肌力弱，指肌肉不能产生足够的力量对抗阻力；疼痛的程度不随阻力的增加而改变，则视为无痛；疼痛的程度随阻力的变化而增加，则是疼痛的反应。肌力与疼痛之间关系和相应的组织损伤类型主要包 括：其一，抵抗之前出现疼痛。疼痛发生在运动终末之前，提示关节内、外存在急性炎症损伤。其二，疼痛和抵抗同时出现。提示有亚急性的炎症存在。其三，抵抗之后出现疼痛。

三、综合分析

（一）抗阻力运动中疼痛反应的临床意义

在抗阻力运动中，疼痛也常常伴随着肌肉收缩出现。在抗阻力运动检查中，肌力与疼痛之间的关系以及相应的组织损伤类型如表 3-10 所示。

表 3–10　抗阻力运动与疼痛反应的关系

肌力	疼痛反应	临床意义
强	–	损伤（–），正常
强	+	轻微损伤如轻度肌腱炎
弱	–	神经损伤或肌腱完全断裂
弱	+	肌腱部分断裂，重大损伤如骨折、肿瘤

（二）副运动与疼痛反应的临床意义

在检查副运动（关节间隙运动）时，可诱发疼痛出现。副运动与疼痛反应的关系以及相应的组织损伤类型如表 3–11 所示。

表 3–11　副运动与疼痛反应的临床意义

副运动	疼痛反应	临床意义
正常	–	无组织损伤
正常	+	轻度扭挫伤而导致的软组织损伤
受限	–	关节性挛缩和粘连
	+	提示急性扭挫伤，肌肉合并韧带损伤、断裂
过度	–	提示韧带完全断裂
	+	提示韧带部分断裂

（三）关节运动受限与挛缩

1. 运动受限的类型

（1）关节囊型受限：关节内液渗出使关节囊和关节滑膜受到刺激是关节囊型运动受限的主要原因。

（2）非关节囊型受限：有三种常见原因。其各自特点为：

A 韧带粘连。粘连形成常发生在外伤后，疼痛局限，牵拉该韧带可诱发疼痛出现。

B 关节内紊乱。紊乱发生在有关节内碎片（骨或软骨）存在的关节，若碎片在关节内突然发生位移，将阻止关节运动并引发疼痛。

C 关节外损伤。限制关节运动的结构位于关节外（如肌肉短缩）。

2. 活动受限时的终末感性质的判断　在判断运动终末感时，除了确定组织抵抗出现的时间，还应注意疼痛与抵抗的伴随情况及不同的抵抗类型。病理性或异常终末感表现为在一个运动过程中提前或延迟出现或出现异常的抵抗类型。不同的抵抗类型反映了关节活动障碍的结构性原因。

（1）肌肉痉挛，肌肉、关节囊、韧带短缩：以突然停止并伴有轻度的反弹感为特征。

（2）关节腔积液、滑膜炎：出现踏入沼泽地样的感觉，柔软的抵抗。

（3）关节内紊乱（如半月板撕裂）：弹性抵抗，似橡胶样的反弹伴有坚硬抵抗。

（4）疼痛：虚性抵抗，患者用这种运动以阻止或预防被动运动继发的剧烈疼痛。

（5）关节囊纤维化：关节囊的坚实抵抗，在关节运动范围内提前出现。

（6）骨软化症、退行性关节疾病、骨性关节炎、关节内游离体、骨化性肌炎、骨赘等骨抵抗：突然出现运动受限，有骨与骨接触的手感。

（7）肌腱、韧带断裂：松弛，超过正常解剖运动范围的过度活动。

对肌肉骨骼系统损伤的评定，首先要确定产生症状或功能障碍的部位和存在问题的组织，还要确定产生这些问题（症状）的原因是什么。临床上，单一组织的问题较少见，大多是多种组织的问题掺杂在一起。因此，要区分出有问题的组织有时比较困难。不同的组织出现的问题具有不同的特性，应通过逐步排查将问题尽可能搞清楚。

第六节　步态分析

步态的矫正训练是物理治疗师的工作内容，训练方案的制订及疗效观察均以步态分析为基础。步态分析是对障碍者行走方式的检查，包括定性分析和定量分析。在康复医学、骨科学及神经学领域，应用步态分析进行障碍学诊断、分析障碍发生的原因，对制订康复治疗方案及疗效评估具有突出的临床应用价值。以下介绍正常步态及相关的基础概念、临床步态分析的基本方法，以及临床常见的异常步态。

一、正常步态

描述步态特征包括行走时的时空参数、人体运动学分析和动力学分析等内容，理解人的正常行走步态模式和特征是判断步态是否正常的前提。

（一）步行周期

步行周期是指行走过程中从一侧足跟着地至该侧足跟再次着地所经过的时间。每一侧下肢有其各自的步行周期。每一个步行周期分为站立相和迈步相两个阶段。站立相又称支撑相，为足跟与地面接触的阶段；迈步相也称摆动相，指支撑腿离开地面向前摆动的阶段。

站立相大约占步行周期的 60%，迈步相约占 40%。两者时间比例与步行速度有关，随着步行速度的加快，迈步相时间相应延长而站立相时间相应缩短。

（二）正常步行周期的基本构成

1. 双支撑期与单支撑期 从一侧足跟着地至对侧足趾离地前，有一个双腿与地面接触的时期，称为双支撑期。每一个步行周期中，包含两个双支撑期和两个单支撑期，其中单支撑期又分为左下肢和右下肢单支撑期，各占 40% 步行周期时间。

2. 步行周期分期

（1）首次着地：是步行周期和站立相的起始点，指足跟或足底的其他部位第一次与地面接触的瞬间。

（2）负荷反应期：指从足跟着地后至足底与地面全面接触瞬间的一段时间，即一侧足跟着地后至对侧下肢足趾离地时（0 ~ 15% 步行周期）为第一个双支撑期，是重心由足跟转移至足底的过程。

（3）站立中期：指从对侧下肢离地至躯干位于该侧（支撑）腿正上方时（15% ~ 40% 步行周期），为单支撑期，此时重心位于支撑面正上方。

（4）站立末期：为单支撑期，指从支撑腿足跟离地时到对侧下肢足跟着地（40% ~ 50% 步行周期）。

（5）迈步前期：指从对侧下肢足跟着地到支撑腿足趾离地之前的一段时间（50% ~ 60% 迈步周期），为第二个双支撑期。

（6）迈步初期：从支撑腿离地至该腿膝关节达到最大屈曲时（60% ~ 70% 步行周期）。此阶段主要目的是使足底离开地面（称为足廓清），以确保下肢向前摆动时足趾不为地面所绊。

（7）迈步中期：从膝关节最大屈曲摆动到小腿与地面垂直时（70% ~ 85% 步行周期）。确保足与地面间的距离仍是该期的主要目的。

（8）迈步末期：指与地面垂直的小腿向前摆动至该侧足跟再次着地之前（85% ~ 100% 步行周期）。该期小腿向前摆动的速度减慢并调整足的位置，为进入下一个步行周期做准备。

（三）时空参数

正常步行周期的时空参数有步长、跨步长、步宽和足偏角，见图 3-31。

1. 步长与跨步长

（1）步长：步行时左右足跟或足尖先后着地时两点间的纵向直线距离。

（2）跨步长：跨步长指同一侧足跟前后连续两次着地点间的纵向直线距离，相当于左右两个步长相加，约为 100 ~ 160cm。

2. 步宽与足偏角

（1）步宽：指左右两足间的横向距离，通常以足跟中心为测量点。步宽越窄，步行的稳定性愈差。

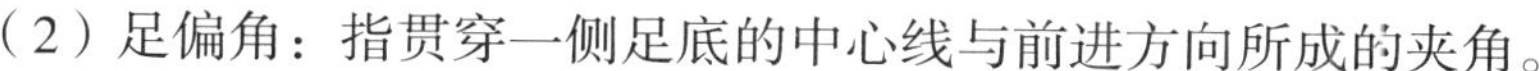
（2）足偏角：指贯穿一侧足底的中心线与前进方向所成的夹角。

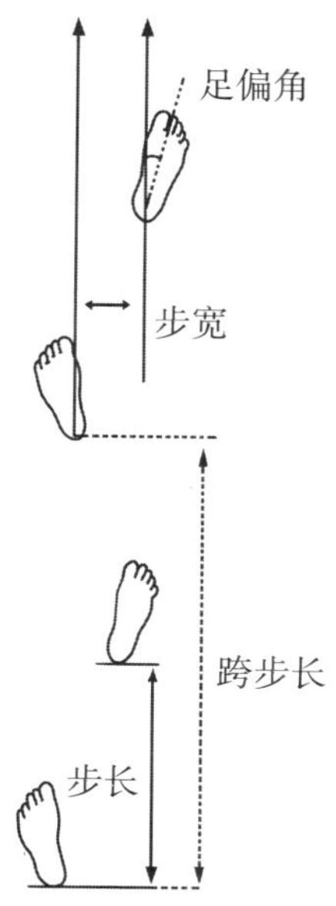

图 3–31　步长、跨步长、步宽、足偏角

正常步行周期中骨盆和下肢各关节的角度及主要下肢肌群变化见表 3–12、3–13。

表 3–12　正常步行周期中骨盆和下肢各关节的角度变化

步行周期	关节运动角度			
	骨盆	髋关节	膝关节	踝关节
首次着地	5° 旋前	30° 屈曲	0°	0°
负荷反应（足放平）	5° 旋前	30° 屈曲	0° ~ 15° 屈曲	0° ~ 15° 屈曲
站立中期	中立位	30° 屈曲 ~ 0°	15° ~ 5° 屈曲	15° 跖屈 ~ 10° 背屈
站立末期（足跟离地）	5° 旋后	0° ~ 10° 过伸	5° 屈曲	10° 背屈 ~ 0°
迈步前期（足趾离地）	5° 旋后	10° 过伸 ~ 0°	5° ~ 35° 屈曲	0° ~ 20° 跖屈
迈步初期（加速期）	5° 旋后	0° ~ 20° 屈曲	35° ~ 60° 屈曲	20° ~ 10° 跖屈
迈步中期	中立位	20° ~ 30° 屈曲	60° ~ 30° 屈曲	10° 跖屈 ~ 0°
迈步末期（减速期）	5° 旋前	30° 屈曲	30° 屈曲 ~ C°	0°

表 3-13　正常步态中主要下肢肌群活动

步行周期	正常运动	肌群活动		
		作用于髋关节的肌群	作用于膝关节的肌群	作用于踝关节的肌群
足跟着地 ↓ 足放平	髋关节：30° 膝关节：0° ~ 15° 屈曲 踝关节：0° ~ 15° 屈曲	骶棘肌、臀大肌、腘绳肌收缩	股四头肌先向心性收缩以保持膝关节伸展位，然后进行离心性收缩	胫前肌离心性收缩，防止足放平时前脚掌拍击地面
足放平 ↓ 站立中期	髋关节：30° ~ 5° 膝关节：15° ~ 5° 屈曲 踝关节：15° 跖屈 ~ 10° 背曲	臀大肌收缩活动逐渐停止	股四头肌活动逐渐停止	腓肠肌和比目鱼肌离心性收缩控制小腿前倾
站立中期 ↓ 足跟离地	膝关节：5° 屈曲 踝关节：10° ~ 15° 背曲			腓肠肌、比目鱼肌离心性收缩对抗踝关节背曲，控制小腿前倾
足跟离地 ↓ 足趾离地	髋关节：10° 过伸 ~ 中立位 膝关节：5° ~ 35° 屈曲 踝关节：15° 背曲 ~ 20° 跖屈	髂腰肌、内收大肌、内收长肌收缩	股四头肌离心性收缩控制膝关节过度屈曲	腓肠肌、比目鱼肌、腓骨短肌、踇长屈肌收缩产生踝关节跖屈
加速期 ↓ 迈步中期	髋关节：20° ~ 30° 屈曲 膝关节：40° ~ 60° 屈曲 踝关节：背屈 ~ 中立位	髋关节屈肌、髂腰肌、股直肌、股薄肌、缝匠肌、阔筋膜张肌收缩，启动摆动期	股二头肌（短头）、股薄肌、缝匠肌向心性收缩引起膝关节屈曲	背屈肌收缩使踝关节呈中立位，防止足趾拖地
迈步中期 ↓ 减速期	髋关节：30° ~ 20° 膝关节：60° ~ 30° ~ 0° 屈曲 踝关节：中立位	腘绳肌收缩	股四头肌向心性收缩以稳定膝关节于伸展位，为足跟着地做准备	胫前肌收缩使踝关节保持中立位

二、常见病理步态分析

普通人的行走能力体现了神经系统、肌肉骨骼系统、生理支持系统之间的完美整合，以及在功能上相互依赖的关系。上述任何一个系统损伤所致的运动功能障碍均可表现为病理步态。从功能损伤的平面分析，引起病理步态的原因包括疼痛、肌力减弱、畸形、感觉障碍、与中枢神经系统损伤有关的肌活动障碍如肌肉活动增加和运动障碍等。正确认识这些静态和动态因素如何影响人体运动（步态）质量，有助于准确认识病理步态的特征，进而使康复治疗有的放矢，提高疗效。

（一）疼痛

急、慢性疼痛均可影响运动功能，障碍者为避免疼痛通常会尽量减少活动，久而久之将导致关节的活动能力下降、关节固定，进而进入一个恶性循环，即疼痛进一步加剧和严重的功能障碍。为了减少疼痛关节所承受的压力，疼痛侧下肢站立相时间明显缩短；迈步相中减少下肢运动范围或减慢下肢摆动速度也是行走中常见的减痛方式。无论何种原因导致行走疼痛，跨步长缩短、步速下降、站立相时间缩短都是疼痛步态的共同特征。

（二）肌无力

肌力减弱对步态的影响主要见于步行周期不同阶段中肌肉的离心性收缩活动（又称限制性收缩活动）和向心性收缩活动。例如，胫前肌离心性肌收缩活动下降时，足跟着地后由于缺乏跖屈限制而不能有效控制踝关节的跖屈角度；胫前肌向心性收缩活动减弱导致迈步相中期足趾拖地。

1. **臀大肌无力**　臀大肌为主要的髋关节伸肌和躯干稳定肌（在足跟着地身体重心前移时防止躯干前倾摔倒）。臀大肌肌力减弱者，患侧足跟着地后，腹肌和脊柱旁肌群立即收缩将髋关节向后拽，同时肩关节后撤，从而形成挺胸凸腹的臀大肌步态（图 3–32）。

2. **臀中肌无力**　正常情况下，臀中肌在迈步相过程中起到稳定、支持骨盆的作用。臀中肌肌力弱者行走时表现为下肢离地侧（处于摆动相）骨盆下降，躯干向支撑腿侧（处于站立相）侧弯（图 3–33）。

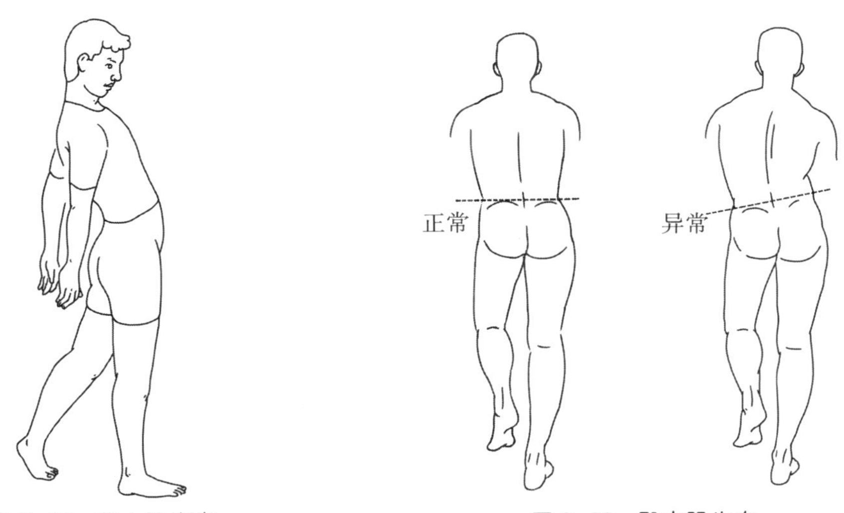

图 3–32　臀大肌步态　　图 3–33　臀中肌步态

3. **髋关节屈肌无力**　髋关节屈肌是步行周期迈步相过程中主要的加速肌群。髋关节屈肌向心性收缩减弱时，将阻碍下肢向前摆动。

4. **股四头肌麻痹**　股四头肌为跨双关节肌。股神经损伤时股四头肌麻痹，主要表现为对足跟着地期的影响。为保证膝关节不出现过度屈曲的情况，患侧足跟着地时，臀大肌和小腿三头肌代偿性收缩，使髋关节伸展并将受累膝关节锁定在过伸展位。快速行走时，由于患肢于迈步相动作滞后，因而可见足跟过度抬高。膝关节反复过伸展，将使韧带和关节囊受到牵拉并导致站立相膝关节呈反张状态（图 3–34）。

5. 胫前肌无力 胫前肌为踝关节背屈肌。胫前肌轻度无力时，患者在疲劳或快速行走时可出现足前部拍击地面的情况。踝关节背屈肌麻痹时，踝关节在整个迈步相过程中呈跖屈，即表现为足下垂；为了使足尖离地，保证足廓清动作的完成，患者需要通过抬高患肢（过度屈曲髋关节、膝关节）进行代偿，其动作犹如跨越门槛，故称为跨阈步态（图 3–35）。如果同时出现髋关节屈肌无力和下肢伸肌痉挛则不能出现跨阈步态，可表现为足趾拖地行走，同时下肢外展、外旋。这种步态可在脑卒中和其他跖屈肌痉挛的患者中见到。

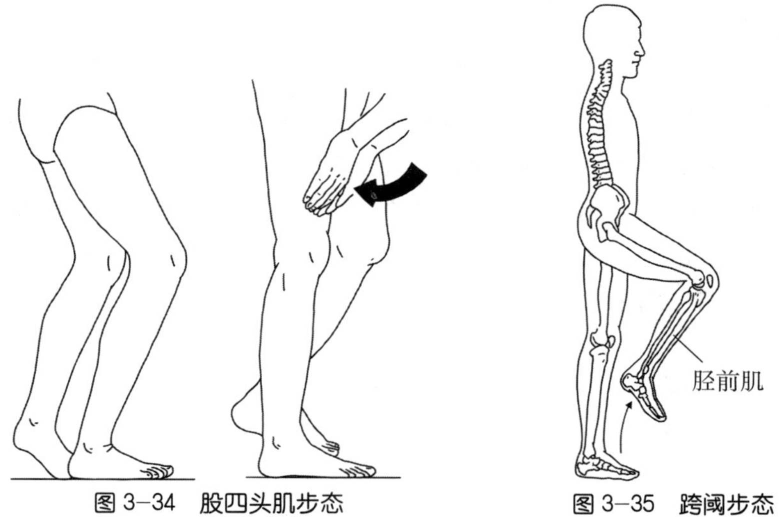

图 3–34　股四头肌步态　　图 3–35　跨阈步态

（三）中枢神经系统损伤

1. 偏瘫步态 典型的偏瘫步态表现为，偏瘫侧上肢摆动时，肩、肘、腕及手指关节屈曲、内收；偏瘫下肢伸肌协同（连带）运动，即髋关节伸展、内收并内旋，膝关节伸展，踝关节跖屈、内翻。为了使瘫痪侧下肢向前迈步，迈步相时患侧肩关节下降，骨盆代偿性抬高，髋关节外展、外旋，偏瘫下肢经外侧画一个半圆以代替正常的足廓清动作，故又称画圈步态（图 3–36）。

2. 剪刀步态 痉挛型脑瘫患儿（双瘫）行走时骨盆前倾，此外，由于髋关节内收肌群痉挛，行走时迈步相下肢向前内侧迈出，双膝内侧常相互摩擦碰撞，即剪刀步态（图 3–37）。为了使下肢摆动向前需付出极大的努力，站立相时间明显延长，迈步相缩短，下肢的屈曲与伸展交替运动十分困难，故表现为不稳定的疲劳步态。

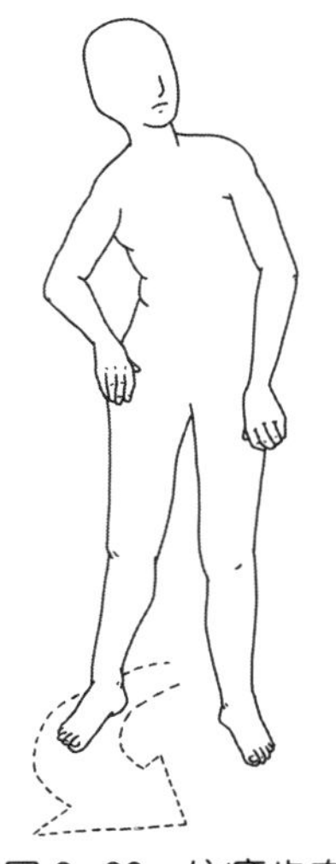
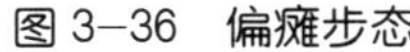
图 3-36 偏瘫步态

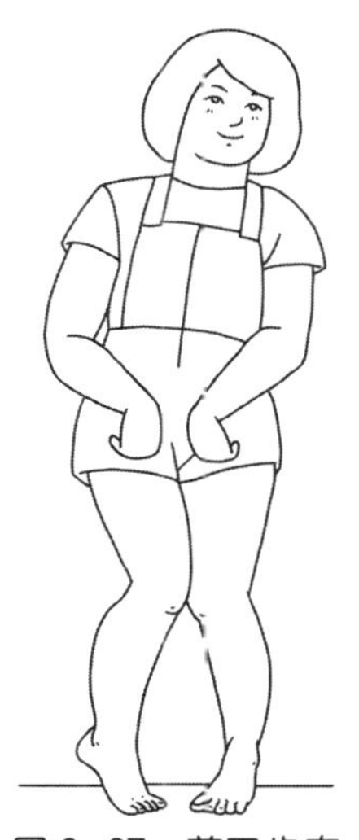
图 3-37 剪刀步态

3. **帕金森步态** 表现为步行启动困难，双支撑期时间延长，行走时躯干前倾，髋、膝关节轻度屈曲，关节活动范围减小，踝关节于迈步相无跖屈，双下肢交替迈步动作消失呈足擦地而行，步长、跨步长缩短导致步伐细小。虽然启动行走困难，而一旦启动又难以止步，不能随意骤停或者转向，呈现出前冲或慌张步态（图 3-38）。

4. **共济失调步态** 表现为行走时步态不稳，动作夸张且不协调。行走时两上肢外展以保持身体平衡，两足间距加宽，高抬腿，足落地沉重；不能走直线，而呈曲线或呈"Z"字形前进；因重心不易控制，故步行摇晃不稳，状如醉汉，故又称酩酊步态或醉酒步态（图 3-39）。

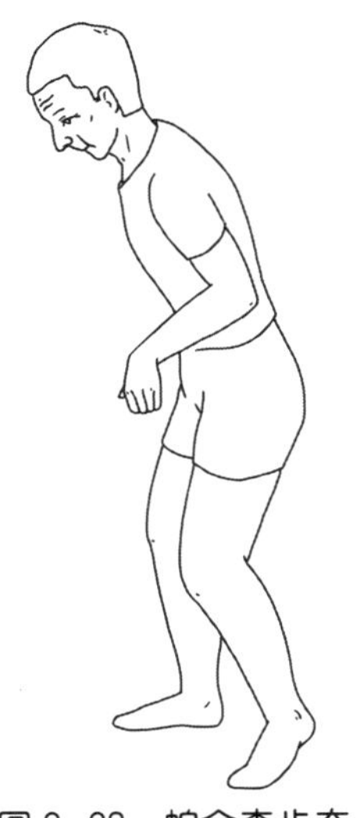
图 3-38 帕金森步态

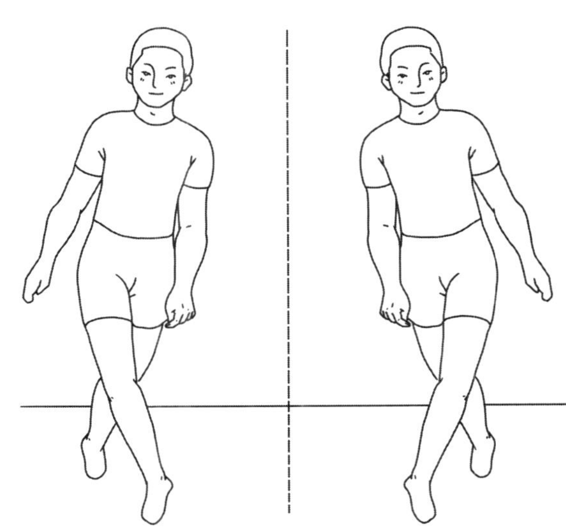
图 3-39 共济失调步态

步态分析是物理治疗师在制订步态矫正训练计划之前必须做的一项工作。因此，治疗师必须熟练掌握步态的相关概念和参考值，掌握定性与定量分析的步态分析方法，更重要的是能够发现问题、确定障碍学诊断、学会分析障碍发生的原因，为制订治疗计划提供可靠的依据。

思考题

1. 人体形态测量的标志点有哪些？
2. 什么是骨关节活动度？
3. 简述骨关节损伤的评定方法。
4. 如何使用徒手肌力法进行股四头肌（伸膝）肌力评定。
5. 偏瘫步态、剪刀步态及帕金森步态分别有何特点？

第四章

床及周边辅助器具

王保华　王蕴平

>>> 学习要点

1. 卧床者体位变化和床上活动的概念。
2. 长期卧床导致的危害和让卧床者离开床的重要意义。
3. 用于功能障碍者的床具的功能、作用与结构特点。
4. 床及周边辅助器具的使用方法。

第一节　基础知识

一、基本概念

床及周边辅助器具是指辅助卧床者进行体位变化和床上活动的辅助器具，包括辅助翻身和坐起的床具、用于就餐或学习的床上桌及移位垫、体位垫等。体位变化是指卧床者保持睡姿和进行从卧位到半卧位再到长坐位直到端坐位，以及复位的体位转换；床上活动是卧床者在床上完成就餐、操作计算机、排泄、擦洗身体等必要的日常生活活动。

床及周边辅助器具有利于卧床者舒适地睡眠与休息，预防和减轻长期卧床导致的疼痛、关节变形与压疮，并可以帮助其改变长期卧床状态，促进身体康复和增强活动能力，提升生活质量。同时，能够减轻家属或护理者的负担，有利于家庭和谐、减轻社会压力。

二、长期卧床者分析

床及周边辅助器具主要用于辅助长期卧床者，因此有必要对长期卧床者进行具体分析。实际上，多数卧床者身体运动功能并未完全丧失，仍有能力或借助辅助器具、护理者的帮助离开床，摆脱卧床不起的生活。作为辅助器具专业人员，应该帮助他们转变观念，提高独立意识，为他们适配适合的辅助器具，提供称职的护理者，从而使其改变长期卧床的状态，恢复健康的生活。这是贯穿本章的基本理念。

（一）长期卧床的原因

1. **疾病** 卧床者遵医嘱禁止起床，需要卧床静养。

2. **功能障碍** 卧床者有严重功能障碍，如意识丧失、完全性瘫痪、丧失活动能力、活动引起严重疼痛、长期卧床导致身体功能和活动能力下降（如关节挛缩和僵硬、直立性低血压导致起床时眩晕）等。

3. **生活环境缺乏无障碍设施** 使用的床具不合适、没有辅助支撑扶手或装置，无助于活动能力受限的起居活动；因为不了解所以未使用可以改变卧床不起状态的辅助器具。

4. **主观意识** 卧床者怕给家人带来麻烦，认为躺着比较好；对自己的身体功能障碍缺乏正确的认识，因生活积极性不高而选择卧床；过分依赖他人的照顾，导致自理能力减弱。

5. **护理原因** 卧床者得不到应有的护理，如家中无人专门护理或者照顾者年迈体弱；护理者缺乏护理知识，未掌握正确的护理方法帮助卧床者离开床。

（二）长期卧床的危害

病理实践证明，一旦开始以床为中心的生活，如床上排泄、用餐、清洗等，生活的空间越来越狭窄，身体抵抗力和体力会逐渐下降，原有的活动能力逐渐消失，独立生活的意愿越来越低，与他人的交流越来越少，护理也越来越困难，整个生活质量变得越来越差，并呈恶性循环状态发展。

（三）改变长期卧床状态的方法与意义

帮助长期卧床者改变生活状态应遵照“循序渐进”的原则，耐心引导，帮助他们克服身心障碍，体会到其中的快乐与便利。例如，去卫生间排泄，可以使排尿和排便变得容易，不用为造成居室有异味而烦恼，也有利于保护个人隐私；去浴室洗浴，可以使洗浴变得容易，有助于皮肤清洁和身体健康，并增强自尊心；去餐桌与家人共同用餐，可以增加与家人的交流，方便进食。在此基础上逐步增加离开床的时间，有利于预防压疮，改善睡眠，愉悦心情，增强体质，促进身体康复，减轻家人和护理者的负担，融洽家庭关系，增加与邻居和朋友的交流，不断拓展更丰富的社会生活，从而使生活质量和幸福指数不断提高。

第二节　主要产品

一、护理床

护理床指卧床者日常使用并具有一定辅助功能的床具，方便卧床者进行体位转移，提高其自理和独立能力，有助于改变长期卧床的不利状态。

（一）主要功能

1. 起身和坐起的功能 背部床板可进行倾角 0° ~ 80° 范围的调整。使用者可根据起身、坐起和坐位保持等需求，进行背板倾角的调整。

2. 屈腿的功能 大腿床板和小腿床板可进行倾角 0° ~ 50° 范围的调整。使用者可根据屈腿、坐起、防止身体下滑等需求，进行大腿板和小腿板倾角的调整。

3. 小腿抬高的功能 小腿床板可进行倾角 0° ~ 25° 范围的调整，大腿床板与小腿床板同步升高保持平齐。以进行体位变化，帮助血液回流，促进血液循环。

4. 翻身的功能 整个床板可向左（右）侧翻 0° ~ 50°，以帮助使用者翻身，进行间歇性减压。

5. 床升降的功能 整床可进行高度的调整。护理者和使用者可根据各自护理和站起的需求进行高度的调整。

（二）分类与结构

护理床一系列动作转换的实现，需要有驱动源（动力源）。按照驱动方式可分为手摇床和电动床两大类，电动床的动力源是电机，手摇床的动力源是人力驱动的摇杆。

以电动护理床为例，主要结构包括：驱动电机、控制器（开关）、床架、床脚架、床头板、床尾板、床板、护床栏、支撑杆等，如图 4–1 所示。

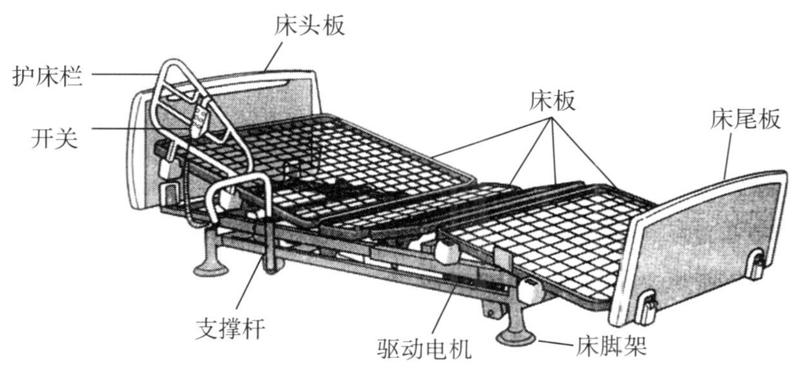

图 4–1 电动护理床示例

1. 驱动电机 常用电动床的电机分为单电机、双电机和三电机等，用于驱动。一般单电机的功能为躯干和腿部可同步升降，双电机为躯干和腿部可分步控制升降，三电机为躯干、腿部和床的高度均可分步控制升降（表 4–1）。

表 4–1 不同类型驱动电机的功能比较

驱动类型	功能			
	躯干下肢同步	躯干升降	下肢升降	床面升降
单电机	●	●		
双电机	●	●	●	
三电机	●	●	●	●

2. 升降结构 电动床的升降结构主要有弧形升降和垂直升降两种形式（图 4–2），大部分采用弧形升降。垂直升降结构在升降过程中的稳定性能要优于弧形升降结构。选用弧形升降结构的电动床，安装时要注意与墙壁之间保持适当的空间。

电动床的升降可根据使用者不同的需求调整床面与地面的距离。例如，调整到适合的高度，才能让卧床者坐于床边时双脚平稳落地或方便安全地站立起来，也能够减少退化性关节疾病或疼痛的患者坐和站起的困难；护理者按照身高将床调整到适当的高度，才能方便对卧床者进行翻身、擦洗等护理，以避免因长期弯腰的护理动作所产生的劳损。

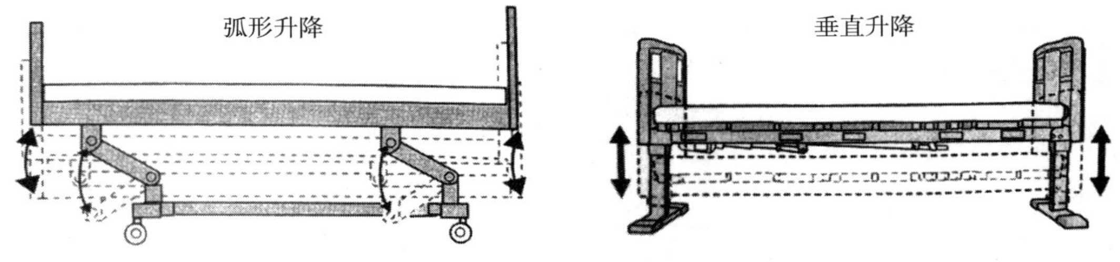

图 4–2 电动床的升降结构

3. 同步联动结构 同步联动的主要特点，是通过操作控制器的一个按键即可同时进行背部床板和腿部床板的升降。也有的按照设定的模式联动运行，先使腿部床板上升部分高度，再使背部床板上升部分高度，到一定程度后再同时启动。

4. 床板 床板由躯干（背部）、臀部、腿部等的支撑板组成。床板的材质、形状、折数、尺寸等，形成了床具的特征。

（1）折数：通常床的功能仅靠背倾角进行调节，由两块床板组成分别为背部床板、臀部和下肢床板。

目前，使用较多的电动床具有靠背倾角可调、大腿和小腿可进行角度调整的功能，床板则分为三折式、四折式和五折式，其中四折式功能床应用较多。

三折式功能床的床板由背部床板、大腿床板和小腿床板三个部分组成。

四折式功能床的床板由背部床板、臀部床板、大腿床板和小腿床板四个部分组成，增加的臀部支撑可使腿部屈曲时，臀部保持平放，增加了稳定性和舒适性（图 4–3）。

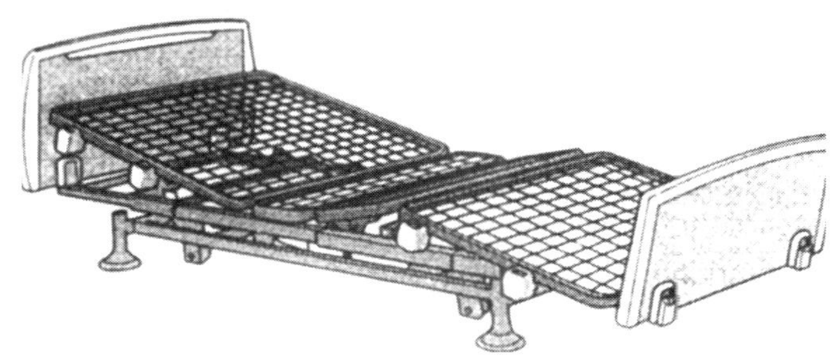

图 4–3　四折式功能床示例

五折式功能床的床板由背部两块床板、臀部床板、大腿末板和小腿床板五个部分组成，两块背板增加了头部和背部调整的范围和弧度（图 4–4）。

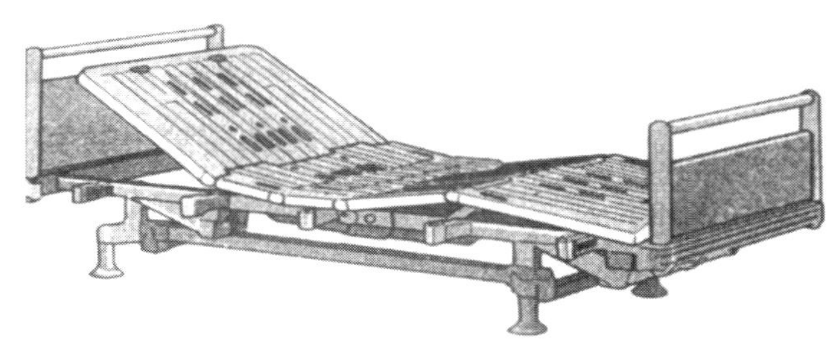

图 4–4　五折式功能床示例

床板的折数对体位的调整和姿势的变化会产生影响，一般来说床板的折数越多，就越接近人体姿势变化的曲线特征。有些床板的设计，将臀部和膝部的部分设计成软体结构，使卧床者坐起和屈膝的体态可以呈现出人体结构的弧度曲线。

（2）背部床板：通过控制器的操控，可以升高产生倾角，一般可调至 75° ~ 80° 。

通过背部床板倾角的调整，卧床者可轻松进行从卧位到坐位的转换和姿势保持；便于进行各项床上活动，如进食、看电视、阅读等；方便独立完成起身和离开床的动作。

（3）腿部床板：通过控制器的操控，使大腿床板和小腿床板升高产生夹角，一般可调整至 35° ~ 40° 。

通过腿部床板夹角的调整，卧床者可改变下肢长期伸展的体位，使腿部屈曲，改善下肢的血液循环。

（4）床板尺寸：床板各部分的长度应与人体躯干、臀部、大腿、小腿的尺寸相符合，这对床具应用中的体位调整和姿势保持影响很大。其中最重要的是大腿床板和大腿长度的吻合，如果护理床大腿床板的长度比卧床者的大腿长，导致屈膝时膝关节与床板的转折处不一致，会使膝关节屈曲变成小腿处屈曲。不仅影响舒适性，还会造成卧床者坐起时的身体下滑，影响姿势的稳定性。

床具的宽度主要影响使用者的翻身、活动及舒适性，过宽会使护理者距离卧床者较远，影响辅助翻身和床上移动等活动。因此要根据实际的需求选择床的尺寸。

5. 床护栏 床护栏位于床的两侧，分为两段或四段，可移动或拆卸，用于防止卧床者的身体及被褥的滑落，以及翻身、坐起等活动的辅助支撑（图 4–5）。

床护栏分为固定式和插入式两种结构，固定式又有可升降和可折叠两种形式。固定式床护栏的主要特点是稳定性好。而插入式床护栏的主要特点是拆卸方便，如易于卧床者进行转移，当卧床者从床到轮椅之间进行转移时，能拆下床护栏使轮椅更加靠近床；其稳定性则不如固定式床护栏。

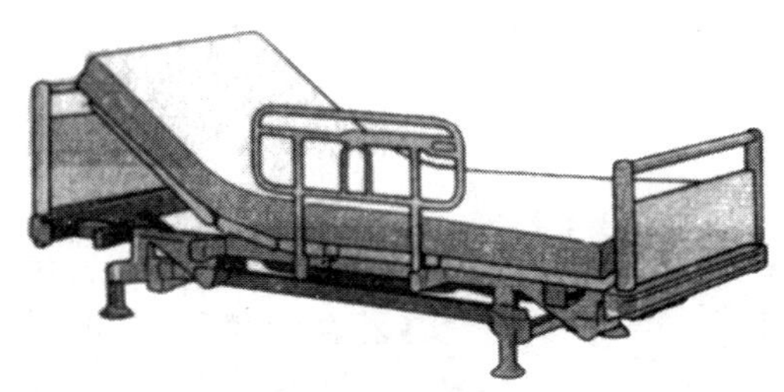

图 4–5 床护栏示例

床护栏安装位置主要有两个，分别为床架和背部床板（背板）。安装于床架上的护栏，不会受到床板角度变化的影响。安装于背部床板上的护栏将与背部床板升降同步变化，使躯干和护栏的倾角保持一致，主要用于那些在坐起或长坐位的姿势保持中，需要护栏作为支撑的卧床者（图 4–6）。

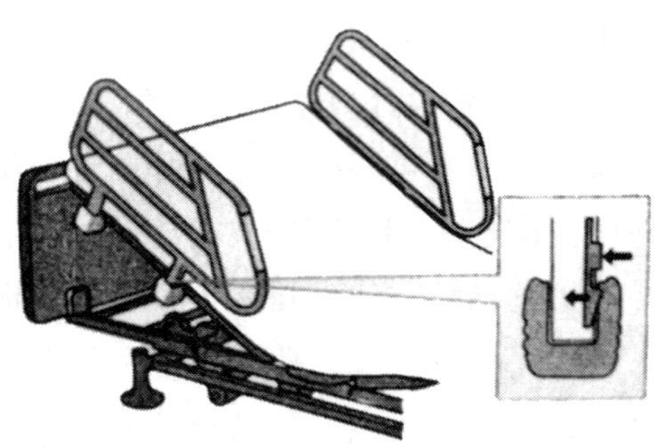

图 4–6 安装于背部床板上的床护栏示例

6. 支撑扶手 支撑扶手对尚有能力实现端坐、站起及位置转移到轮椅的卧床者，可起到辅助和支撑作用（图 4–7）。

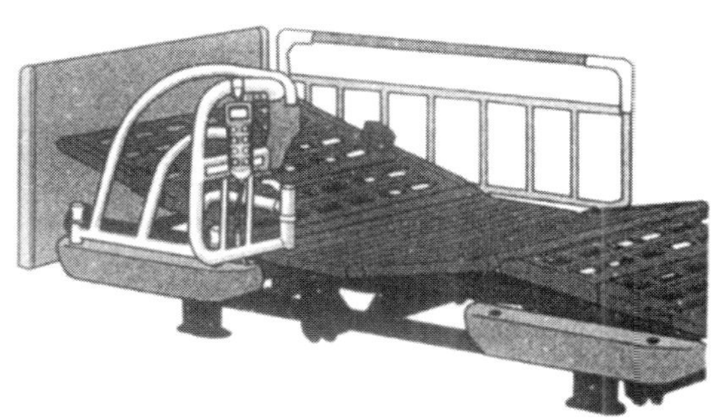

图 4-7 护理床的支撑扶手示例

7. 床脚架 床脚架是床的基底，具有稳定支撑的作用。床脚架有两种类型，一种为固定式支脚，使床的位置固定，稳定性较高；一种是活动式脚轮，多为直径约 10 厘米或 13 厘米的制动轮，方便频繁地移动床具。

二、床用桌

（一）床用桌板

床用桌板作为护理床的配件，直接安装在两侧护栏上，长度固定或可调节，但高度不能调节。

（二）床边桌

床边桌放置在床的周边，主要有悬臂式和跨床式两种类型。

1. 悬臂式 可以推入床底，移近床边，占用空间小（图 4-8）。其高度可以调节，基底多为活动脚轮并可制动，有些桌面可以进行倾斜度的调整。卧床者处于长坐位或端坐于床边均可使用。由于悬臂式床边桌的特殊结构，其负重和稳定性能受到影响。

2. 跨床式 由两侧双臂支撑，呈门字形，横跨于床的两侧，稳定性强（图 4-9）。其高度可以调节，基底多为活动脚轮并可制动。因两侧有支撑结构故无法与床紧密结合，占用空间较大。

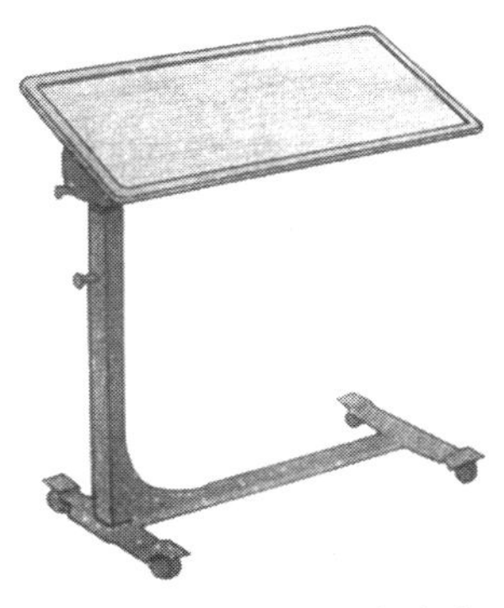

图 4-8 悬臂式床边桌

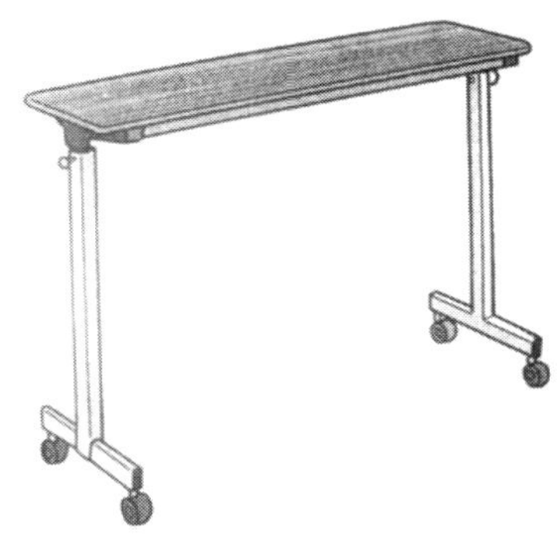

图 4-9 跨床式床边桌

三、各种垫子

床及周边辅具还涉及各种垫子，包括床垫、体位垫和滑动移位垫。

（一）床垫

在护理床上铺垫的床垫，包括普通床垫和可以预防与治疗压疮的床垫。

（二）体位垫

体位垫是帮助卧床者保持一定姿势的垫子。

（三）滑动移位垫

滑动移位垫是一种应用滑动摩擦力的原理，借助摩擦系数很小的材质，以不同的规格尺寸制成的，呈平面或筒状的垫子。通过外力的作用，使滑动移位垫接触面之间产生相对滑动。可以帮助护理者较省力地辅助卧床者进行翻身或平移等体位变化（图 4–10）。

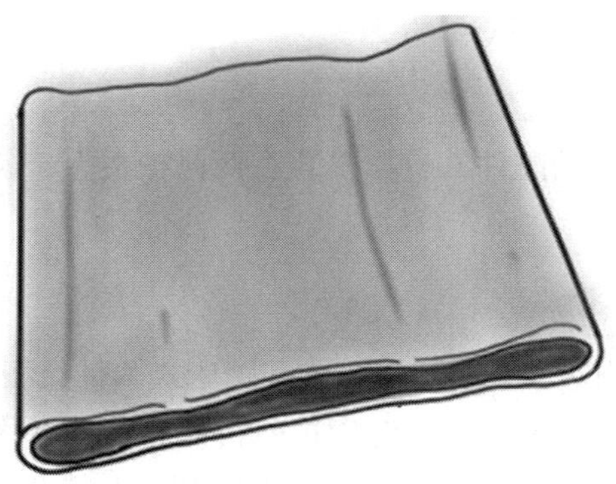

图 4–10　滑动移位垫示例

第三节　使用方法

一、护理床

准确掌握护理床的使用方法和应用技能，对发挥护理床的作用，提高卧床者的生活质量具有重要的意义。

（一）翻身

卧床者或护理者可以借助床护栏或扶手进行翻身。例如，卧床者自己翻身，通常先将腿部屈曲，再将与翻身方向相反的手抓住护栏作为支撑，借力进行翻身。翻身时，身体不要过多靠近要翻身的方向，避免碰撞护栏。

（二）坐起

卧床者可利用床板抬起的功能，实现从卧位到坐起至长坐位的体位变化（图 4–11），此时应注意以下事项。

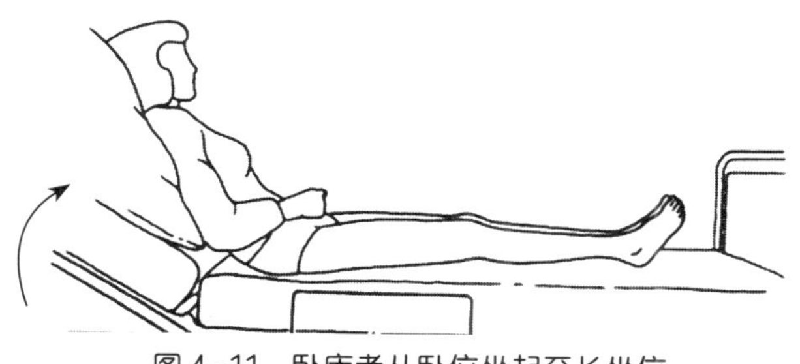

图 4–11　卧床者从卧位坐起至长坐位

1. 防止身体下滑　卧床者的身体随着背板的抬高，会感到臀部在床垫上逐步移动和下滑，睡衣也慢慢地向上移动，内衣在胯部被拉紧，皮肤和皮下组织之间出现拉扯，本应由坐骨结节承受的身体压力，则由骶骨或尾骨来负担，会对卧床者造成两个不利影响：一是形成的剪切力成为压疮的风险因素；二是身体下滑使腰部悬空失去支撑，易造成腰椎后凸。

解决方法：抬高背部之前，先要使膝部屈曲到不易引起臀部移动的程度，再开始抬高背部，之后可交替或同步进行抬高背部和屈膝动作。背板抬高的倾角要适当，如超过 45°，容易导致躯干横向倾斜，对姿势控制能力欠佳者更应注意。

2. 消除腹部压力　当卧床者背部抬高的倾角超过 30°，就会感到腹部开始产生压迫，随着倾角的增加，压迫增强，会产生极度不适。减少膝部的屈曲会减少压迫的程度，但身体会产生下滑。

解决方法：背板倾角超过约 45° 并继续升高时，卧床者自己或通过护理者的帮助，可多次将身体前倾，或转为侧卧状，以消除压力。

3. 减少背部下落的不适　当卧床者处于长坐位状态，床面已形成倾角不在水平面上，但卧床者仍感到自己位于一个平面上，这时如一次性将背部下落，会给卧床者造成不适的感觉，其一，感觉头部是下垂的，有悬空感；其二，在背板从倾斜转为水平的过程中，身体与床面产生错位，有拉扯和不舒服的感觉。

解决方法：避免背部一次性下降，下降过程中适度暂停，缓慢下降，保持头部上仰。也可以在处于仰卧位状态时，用滑动手套从背部到臀部再到足跟进行抚平动作，或从仰卧位转为侧卧位，以消除不适感。

（三）独立坐立

卧床者的坐立是一个从卧位到坐于床边端坐位的动作变化过程。可充分利用护理床的功能，采取多种方法实现。

1. 借助床护栏坐立 将靠近翻身侧的上肢打开，用手和肘压住床垫做好起身准备动作，将头转向翻身侧，另一手握住床护栏的同时，靠近翻身侧的肘部抵住床垫，身体顺势向上牵引，腿部顺势向床边随着身体抬高，用手掌压住床垫支撑，顺势转动臀部，连贯完成坐立动作后调整床的高度，保证臀部承载的压力能够均匀分布，双脚平稳落地，之后调整姿势，保持坐姿的稳定性。

2. 借助背板升降功能坐立 有两种方法。一种是保持仰卧位使背部上升，再变侧卧借助床护栏坐立，背板的倾角要适当，适合卧床者的需求，一般来说，倾角越大越容易坐立。需要注意的是，伴随着背部上升腹部的压力增大，侧向的不稳定性增加，容易出现身体的侧倾和倾倒等不安全因素。另一种是呈侧卧位使背部上升，再借助床护栏坐立。

（四）辅助坐立

与卧床者借助背板升降功能坐立相同，护理者辅助卧床者坐立也有两种方法。一种是卧床者保持仰卧位使其背部上升，再变侧卧位之后辅助卧床者坐立。另一种是先帮助卧床者呈侧卧位，再将背部上升，之后辅助卧床者坐立。

需要注意的是，为保持端坐位的稳定性，将床调整到适合的高度是非常重要的。卧床者呈端坐位时，膝关节呈 90°，双脚完全落地，以保证大腿后侧承受相同的体重；无论使用哪种辅助坐立的方法，动作都要轻柔和连贯，避免猛烈地用肩、膝等身体部位强行辅助卧床者转换体位。

（五）站立

利用功能性护理床站立，应重点掌握三个动作要领：一是调整双脚的位置，二是身体适当前倾，三是将身体的重心转移到脚掌上，抬起臀部站起。

具体过程：调整床的高度到合适的位置，双腿后移，膝关节屈曲小于 90°，身体前倾，重心下移将身体的重心转移到脚掌上，借助扶手支撑，抬起臀部站起。

需要注意的是，护理者辅助卧床者站立，应尽可能发挥卧床者的独立意识和自身能力，避免产生完全依赖；护理者应注意自己所站的位置要为卧床者的身体前倾和重心下移留出空间。

（六）床上用餐

卧床者用餐应尽量离开床或使用床边桌。如卧床者无法保持稳定的坐姿，不得不在床上用餐或依靠护理者喂食，应掌握以下操作要领：在床上用餐，至少将背板摇高 20°，枕头垫于头部下方，使头部与床面保持 30° 夹角，呈前倾状态。这是因为：头部向前屈，咽喉与气管的位置呈现一个角度，因此食物不易进入气管。对于偏瘫患者，除头部垫高外，还需将头转向健侧，以防止食物堆积在口腔患侧内，引发呛食等意外。

二、滑动移位垫

长期卧床者，如丧失独立翻身能力，身体骨突部分与床的接触面将产生过大的局部压力，不仅会导致疼痛，而且压疮的风险也会增高。因此护理者帮助卧床者进行翻身等体位变化是非常必要的。使用滑动移位垫，可以使卧床者移动和翻身更安全、省力，有利于护理者更好地照顾卧床者（图 4-12）。

一般滑动移位垫多用于直线方向的滑动，如翻身和床上的平移。使用时先将滑动移位垫置于使用者身体移动的重要部位，如臀部及肩部下方，让身体在滑动移位垫上进行滑动，既可使身体的移动安全、省力和舒适，也可减少身体移动过程中对皮肤造成的摩擦，有助于压疮的预防。

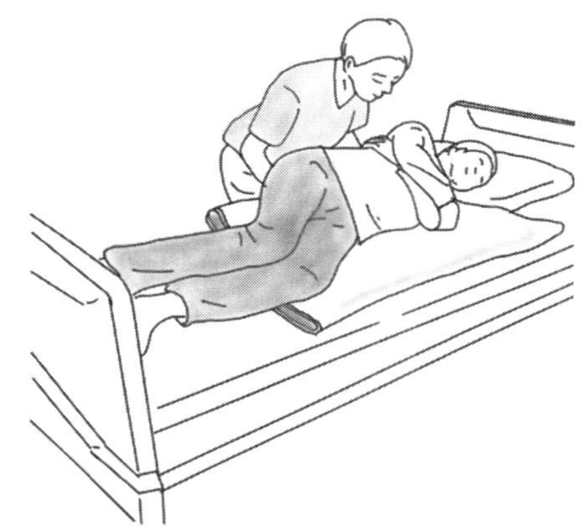

图 4-12　护理者利用滑动移位垫帮助卧床者翻身

三、其他辅助器具

防压疮床垫及体位垫的使用将在第五章专门介绍。床用桌的使用比较简单，应着眼于安全与方便，本节不进行专门介绍。

思考题

1. 简述长期卧床的危害。
2. 功能性护理床的作用有哪些？
3. 如何防止卧床者从卧位到长坐位时身体下滑？
4. 简述利用功能性护理床从卧位到站立的动作要领。

第五章

防压疮辅助器具

王蕴平　王保华

学习要点

1. 压疮的定义、形成的主要因素及分类。
2. 预防压疮的重要性、主要对策与技能。
3. 预防压疮辅助器具的分类和功能特点。
4. 压疮的风险评估和辅助器具适配。

第一节　基础知识

一、压疮的产生

（一）压疮的概念

压疮也称压力性溃疡、缺血性溃疡、褥疮等，是由于体重集中于身体骨突的部分，造成局部皮肤长期受压，血液循环受阻，至皮肤及皮下组织缺血及坏死。一般压疮都是从表皮溃烂逐步向深处发展，也有的表皮组织完好，而骨突处压迫的深部组织坏死，迅速形成脓腔，并向外发展溃破形成较大的破溃面，难以治愈。这种闭合性压疮较为隐蔽，更应引起重视。压疮还会产生并发症，如骨髓炎、菌血症、心内膜炎、脑膜炎、窦道或脓肿形成、假性动脉瘤及鳞状细胞癌等，严重影响人们的健康，甚至危及生命。

压疮不仅会造成障碍者身体和精神上的痛苦，也给家人的护理带来了更大的困难，而且治疗产生的大量费用将加重家庭的经济负担。因此，预防工作尤为重要。

（二）压疮产生的因素

从基础医学和护理学的角度分析，压疮的产生有以下三方面的因素。

1. 外部因素　主要指直接作用于皮肤的压力、剪切力、摩擦力，以及潮湿的环境。

（1）压力：这里所讨论的压力指垂直作用于皮肤单位面积上的力，通常以压强来表现，压强指单位面积上受到压力的强度，压强（帕）= 力（牛）/ 面积（米 ^{2}）。

一般人体的毛细血管只能承受 32mmHg 以内的强度，超过这一强度就有可能阻碍血液循环。障碍者长时间卧床或坐在轮椅上，身体承重的部位会受到持续的压力，当微细的血管抵抗不住外力的压迫，血管壁就会被压扁，如果压力持续的时间较长，就会引起血液流通不畅，如同一根流通水流的软管，如果向软管施加压力，水流就会被阻断，如果对人体的皮肤组织不断施压，作为供给人体营养和氧分子输送管道的毛细血管就会受到挤压，人体血液的供应就会受到阻碍，血管周围的组织则因得不到充足的氧气和营养而坏死，最终形成压疮（图 5–1）。

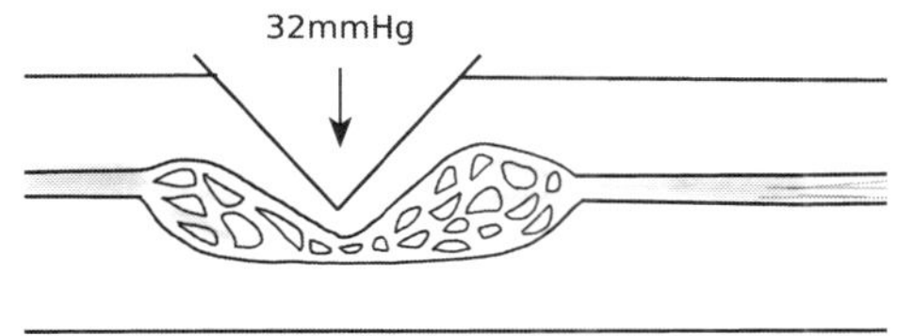

图 5–1　压力引发压疮的原理

大量实践表明，长期持续的压力要比短时间的高压力更容易使皮肤受到损伤，因此要重视长期卧床者的局部压力问题。

（2）剪切力：是作用于同一物体上的两个距离很近但不为零、大小相等、方向相反的平行力。剪切力作用的地方会发生错位和位移变形。

近年来，专业领域对剪切力给压疮带来的影响越来越重视。日本的一项对压力和剪切力两种外力对压疮形成的影响进行研究的动物实验证明，预先施加了剪切力的皮肤比单纯承受压力的皮肤更容易产生压疮。剪切力是身体在相对方向滑移中产生的，发生在深部组织。例如，护理者对卧床者进行位置移动时，卧床者的身体部位会与床单被褥的阻力形成剪切力，导致皮肤组织内部产生错位的力；障碍者乘坐高靠背轮椅，在身体背部向后倾躺的过程中，身体受重力的影响向下滑动，此时皮肤与骶骨保持与座位表面的接触不动，筋膜与骨骼受到牵拉和摩擦沿斜面向下滑动而产生剪切力（图 5–2）。

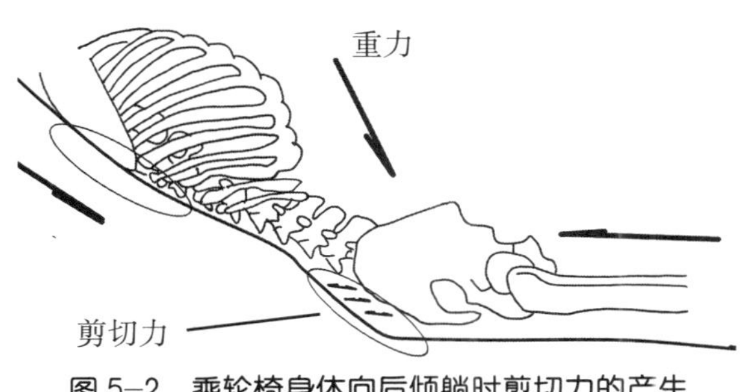

图 5–2　乘轮椅身体向后倾躺时剪切力的产生

（3）摩擦力：本节所讨论的摩擦力指皮肤表皮与接触物相对运动时产生的两种相反的力。摩擦力引起皮肤表层的脱落，外层角质的脱落使皮肤易受到压迫而坏死。常产生于卧床或座位移动过程中，身体会与衣服、床单之间产生摩擦；换乘轮椅、变换体位、为障碍者翻身或更换衣服也会产生摩擦。虽然，摩擦力不是引起压疮的直接原因，但它是诱发剪切力的重要条件，千万不可轻视。此外，卧床或乘轮椅的半卧位坐姿所产生的摩擦力和剪切力联合作用，会导致骶骨部位压疮的产生（图 5–3）。

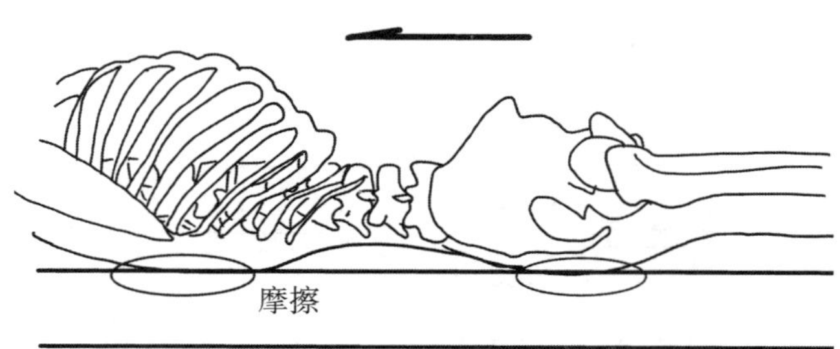

图 5–3　半卧位坐姿摩擦力和剪切力的产生

（4）潮湿：皮肤长时间接触水分，容易引起表皮的损伤或剥落。例如，大小便失禁会使尿便长时间附着在皮肤上；穿着纸尿裤会引起闷热和出汗；年龄增高，功能下降，身体局部潮湿导致皮肤的保护和抵抗能力减弱，皮肤的结缔组织变得脆弱；潮湿的环境还会使皮肤与床和轮椅接触面的摩擦系数增高，摩擦力加大；潮湿还会诱发感染，使细菌迅速繁殖，抵抗力下降。因此，潮湿的环境加上压力和剪切力的影响，进一步促进了压疮的产生。

2. 内部因素　内部因素指障碍者自身体质和功能方面的原因，主要有感觉障碍、活动障碍、营养不良和衰老退化。

（1）感觉障碍：患有截瘫、偏瘫、多发性硬化等有感觉麻木或感觉减退者，长时间保持一种姿势不动也不会感觉疼痛和不舒适；意识障碍者在长期卧床中，身体受到长期挤压也没有反应，即使已经形成压疮也无意识和感觉。因此，感觉障碍要比失去活动能力产生压疮的危险性更大。

（2）活动障碍：移动和变换体位对减轻压力预防压疮非常重要。有活动能力者处于坐位或卧位时不会长时间保持一种姿势，会通过变换姿势来缓解不适和压迫感。而活动功能障碍者会因自主变换姿势困难而长时间处于一种姿势状态，导致身体局部压力集中；夜间采用药物镇静的障碍者，抑制了身体的感觉和活动功能，均增大了产生压疮的风险。因此，活动障碍也是导致压疮产生的原因。

（3）营养不良：营养不良的副作用有多个方面，其一，造成皮肤组织失去活力，抗压能力减弱，容易因挤压而造成损伤；其二，使皮肤组织功能低下，如真皮的胶原蛋白受到影响，造成贫血和组织缺氧；其三，使心脏、肾脏、肝脏功能下降，细胞外液中水分异常集聚导致局部或全身肿胀；其四，还会使人体消瘦、肌肉萎缩形成局部骨突。所以，营养不良成为诱发压疮产生的重要原因和影响压疮愈合的障碍。

（4）衰老退化：随着年龄增长，人体功能下降，饮食量减少，内脏功能与身体活力减弱；皮肤组织水分减少，失去弹性，肌肉及关节软组织逐渐硬化和萎缩；皮肤易发生干燥或湿软，抵抗压力和损伤的能力下降；卧床时间增加，活动就会更少，甚至造成最后翻身都很困难；骨骼和肌肉发生改变，骨骼突起，周边的皮肤和脂肪层变薄，肌肉萎缩，导致骨突的部位承受较大的压力；衰老使糖尿病、心脏病、肾病的发病率增高，同时也增加了压疮形成的风险。

3. 诱发因素 诱发因素指障碍者身体之外的相关因素，主要有失禁、疾病、不良姿势、护理不当等。

（1）失禁：大便失禁造成便溺包裹于皮肤表面，使皮肤不断受到化学物质的刺激；尿失禁使皮肤长期处于浸湿状态，皮肤异常柔软失去弹性。失禁者穿着过松的纸尿裤或使用尿垫所出现的褶皱，会形成局部压力集中。失禁加上摩擦力很容易使障碍者在翻身等姿势转换中造成皮肤的擦伤和感染。一旦发生感染，发热和细菌会使新陈代谢的速率增加，人体对氧气的需求量增大，严重的感染还会影响身体营养的均衡状况，促进压疮的生成并影响治愈。

（2）疾病：脊髓损伤、脑血管疾病、糖尿病及骨折等导致运动功能障碍者需长期卧床或乘坐轮椅，重者无法独立翻身，身体负重处较长时间处于压迫状态；由于疾病的困扰，其活动量越来越少，而使肌肉萎缩，关节周边的软组织逐渐硬化、关节挛缩、骨骼突起；长期使用药物也会使细胞或骨质脆弱，造成抗压能力低下、体力和免疫力下降等副作用，从而诱发压疮的产生。

（3）不良姿势：障碍者无法自行保持正确的姿势和平衡，身体会逐渐瘫软；骨盆倾斜、脊柱侧弯等异常姿势都会影响身体压力的均匀分布，对尾骨、骶骨或身体其他骨突部位形成极大的压力，因此易诱发压疮。

（4）护理不当：护理者对障碍者的护理不当也会诱发压疮。例如，重症障碍者的不正确体位、翻身不及时、翻身和转移过程中不恰当地拖拽、对汗液或尿便等排泄物清洁不及时或过度擦洗，都会对皮肤产生刺激；护理床、防压疮垫等辅助器具使用中的操作不当，也会导致压力、剪切力和摩擦力的产生，从而诱发压疮。

（三）容易发生压疮的部位

压疮常发生在身体的骨突部位，是因为这些部位的皮下脂肪和肌肉很少，身体的重量集中在很小的支撑面上，使受压的皮下组织产生高度的压力集中，血管受到挤压，随着时间的增加，血流受阻将使组织坏死，压疮产生。而不同的卧位，也会使不同的部位产生压疮。

1. 长期卧床 如长时间处于卧床状态，骶骨是身体的主要承重部位，大约承担身体重量的 44%，是卧床状态极易形成压疮的危险部位（图 5–4）。

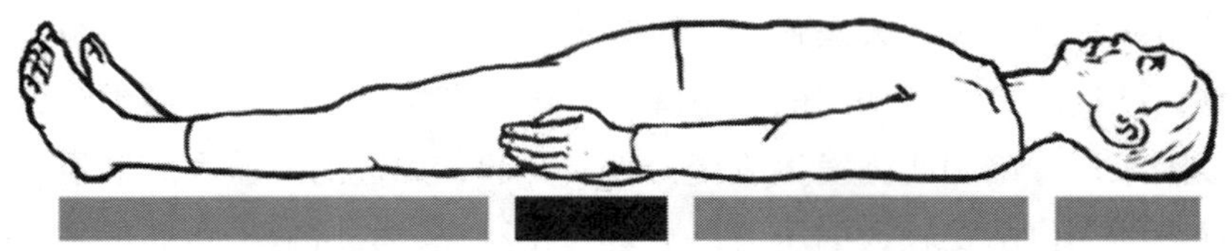

图 5–4 长期卧床身体承重部位受压程度示例

2. 仰卧位 长期仰卧位者，压疮易发生在足跟、骶骨、肘、肩胛骨和枕骨等部位（图 5–5）。

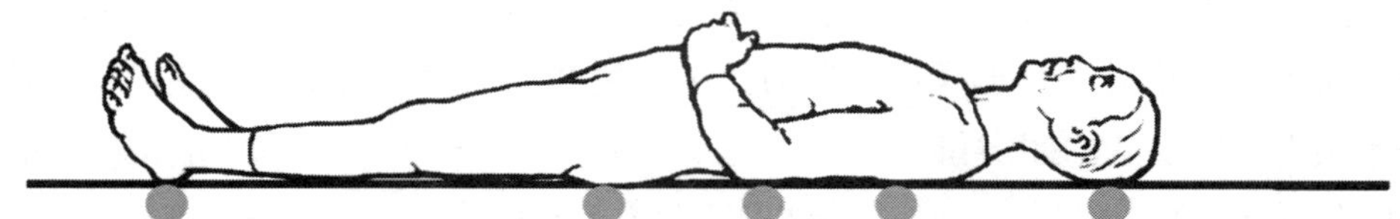

图 5–5 仰卧位易发生压疮部位

3. 侧卧位 长期侧卧位者，压疮易发生在踝、膝、大转子、髂骨、肩峰等部位（图 5–6）。

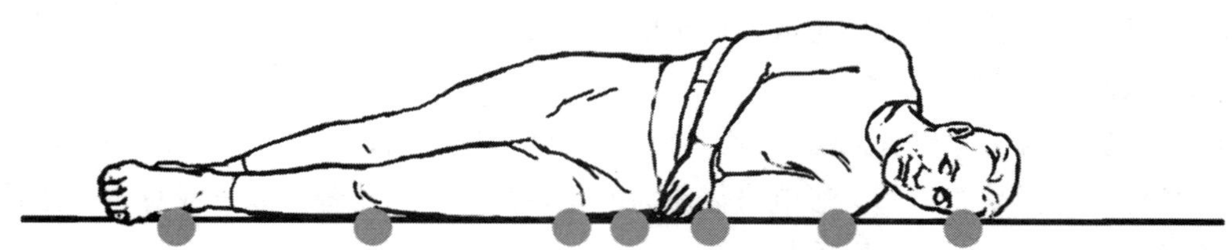

图 5–6 侧卧位易发生压疮部位

4. 俯卧位 俯卧位者压疮易发生在脚尖、膝、男性性器官、女性乳房、肩峰、耳郭等部位（图 5–7）。

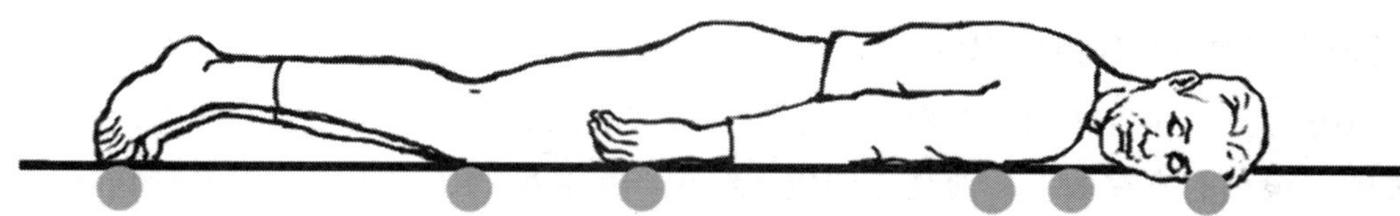

图 5–7 俯卧位易发生压疮部位

5. **坐位**　长期乘坐轮椅或坐位时间较长者，压疮易发生于坐骨、尾骨和骶骨部位（图 5–8）。

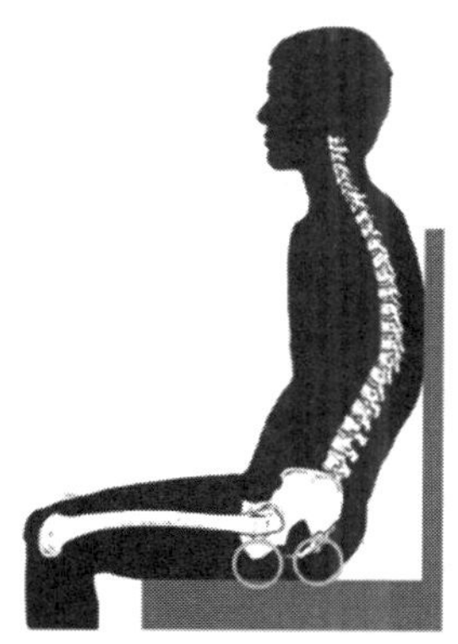

图 5–8　坐位易发生压疮部位

6. **其他因素**　矫形器使用不当或身体局部长期受压（如床单皱褶、衣物拉链等凸起所致），也会造成身体相关部位的压疮。

二、压疮的分期

压疮的分期主要有美国国家压疮咨询委员会（National Pressure Ulcer Advisory Panel，NPUAP）压疮分期系统和 Shea 压疮分期系统两种方法，前者主要从预防的角度评定，后者从治疗的角度评定。本教材将重点介绍 NPUAP 压疮分期系统。

NPUAP 压疮分期系统是通过对皮肤的观察，根据压疮的深度进行分期，体现压疮的严重程度（表 5–1）。

表 5–1　NPUAP 压疮分期

压疮分期	压疮状况
1	皮肤出现无法消退的红斑，皮肤的温度变烫或变硬，皮肤组织变硬或湿软，皮肤感觉痛或痒
2	表皮和真皮组织损伤，出现粉红色擦伤、充血性水泡、浅表性溃疡等
3	真皮组织完全损伤，延伸至皮下组织溃疡或坏死，溃疡面呈现开口或窦道
4	皮下组织坏死，损伤深达肌肉、肌腱、骨骼、关节等，出现穿孔、窦道等

三、压疮的预防

压疮的预防十分重要，只有了解相应的知识，掌握正确的措施和方法，做好辅助器具的适配服务，才能更积极有效地预防压疮。

（一）身体减压

预防压疮重要的是从减压做起，消除压力的来源。应当掌握两个重要原则：一是，减少身体骨突部位的受压强度；二是，减少身体骨突部位的受压时间。对身体进行减压的有效方法是间歇性减压，即卧床或乘坐轮椅者必须经常进行体位转换。

1. 卧床者的间歇性减压 长期卧床者每 2 小时要翻身改变姿势，并要注意姿势的正确性和防止垂足。

（1）仰卧：头部和上肢要使用体位垫（图 5–9）。

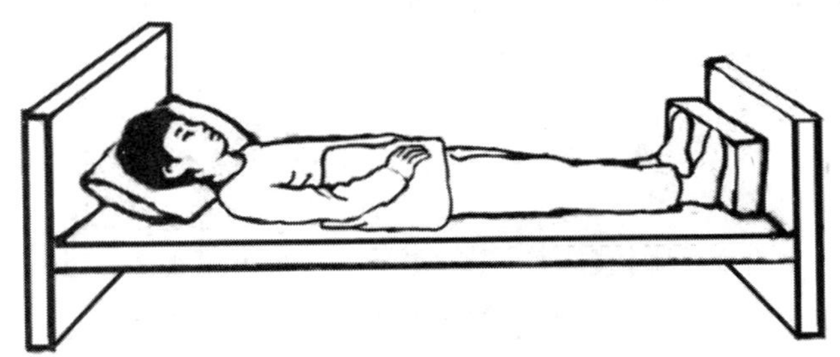

图 5–9 仰卧位时用体位垫减压

（2）侧卧：用体位垫支撑背部以保持姿势；用体位垫支撑上肢及弯曲的腿，以减轻压力（图 5–10）。

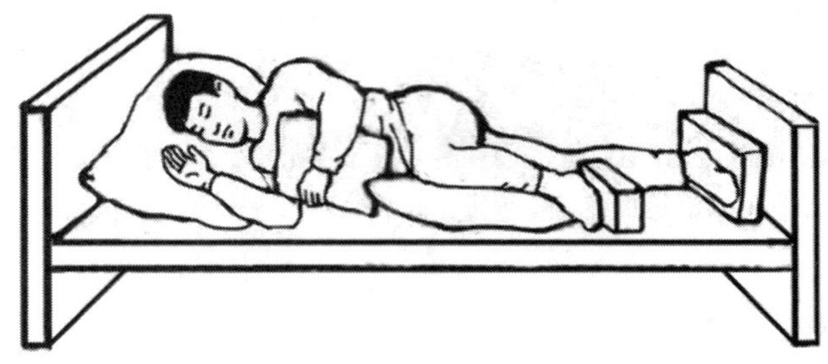

图 5–10 侧卧位时用体位垫保持姿势并减压

2. 轮椅使用者的间歇性减压 由于乘坐轮椅时身体承重的面积要小于卧位，以及骨盆倾斜或旋转引发的压力集中等，使用轮椅要比卧床产生压疮的危险性更高，因此轮椅使用者需要坚持每 15 ~ 20 分钟撑起臀部进行减压 30 秒。轮椅使用者可根据自己的能力在以下 4 种方法中进行选择。

（1）双臂支撑身体进行减压（图 5–11）：使用者利用自身的力量，用双臂支撑后轮、扶手等部位，让臀部离开座面进行减压，这种方法需要双臂有较大的肌肉力量支撑，会使肌肉产生紧张感或不适。

（2）身体向两侧倾斜进行减压（图 5–12）：使用者自己分别将一侧手臂扣住轮椅把手使身体倾斜，使一侧臀部离开座面进行减压。

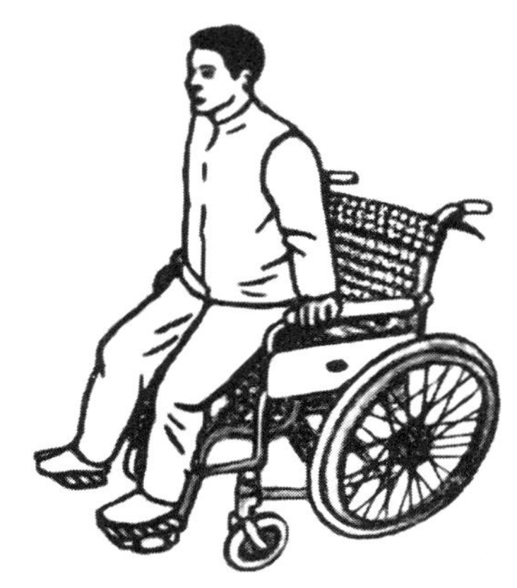

图 5–11　双臂支撑身体进行减压

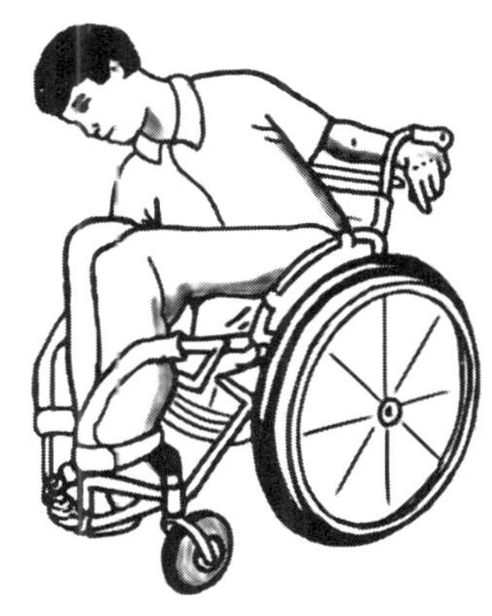

图 5–12　身体向两侧倾斜进行减压

（3）身体向前倾斜进行减压（图 5–13）：使用者身体向前倾斜，或双手扣住扶手使身体向前倾斜，或利用安全带使身体向前倾斜，使臀部离开座面进行减压。平衡能力和肌肉力量有限的使用者可以在护理者的辅助下进行减压。

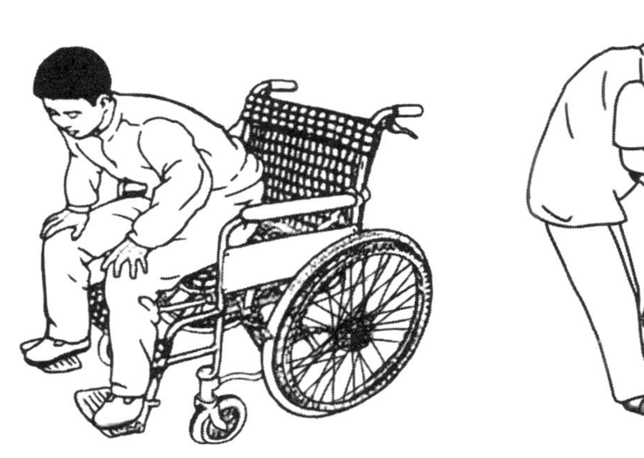

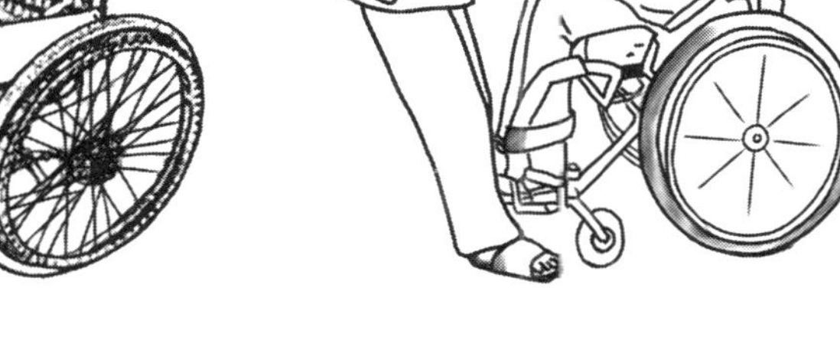

图 5–13　身体向前倾斜进行减压

（4）辅助下轮椅向后倾斜进行减压（图 5–14）：如使用者不能自己进行减压，护理者将轮椅向后倾斜 45° 以分散和舒缓臀部坐骨结节的压力。

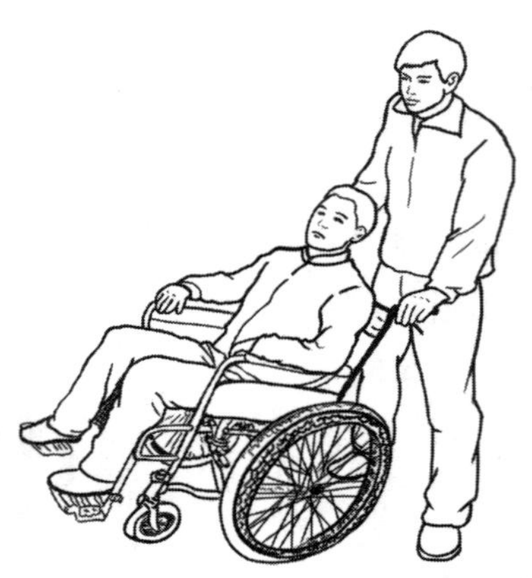

图 5–14　轮椅向后倾斜进行减压

（二）均衡营养

在压疮的预防和治疗中，营养因素不可忽视。例如，蛋白质是机体组织修复的重要物质；水分是人体内的润滑剂，对溶解营养物质、脂肪和蛋白质有重要作用；维生素可促进人体的新陈代谢和创伤的愈合，等等。

胶原蛋白是人体含量最多的蛋白质，如同一张弹力网锁住机体的水分，维持皮肤的弹性；是人体骨骼，尤其是软骨组织中的重要组成成分，保持着组织强度。胶原蛋白的产生受到营养状况的影响，营养不良会使人体胶原蛋白的含量降低，肌肉萎缩、软组织损伤，组织强度降低，骨性突出明显，以致皮肤承受压力、剪切力和摩擦力的能力降低，构成压疮产生的风险因素。

保持足够的营养摄入和健康的心理，是人体代谢的基础。卧床者或轮椅使用者一旦缺乏营养，就会出现贫血、抵抗力下降、身体衰弱、浮肿或脱水等情况，压疮产生的风险就会增高。因此，卧床者或轮椅使用者需要保持高蛋白、足热量、高维生素和膳食纤维的饮食（图 5–15），以增加机体的抵抗力和压疮愈合能力。

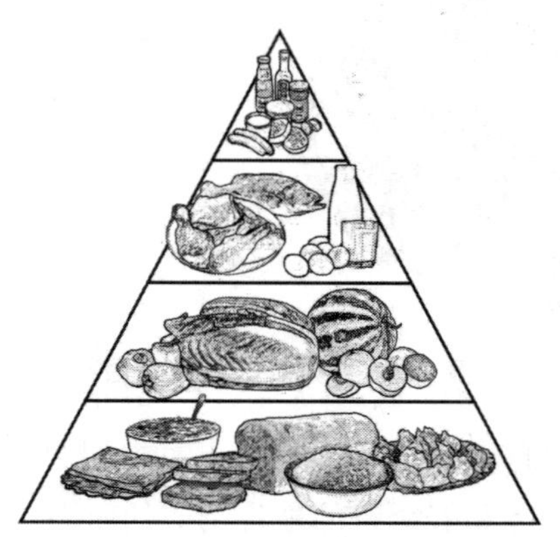

图 5–15　合理膳食金字塔示例

（三）妥善护理

压疮的护理包括身体和心理两方面，对预防也有重要的意义。

1. **皮肤护理**　注意保持皮肤清洁、干燥，要使用柔软的毛巾轻轻清洗，切勿用力搓擦，水温要适度，避免烫伤皮肤，不要过多使用肥皂。对于长期卧床者要注意观察其皮肤状况，特别注意骨突部位，发现皮肤有持续不变的红色或深色斑点或斑片、皮肤局部有升温或发烫的感觉，必须引起警觉并及时采取必要措施。

2. **使用纸尿裤**　使用吸水力强的纸尿裤和尿垫，并及时更换避免潮湿。纸尿裤多由吸收力强的高分子材料制成，一旦潮湿就会膨胀产生压力点，加上潮湿和摩擦，增加形成压疮的风险。

3. **适宜的衣物**　卧床者或轮椅使用者穿着的衣物应避免有纽扣、拉链和硬缝；床单应为柔顺的全棉织物，铺平且没有皱褶；衣服和床单等要保持清洁和干燥，经常晾晒。

4. **护理技巧**　帮助卧床者翻身或移动要避免拖、拉、扯、拽等动作，使用起吊移乘装置后，不要强行从卧床者的身下拉出承载的吊带。卧床时将靠背垫高或使用手摇的护理床将靠背抬高时，通常会产生身体下滑出现剪切力，此时需要使用滑动手套从背部到臀部再到足跟进行抚平，以消除剪切力（图 5–16）。

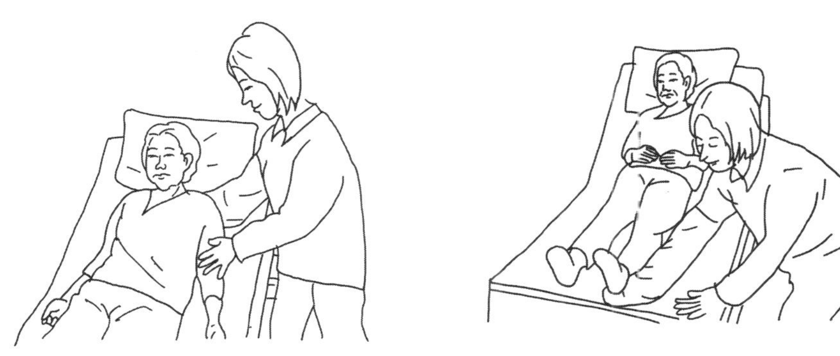

图 5–16　使用滑动手套进行抚平

5. **心理疏导**　压疮多发于各种原因（如脊髓损伤或其他原因导致的瘫痪）导致生活不能自理的长期卧床者或轮椅使用者，一旦出现压疮，障碍者会产生急躁、焦虑和悲观情绪。因此，要予以耐心安慰和心理疏导，及时消除不良情绪，并采取正确的护理方法，应用预防压疮的辅助器具，如辅助翻身的床具和器具、防压疮垫、保持舒适和正确体位的体位垫等。

第二节　辅助器具

防压疮辅助器具主要包括防压疮垫、护理床及其他辅助器具，有关护理床的内容已在第四章《床及周边辅助器具》中专门阐述，本节重点介绍防压疮垫，主要包括床垫、坐垫、体位垫等。

一、防压疮垫的设计原理

（一）降低压强

从［压强 = 压力 ÷ 受压面积］的原理分析，通过扩大受压面积或直接减小接触压力，来降低身体承受的压强。分散体压指多方向吸收、分散重力。利用充入空气制成的防压疮床垫和坐垫（简称“充气床垫 / 坐垫”），则是利用增大身体接触面积分散体压（图 5–17）。

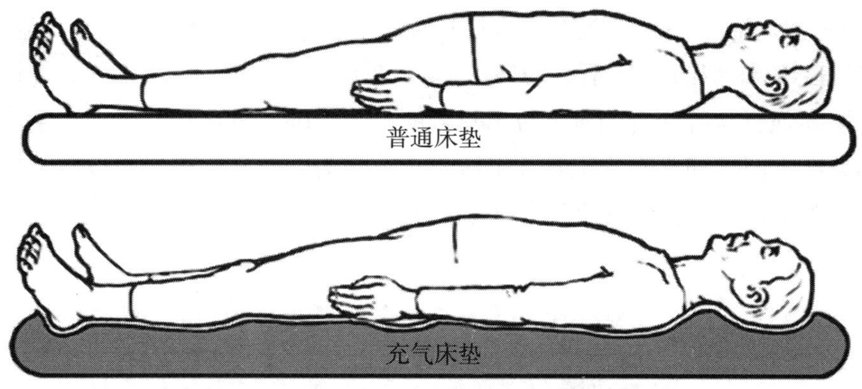

图 5–17　充气床垫增大身体接触面积分散体压

（二）增强弹性

蹦床、跳高等运动，为了减少人体落地的压力，利用弹性原理，在人体接触面下方铺上具有弹性的物品，达到了降低压强的目的。聚氨酯海绵制成的防压疮床垫和坐垫，正是利用该材料的弹性，通过减小分子的方法减小压力的强度。

（三）间隙减压

压力转换型防压疮垫是通过缓解压力的原理，每隔 5 ～ 10 分钟进行空气单元交替地充气、放气，实施间歇性减压，从而阻断承压时间的持续性（图 5–18）。

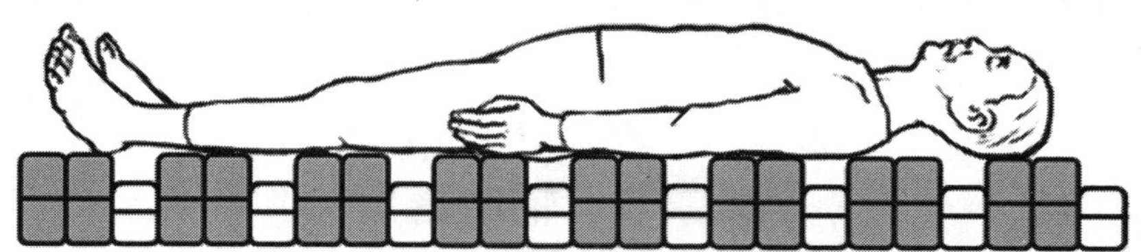

图 5–18　压力转换型防压疮垫间隙减压

二、防压疮垫的选择

防压疮垫有不同的类型，其功能不同，适用人群也不相同，需要根据使用者的具体情况进行合理选择。

选择防压疮床垫时应注意：

· 如使用者尚有自我翻身能力，应避免使用不稳定的充气床垫。

· 如使用者不具备护理条件，最好选用高一等级的防压疮床垫。

三、产品介绍

（一）防压疮床垫

1. 压力静止型　指不能进行体位转换的防压疮床垫，包括聚氨酯海绵型、记忆海绵型、凝胶型、充气型、海绵与凝胶复合型、海绵与凝胶及空气复合型等（表 5–2）。凝胶型、充气型和复合型等床垫，根据形状及功能不同又分为平面型、曲面型、减压型、稳定坐姿的轮廓型等。

表 5–2　静止型产品材质分析

类型	优点	缺点
聚氨酯海绵	· 不同硬度和密度的选择 · 能提供稳定支撑 · 易加工塑形	· 易污染 · 易老化变形
纤维聚酯棉	· 有较好的分压性 · 重量轻 · 压缩后不会变硬	· 洗涤会使棉絮变成团状而偏移或变形 · 脱水性较差
流动凝胶	· 低聚热性，皮肤温度不易升高 · 流动移动性有易于分散压力 · 容易清洁及保养	· 重量较重 · 表面温度易受气温影响 · 凝胶部分不能过薄
固态凝胶	· 能减小剪切力 · 容易清洁及保养	· 包覆性较差，骨突部分难以沉入，减压效果交差，重量重 · 表面温度易受气温影响
空气	· 气囊内压力可均等吸收，分散压力的效率好 · 气囊高度越高，包覆性和减压效果越好	· 稳定性差 · 容易被刺破
流动凝胶与海绵复合	· 臀部为凝胶材料，底部为慢回弹和高密度的聚氨酯海绵复合 · 既有包容性，又具有稳定支撑性	· 重量重

以静止型聚氨酯防压疮床垫为例：床垫由不同密度和硬度的聚氨酯泡沫材质组成。基底的材质硬度和密度较高，提供姿势的稳定性；靠近身体部分的材质注重包容性，使身体骨突部位的接触面积增大，起到分散体压的作用（图 5–19）。

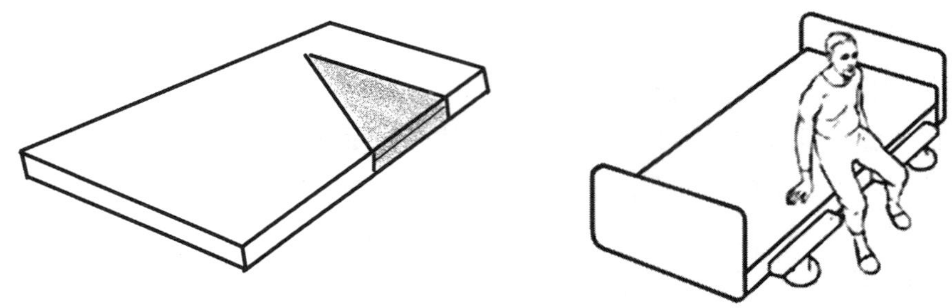

图 5–19　静止型聚氨酯防压疮床垫示例

该类型的优点是轻便和不易被钉子等尖锐的东西刺坏而影响使用，较空气材质底部的稳定性强，而且易切割，可根据使用者的需求进行二次加工。缺点是减压效果较差，内部易被压损变形，易发热引起身体出汗，不能洗涤易被污染。静止型聚氨酯防压疮床垫主要用于自己能够变换体位者的压疮预防，不建议压疮高风险人群使用。

2. 压力转换型　指利用交替充气、放气进行体位变化的充气防压疮床垫。通过每 5 ~ 10 分钟对空气单元交替进行充气、放气，进行减压和减少压力施于身体局部的持续时间，与静止型防压疮床垫在使用过程中持续承压的作用不同（图 5–20）。主要有球形、两管和三管交替换气型，同等承重条件下，支撑身体的管数越多，接触面积就越大，平均压力就越低，舒适性也就越好。

该类型的优点是垫内的气压可以调整；放气时能够消除被压部位的压力，促进静脉的血液循环；便于保持清洁。缺点是空气单元交替进行充、放气，会给使用者带来不舒适的感觉；使用中需要经常连接电源。压力转换型充气防压疮床垫的预防功能较高，身体功能低下，没有自行变换体位能力者可优先选用。

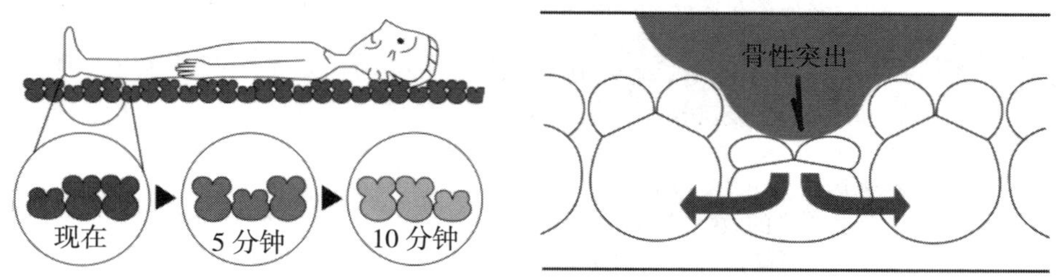

图 5–20　充气防压疮床垫及工作原理

以两管和三管交替充、放气防压疮垫（又称动力式气垫）为例（图 5–21）。由床管、床管固定带、底座、充气管、床罩、控制装置组成。垫内十数条床管横向排列组合，在固定时间内，每两管或每三管中的一管，呈现泄气状态，泄气中的床管不会与皮肤接触，使皮肤接近于零受压状况。在泄气一段时间后，会重新充气，并轮到每三管中的下一管泄气，如此循环交替，使皮肤可以分区轮流达到零受压状态。

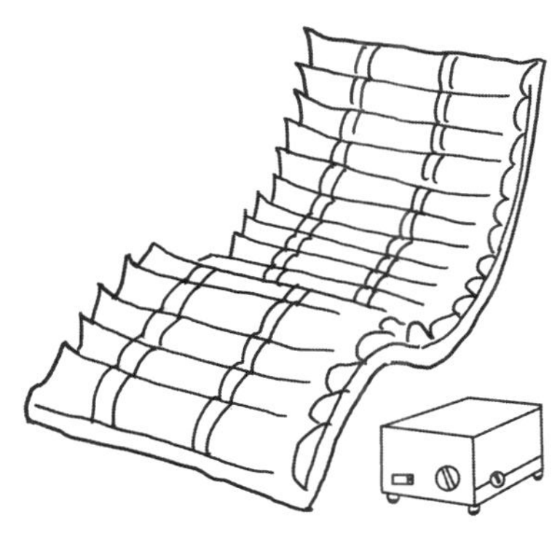

图 5–21 动力式气垫

影响床垫性能与功效的主要因素：一是床管高度，床管愈高，身体可以沉入的面积就愈大，减压效果就好。二是床管形状，床管形状有圆柱形（圆管）和四方形（方管），方管气垫床与身体更为贴合，较不容易与身体形成压力点。三是激光出气孔，在距离左右两端各 1/3 总长床管的位置打上激光孔，让床管内气体喷出，带走身体散发出的热量及湿气。四是枕头功能，床垫前三排床管不进行交替换气，使头部不因床管交替充放气而产生晃动，可提高睡眠质量。五是床垫固定方式，一种是底座四角束带固定，比较适合固定于单人床垫上；另一种则是底座头尾两端有延长的固定带，比较适合固定在各种宽度的床垫上。六是控制装置，通过控制面板控制电源，调节出气量，出气量愈高，可承载的使用者体重愈大。七是警示装置，通过低压警示灯或低压警报器等装置，在气垫床出现漏气等异常时予以及时提示。

（二）防压疮坐垫

防压疮坐垫可用于轮椅、座椅及有需要的部位，目的是均匀地分配使用者身体的压力，吸收剪切力，降低温度和湿度，提供稳定的支撑，保持坐姿，增加舒适感，预防压疮的产生。材料包括聚氨酯海绵、记忆海绵、凝胶、空气和复合材料等，其形状包括平面型、曲面型、减压型、稳定坐姿的轮廓型等。

（三）体位垫

长期卧床者应保持正常的体位，这对放松肌肉，防止骨突部位受压都具有重要作用。体位垫的作用，一是支撑和保持身体处于舒适的体位，让卧床者全身肌肉放松，防止肌肉萎缩，防止痉挛状况发生；二是避免骨突部位受到压迫和碰撞（图 5–22）。

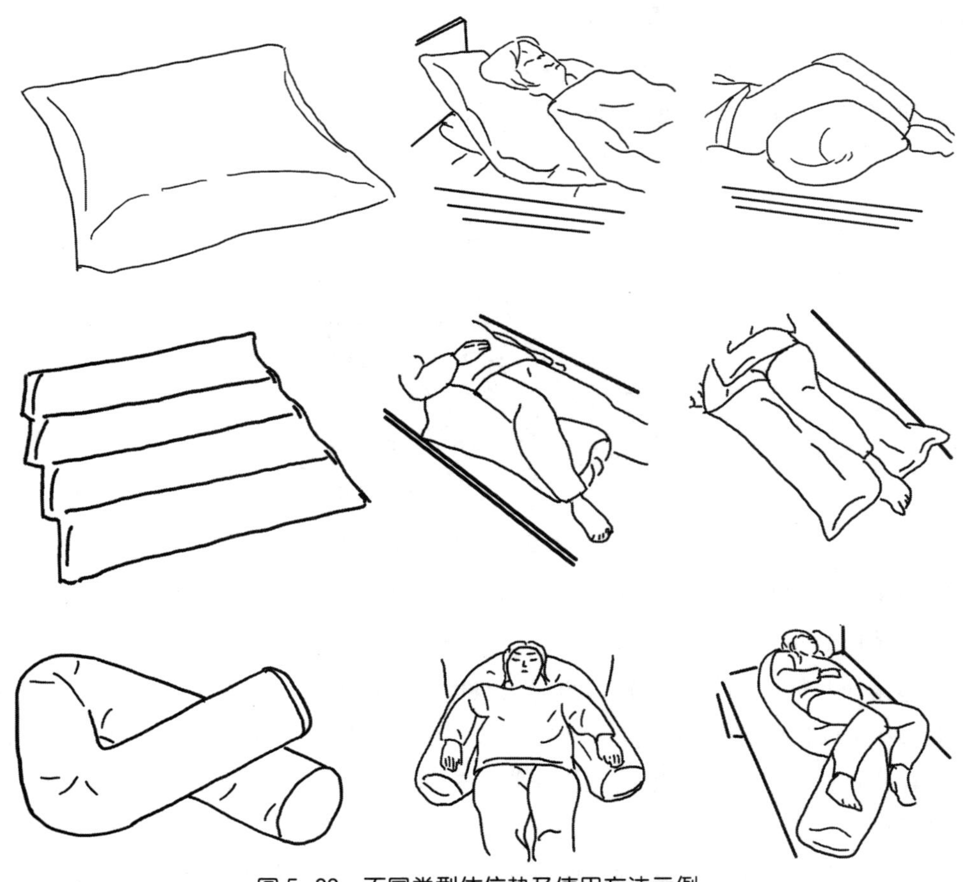

图 5–22　不同类型体位垫及使用方法示例

1. 体位垫的主要类型

（1）体位保持型：有长、方、30° 角等多种形状。主要用于提供支撑体位，保持姿势的舒适性、稳定性和正常的功能位。例如，障碍者呈 30° 侧卧位时，臀部以脂肪和肌肉承重，并以最大的接触面积维持身体的姿势；而呈 90° 侧卧位时，臀部则以骨突部位直接承受压力（图 5–23）。

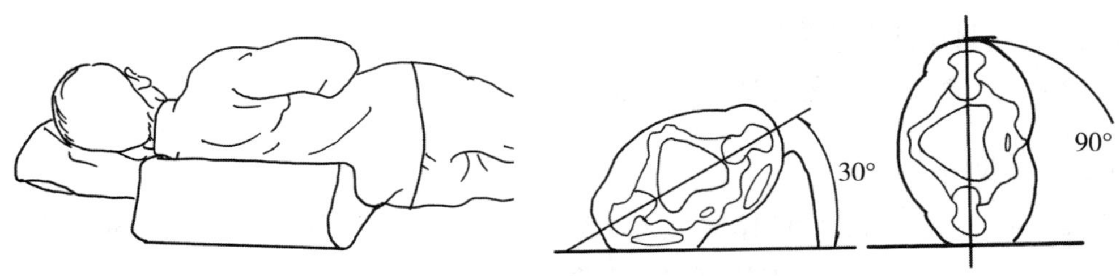

图 5–23　体位保持型体位垫的使用和 30°、90° 侧卧位身体承压部位

对于臀部肌肉较少的老年人，即使保持 30° 侧卧位，也有骨突部位直接与床面接触。因此，侧卧位的姿势保持要以尽可能最大面积支撑身体为原则。使用体位垫变换体位或进行转移时，要牢记勿拖拉、勿扭曲和提举的原则，体位变换完成后，要对身体进行抚平，以消除剪切力（图 5-24）。

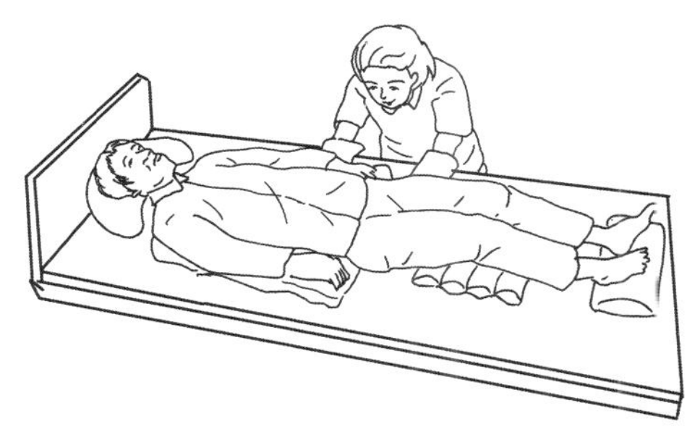

图 5-24　体位变换后抚平身体以消除减切力

（2）减压型：用于减轻身体骨突部位的受压和减少身体部位之间的碰撞，形状各异。例如，避免卧床者的足跟受压很重要，需要使用体位垫承托足跟。卧床者使用仅床头部位能够抬起的床，为了防止因身体背部抬起时的身体下滑，可在膝盖下方垫一个相当大小的圆柱体位垫，以减少因身体下滑而产生的剪切力（图 5-25）。

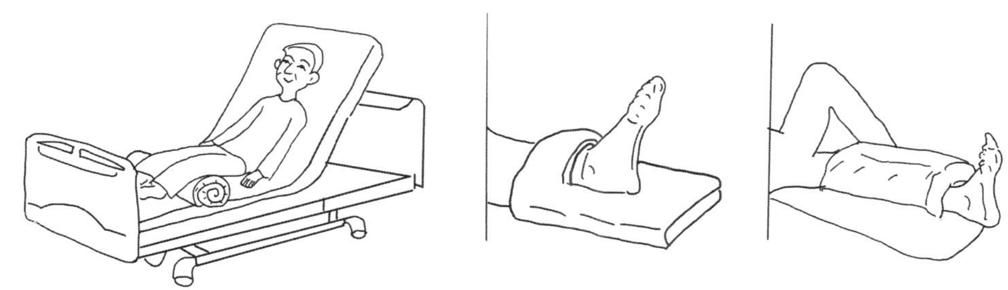

图 5-25　减压型体位垫的使用

2. 体位垫的选择　体位垫在使用中与人体肌肤直接接触，在材质的选择上要注意质软、结实、吸汗、透气、不会发霉、不会产生静电、可以洗涤、有功能所需的支撑力。为有效地保护小腿和足跟，应使用较大规格并有减压作用的垫子置于小腿部位作为支撑，使足跟浮起 2 ~ 3 厘米（图 5-26）。选用 30° 体位垫时，要注意适当的硬度、表面柔软度和支撑力。

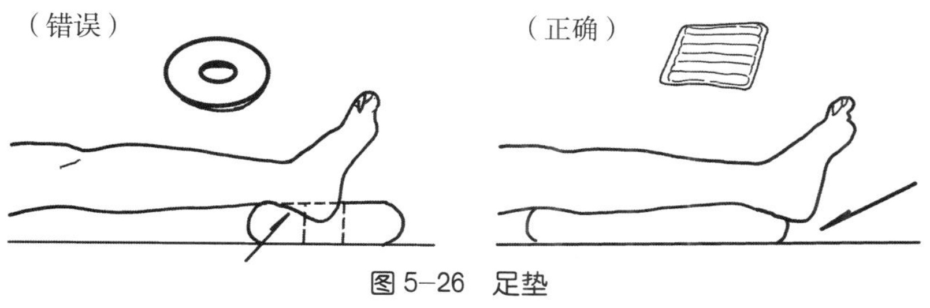

图 5-26　足垫

☆应当注意：以前，人们往往使用圆形的充气坐垫和足跟垫，随着对压疮产生机理研究的深入，发现圆形坐垫不能对压疮起到预防作用。因为骨性突出部位落在360° 圆形垫的中心，有可能分散一部分身体压力，但周边的部位会受到更大的压力，使整个圆形坐垫与皮肤接触的部分形成压力点，阻碍血流的畅通，如果使用者活动障碍而长时间持续使用，将会形成压疮（图 5-27）；对骨盆倾斜、脊柱侧弯的患者，会使单侧骨盆陷入圆孔内，更加影响坐姿的稳定性并加剧脊柱侧弯。

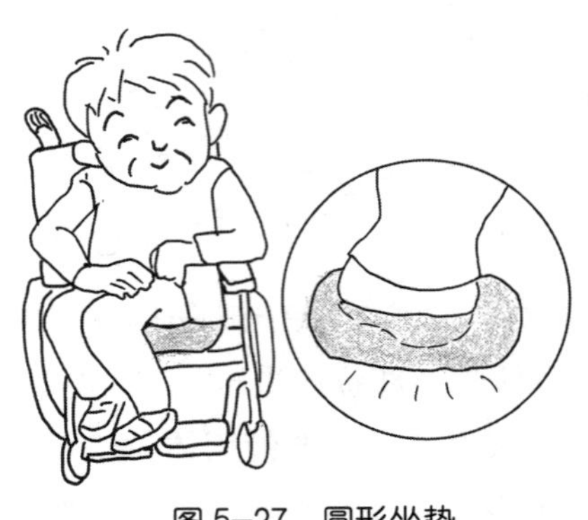

图 5-27　圆形坐垫

第三节　压疮风险评估

正确选择防压疮垫，必须基于对使用者进行产生压疮的风险评估。这里介绍两种简单且易掌握的评估法。

一、OH 评估法

OH 评估法又称“大浦压疮风险评估法”，是由日本护理专家大浦武彦和崛田由浩设计的，临床应用广泛，具有操作简单、易于分析判断的特点，主要评估自主翻身、病理性骨性突出、浮肿、关节挛缩四个方面的内容。OH 评估法与护理能力评估的综合运用，对合理选择与适配防压疮垫具有重要的基础性作用。

（一）OH 评估法的判定

1. 自主翻身能力的评估

Ⅰ意识：意识不清需要全面护理，3 分；需要部分辅助，1.5 分；意识清晰，0 分。

Ⅱ麻痹：双侧麻痹，3 分；单侧麻痹，1.5 分；无麻痹，0 分。

Ⅲ疼痛：疼痛导致无法活动，3 分；疼痛使活动受限，1.5 分；活动不受限，0 分。

Ⅳ药物：使用强力镇静等药物使活动完全受限，3 分；使用药物仅对翻身能力有影响，1.5 分；活动无影响，0 分。

2. 骨性突出的评估　人体处于仰卧位状态，尾骨、骶骨部分会受到臀部肌肉和脂肪的保护，不会直接受到外力作用的影响。长期卧床或持续营养不良，会造成臀部的肌肉萎缩，皮下脂肪越来越薄，尾骨、骶骨相对突出，形成病理性骨性突出，导致压力和剪切力集中作用于骨性突出部位，增大了压疮的风险。因此骨性突出的评估判定非常重要。

骨性突出的评估可以通过视觉来判定，也可以自制评估器通过测量进行判定（图 5–28 ~ 5–29）。

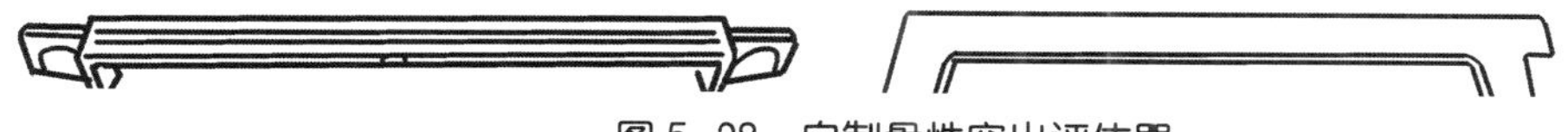

图 5–28　自制骨性突出评估器

Ⅰ明显骨性突出，评估器呈现跷跷板状态，单边悬空，3 分。

Ⅱ有骨性突出，评估器呈现长椅状跷跷板状态，1.5 分。

Ⅲ无骨性突出，骶骨处呈下凹状态，0 分。

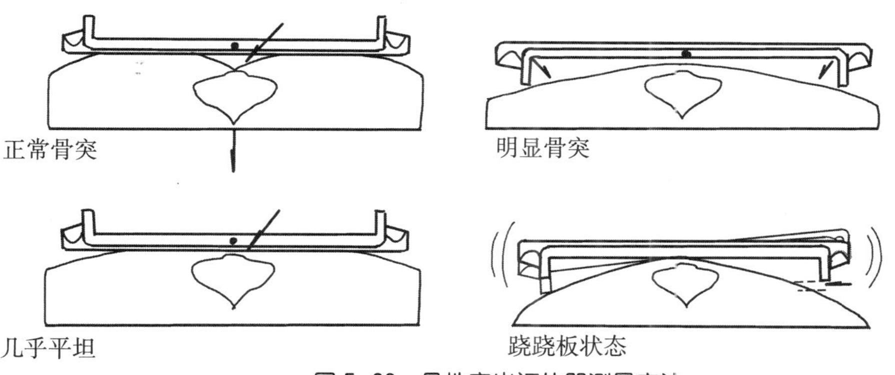

图 5–29　骨性突出评估器测量方法

3. 浮肿的评估　浮肿是指机体细胞外液中水分异常集聚导致的局部或全身肿胀。全身营养不良，心脏、肾脏、肝脏功能下降等都会造成浮肿。一般易发生在足背、膝下及后背等部位，其中足背最容易发生浮肿（图 5–30）。

Ⅰ用拇指轻轻按压 5 秒钟左右，移开手指后，出现持续凹痕状态，就可以判定出现浮肿，3 分。

Ⅱ有轻度的浮肿，使用利尿药物进行治疗，1.5 分。

Ⅲ无浮肿，0 分。

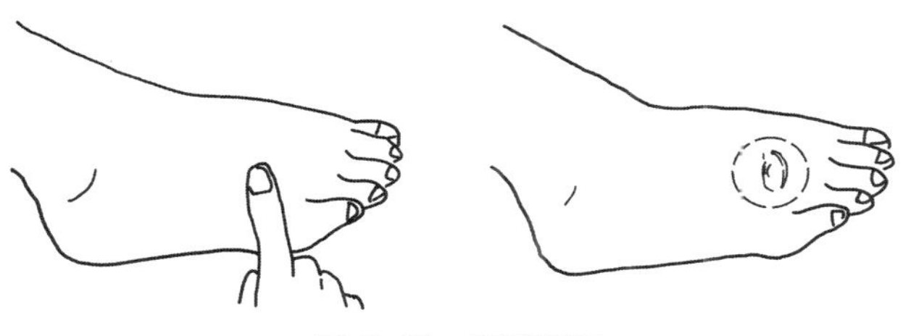

图 5–30　足背浮肿

4. 关节挛缩的评估 关节挛缩，可简单地理解为关节僵直，关节活动度受到限制（图 5–31）。

只要全身关节中有任何一个部位出现关节僵直或活动度下降，就可以判断为关节挛缩，1 分。

与前面 3 个风险因素不同，该项评估 1 分为满分。

对关节挛缩的判定不局限于下肢关节，如上肢出现关节挛缩状况，也为 1 分。

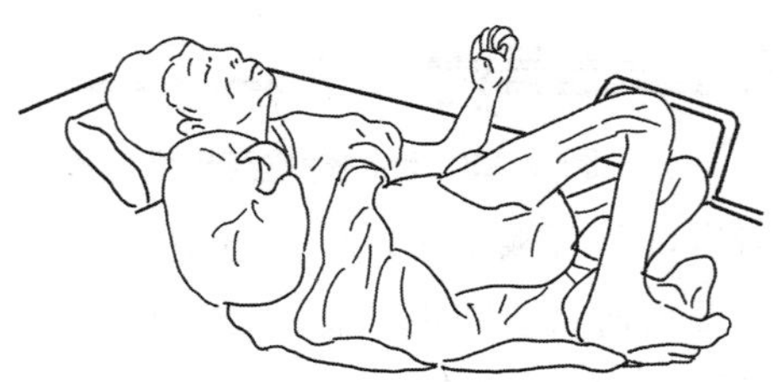

图 5–31 关节挛缩

OH 评估法总分为 10 分，分数合计 0 分为无风险，1 ~ 3 分为轻度风险，4 ~ 6 分为中度风险，7 ~ 10 分为高度风险，总分计算方法见表 5–3。

表 5–3 OH 评估法分数计算

风险因素	评估分数			得分
	0 分	1.5 分	3 分	
自主翻身	能	部分辅助	全辅助	A
骨性突出	无	轻、中度（长椅状）	高度（跷跷板状）	B
浮肿	无	服药中	有	C
关节挛缩	无	有（1 分）		D
OH 评估法分数合计：A＋B＋C＋D＝　　分				

（二）护理能力评估

护理能力评估见表 5–4，总分为 3 分，0 分为具备护理能力，1 ~ 3 分为不具备护理能力。

表 5–4 护理能力评估

护理能力	评估分数		得分
	0 分	1 分	
有无压疮预防和改善的专业知识	有	无	A
具有定期翻身，消除剪切力的专业护理能力	有	无	B
有无护理的积极性	有	无	C
护理能力分数合计：A＋B＋C＝　　分			

（三）自主翻身能力评估

自主翻身能力评估见表 5–5，若具备自主翻身能力，对应表 5–6A；若不具备自主翻身能力对应表 5–6B。

表 5–5　自主翻身能力评估

翻身能力	评估分数		
	0 分	1.5 分	3 分
自主翻身	能	部分辅助	全辅助
	↘	↙	↓
评估结果：是否具备自主翻身能力	具备		不具备
	↓		↓
	对应表 5–6A		对应表 5–6B

（四）选择防压疮床垫

将 OH 评估法的压疮风险和护理能力评估相结合，参照自主翻身能力评估结果，选择对应的床垫等级（表 5–6、5–7）。

表 5–6A　对应具备自主翻身的能力

压疮风险	护理能力	选择等级
轻度	有	①
	无	②
中度	有	
	无	
高度	有	③
	无	

表 5–6B　对应不具备自主翻身的能力

压疮风险	护理能力	选择等级
轻度	有	②
	无	③
中度	有	
	无	
高度	有	④
	无	

表 5–7　不同等级对应的防压疮床垫

选择等级	适合的床垫
①	· 厚度可＜ 10cm，压力静止型防压疮床垫
②	· 厚度＞ 10cm，压力静止型防压疮床垫
③	· 厚度＞ 10cm，压力静止型防压疮床垫 · 可进行空气压力调整的电动防压疮床垫
④	· 厚度＞ 10cm，压力静止型防压疮床垫，还需配合体位垫使用 · 电脑控制可自动调整气压的防压疮床垫

二、压力等级测试法

将手放于身体骨性突出部位，如轮椅使用者的坐骨结节下，通过手指游动实验来感觉压力。世界卫生组织（WHO）的《轮椅服务初级教程》中介绍过运用此种方法检查坐骨结节压疮风险。

事先应向使用者说明该测试的目的和重要性，使用者需身体前倾或撑起身体。测试方法与测试意义见表 5–8、5–9。

表 5–8　压力等级测试的方法

压力等级	测试方法
1	手指指尖可以在骨突部位游动和上下摆动 5mm 或更多
2	手指指尖不可以在骨突部位游动，但可以轻易地抽出
3	手指指尖被压紧，难以抽出

表 5–9　压力等级测试的意义

压力等级	测试意义
1	安全级：不需缓解压力
2	警告级：如无活动障碍、无排泄障碍、皮肤状况良好、能自我减压等，压力在可控范围，反之，存在压疮风险因素
3	不安全级：使用防压疮垫以缓解压力

思考题

1. 压疮产生的主要因素包括哪些？简述什么是外部因素。
2. 简述 NPUAP 压疮分期系统的评定方法与分期。
3. 防压疮垫应具有哪几个方面的功能？
4. 简述坐骨结节压疮风险的检查方法与风险等级。
5. 简述聚氨酯海绵坐垫，凝胶坐垫和充气坐垫各自的优缺点。

第六章

助行器具

许弦歌

>>> 学习要点

1. 助行器具的基本概念与选择思路。
2. 单臂操作助行器具与双臂操作助行器具的功能与特点。
3. 助行器具的测量与使用方法。

第一节 产品介绍

一、概念

根据国家标准《助行器具·分类和术语》（GB/T14730–2008）中的诠释，助行器具按操作方式分为单臂操作助行器具和双臂操作助行器具。单臂操作助行器具指“辅助使用者行走的支撑器具，单臂或单手操作，单个或成对使用”，主要包括传统称呼中的各类手杖、拐等。双臂操作助行器具指“辅助使用者行走的制成器具，双臂或结合上身操作”，主要包括传统称呼中的各类助行架。

二、主要产品

（一）单臂操作助行器具

该部分内容对常见单臂操作助行器具进行了简要说明，涉及基本功能、适应人群、使用时的注意事项等。

1. 单脚手杖 单脚手杖与地面只有一个支撑点（图 6–1），有固定式、高度可调式、折叠式 3 种类型，适合下肢功能轻度障碍导致的行进稳定性较差的人群，也适用于轻度偏瘫患者。使用单脚手杖要求腕关节稳定，手部抓握能力良好。如果身体平衡和协调能力较差，支撑时，手杖手柄在水平面范围内会发生晃动，不利于保持身体平衡。如果出现这种情况，应考虑使用多脚手杖，以减轻手柄处的晃动，进一步辅助身体保持平衡。

固定式单脚手杖是指根据使用者需要截取适宜高度且高度不可调节的手杖，特点是结构坚固，使用轻便，适合对手杖依赖程度较高的障碍者；高度可调式单脚手杖是较为常见的样式，通过卡扣或旋紧方式调节并固定高度，使用时要确认安装牢固；折叠式单脚手杖有 3、4、5 折等折叠方式，携带方便，适合对手杖依赖程度较低的障碍者，但这种手杖对制造工艺要求较高，低廉产品折叠接口处普遍吻合度不高，使用时会出现异响，杖内的牵拉部件也易老化。

☆应当注意：直杆登山杖与单脚手杖在使用时支撑的方式不同，因此直杆登山杖不适合下肢功能障碍者在平地使用。

2. 多脚手杖 多脚手杖与地面有多个支撑点（图 6–2），适合平衡能力较差、使用单脚手杖不够稳定的障碍者。

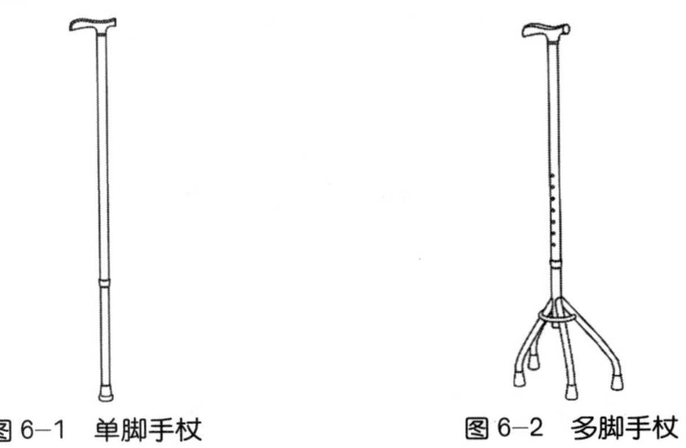

图 6–1 单脚手杖　　图 6–2 多脚手杖

多脚手杖由于支撑面大，能够减少杖体晃动，与单脚手杖相比更加稳定，适合整体平衡能力较差的人群（图 6–3）。

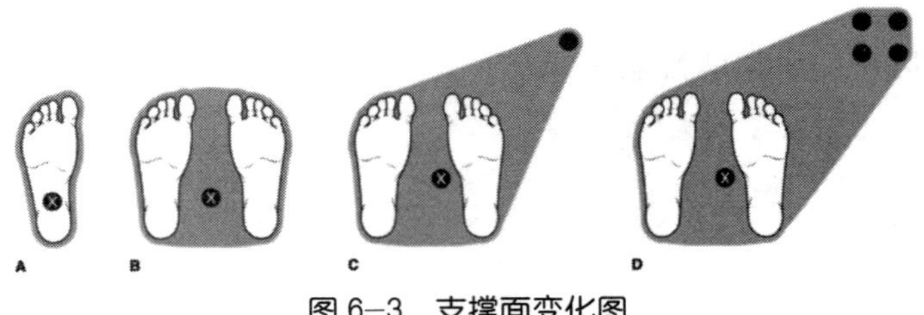

图 6–3 支撑面变化图

正确使用多脚手杖的方式是在每次落地时都尽量保证多个支脚同时着地，当支脚未能同时着地时，支撑方向会不断变化，影响身体的稳定性。例如，上下楼梯时要求每一支脚都落在同一层台阶上，否则存在安全隐患；又如，路面不平整，会因支脚不能同时着地而发生摇晃。

☆应当注意：如使用者能以较快速度行进，且手杖落地时总是只有一个或两个支脚着地，可能说明使用者身体平衡能力较好，可考虑选择单脚手杖；使用多脚手杖，需要将支腿中较短的一侧靠向使用者，如方向选错，外侧将无法提供有效支撑，且内侧长支脚也会对行进带来阻碍。

3. 肘拐 肘拐与手杖相比，明显的区别是增加了肘托这一部件（图 6–4）。肘托的主要作用是辅助支撑前臂，并稳定腕关节的角度，适用于使用手杖时难以保持腕关节角度者，更适合需要支撑更多体重的人，如单侧下肢几乎无法负重或双侧下肢都存在功能障碍等情况。

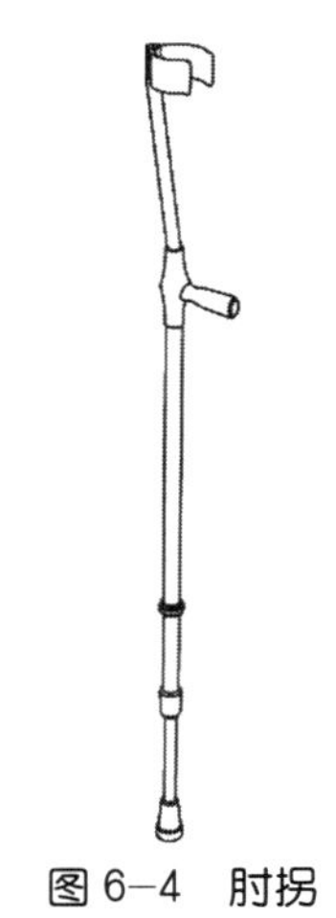
图 6-4　肘拐

肘拐的肘托部分有固定式及活动式两种，活动式的优点是当松开手柄时，肘托会继续卡在手臂上，方便开门、取物等活动，但因为与使用者前臂的接触面积比固定式的肘托小，支撑效果和舒适性有所降低。部分固定式肘托的肘拐，会在肘托上开设圆孔，可以通过栓系绳带同样达到不易脱落的目的。

为便于关节活动，肘托上缘要低于肘关节，以免由于肘托位置太高影响肘关节活动。因此，肘拐一般有不同的规格型号，或者肘托的高度可以调节。

☆应当注意：使用肘拐的着力点主要集中在手柄处，手部会产生很大的压力。因此，手柄材质、形状的选择很重要，如材质过硬或形状不合适，使用时会很不舒适，这也是弃用肘拐的常见原因。

4. 腋拐　与手杖、肘拐相比，腋拐通过附着于胸廓的腋托，可以让使用者更容易保持住肘关节的角度（图 6-5）。因此腋拐适合需要依靠上肢支撑更多体重的情况，这是由于上肢在需要更大力量支撑更多体重时，不容易保持肘部的角度，从而影响了稳定性和使用效率。使用时腋托应置于腋下约 3 ~ 4cm（约 2 指）处，固定在胸廓部分，而不支撑在腋下，因为长时间支撑在腋下，会压迫腋下神经，引起手部发麻，甚至会导致指关节变形并影响手部功能。

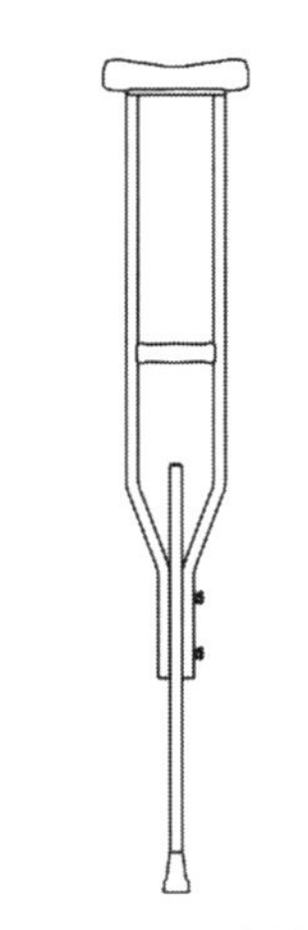
图 6-5　腋拐

☆应当注意：要避免单侧使用腋拐，长期单侧使用腋拐很容易造成脊柱侧弯，如果可以单侧使用腋拐，说明其整体状况很可能适合使用双侧肘拐或单侧肘拐；使用腋拐的便利性低于肘拐，应当鼓励部分使用腋拐的人尝试肘拐。有些人使用腋拐，是不了解有肘拐这种助行器具可以选择，或没有机会试用，其中不少人根据其上肢力量和功能、下肢功能障碍和整体的平衡能力水平是可以使用肘拐的。对于必须依靠腋下支撑才能辅助行走的情况，应考虑采用其他方式作为主要的移动辅具，如使用助行架或轮椅，以减少对腋下神经的损伤。

5. 其他特殊类型

（1）前臂支撑拐：前臂支撑拐装有前臂托板、固定带和把手（图 6-6），使用时，将前臂放置在臂托上，利用前臂辅助支撑，适合手部抓握功能、腕关节和肘关节功能有障碍的使用者。前臂支撑拐一般为单支脚，也有多支脚的样式。

（2）单侧助行架：在使用多脚手杖仍然不够稳定的情况下，使用者可选择稳定性更强的单侧助行架（图 6–7）。单侧助行架与多脚手杖存在相同的缺点，要求地面必须平整，不建议上下楼梯时使用。

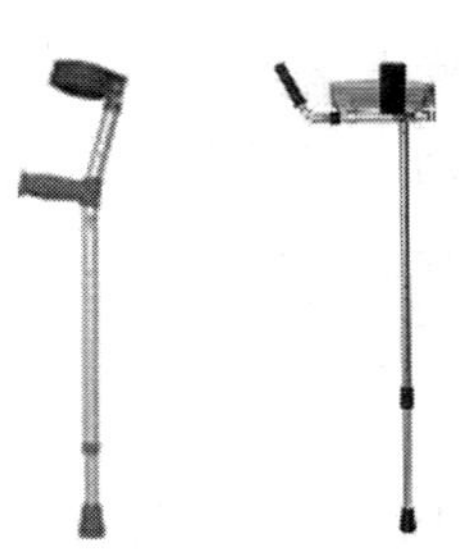
图 6–6　前臂支撑拐

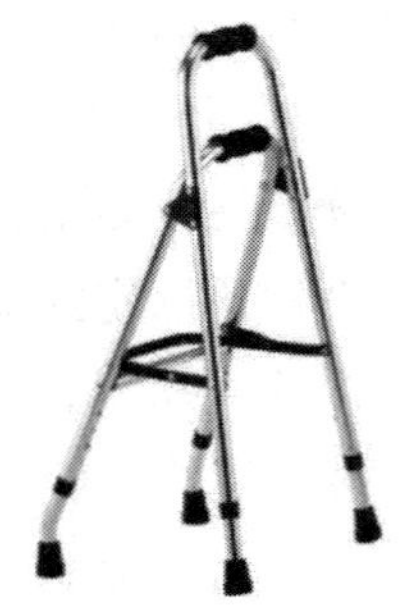
图 6–7　单侧助行架

（3）带座手杖：打开后可作为座椅使用（图 6–8），适合需要随时可以坐下休息的人群。由于带座手杖重量较大，不利于必须借助单脚手杖才能行走的人群使用。带座手杖的座凳要采用骑乘方式（坐下时面朝把手），否则会非常不稳定。身体平衡功能差和体重较大的障碍者应慎用带座手杖。

（4）异形手杖：根据障碍者上肢受力情况不同而特别设计的手杖（图 6–9），如帮助使用者从坐姿转换到站姿的 S 型手杖等。S 形手杖也有多脚与单脚样式可选。另有一些肘拐、腋拐的外形较为特殊，但实际功能是相同的。

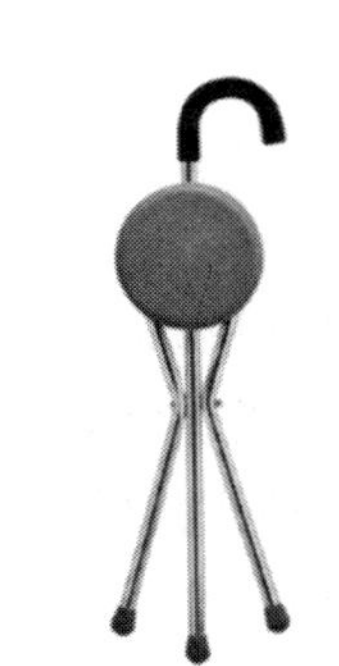
图 6–8　带座手杖

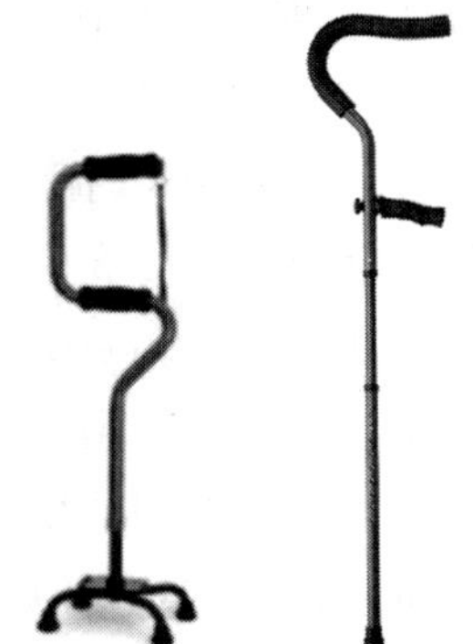
图 6–9　S 型四脚手杖和异形腋拐

（二）双臂操作助行器具

该部分内容对常见双臂操作助行器具进行了简要说明，涉及基本功能、适应人群、使用方法、注意事项等内容。

1. 框式助行器　框式助行器为框架结构，稳定性好，使用时需双手抬起助行器前行（图 6–10）。框式助行器除有普通样式外，还有两轮和四轮样式（图 6–11），使用时能够减轻抬升助行器的力量或无须抬起，适合上肢力量稍差或希望提高行进速度的障碍者。四轮式框架助行器支撑时，后侧两轮会处于锁死状态，以保证使用的稳定性。

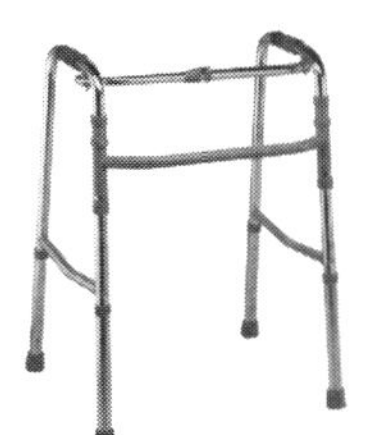

图 6-10　普通框式助行器

评估时应当注意，一是要确认使用者上肢功能可以平稳地抬起助行器；二是使用者在抬起助行器瞬间，身体具有一定的平衡能力，没有跌倒风险。

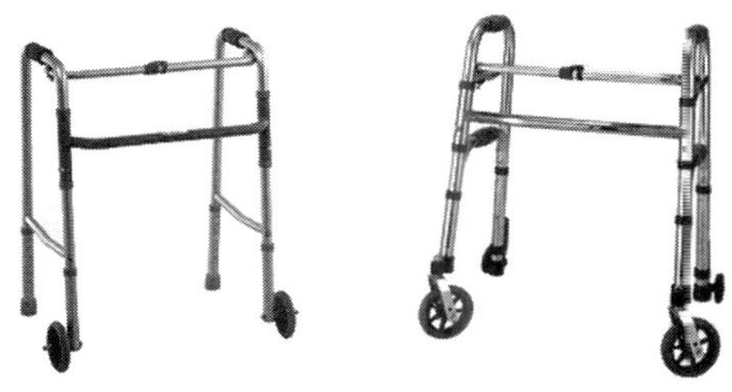

图 6-11　两轮框式助行器与四轮框式助行器

2. 差动框式助行器　差动框式助行器与普通框式助行器外观上的区别是正面多了一根横向连接杆，使用稳定性略差于普通框式助行器；差动框式助行器也有普通、两轮或四轮的样式（图 6-12、6-13）。

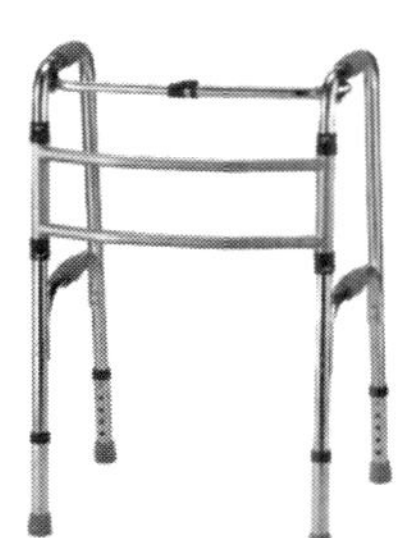

图 6-12　普通差动框式助行器

使用差动框式助行器时依次移动助行器一侧，两侧交替行进，助行器无须抬起，适合上肢肌力稍差或平衡能力较差的障碍者。

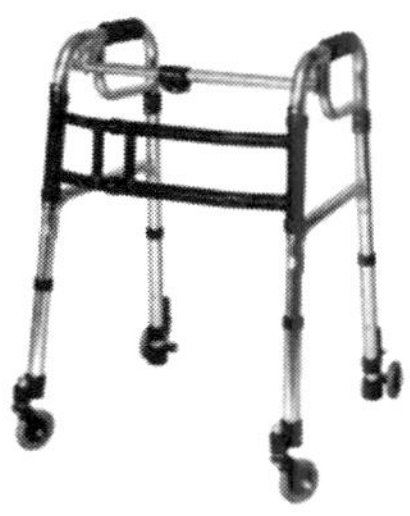

图 6-13　轮式差动框式助行器

3. 阶梯框式助行器 该助行器除具有普通框式助行器的特点外，阶梯形扶手还有助于使用者坐位和站立位的体位转换（图 6–14）。

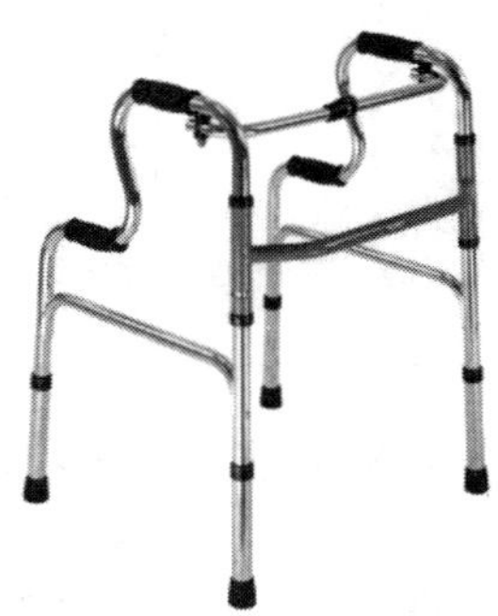

图 6–14 阶梯框式助行器

4. 台式助行器 该类助行器适合手部抓握功能、腕关节和肘关节功能有障碍的人群，或双侧下肢功能障碍较为严重者。有四轮和六轮的样式（图 6–15）。六轮与四轮相比，转弯半径更小，使用方便灵活。由于台式助行器体积较大，多用于机构中的康复训练。

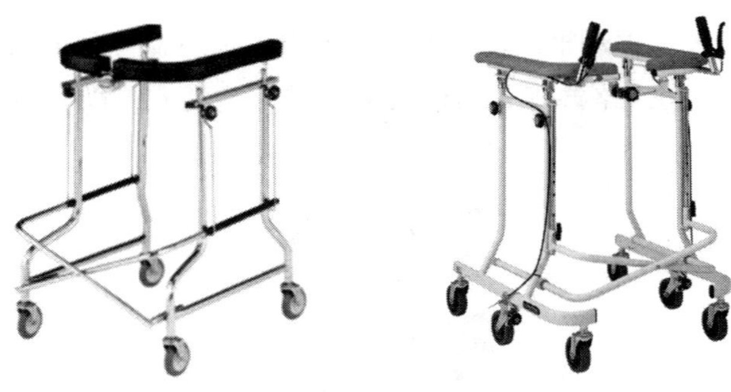

图 6–15 四轮与六轮台式助行器

5. 轮式助行器 该类助行器常见样式为四轮（即四轮助行器），一般认为它的支撑效果及稳定性低于四轮框式助行器。通常此类助行器中间部分会对使用者形成阻碍，因此支撑时支撑位置过于靠前，支撑效果有限，有时也容易出现类似驼背的姿势。对于部分特殊情况，还可以选择中间部分阻碍物可以移开的样式，如可收起座位的四轮助行器；还有三轮与两轮的样式，在使用灵活性上有一定的区别（图 6–16）。

6. 后置四轮助行器 后置四轮助行器多用于儿童使用者，尤其脑瘫患儿使用较多，扶手和后侧框架部分还可以一定程度上限制髋部的活动范围，从而进一步矫正行走的步态（图 6–17）。后拉的方式可以避免儿童在使用时做出躯干前屈的动作，从而避免发生驼背。这种助行器一般设计为只能前进不能后退，以防使用者向后倾倒。根据身体协调性、控制能力的不同，后置四轮助行器的前轮一般有固定式和万向轮式两种。

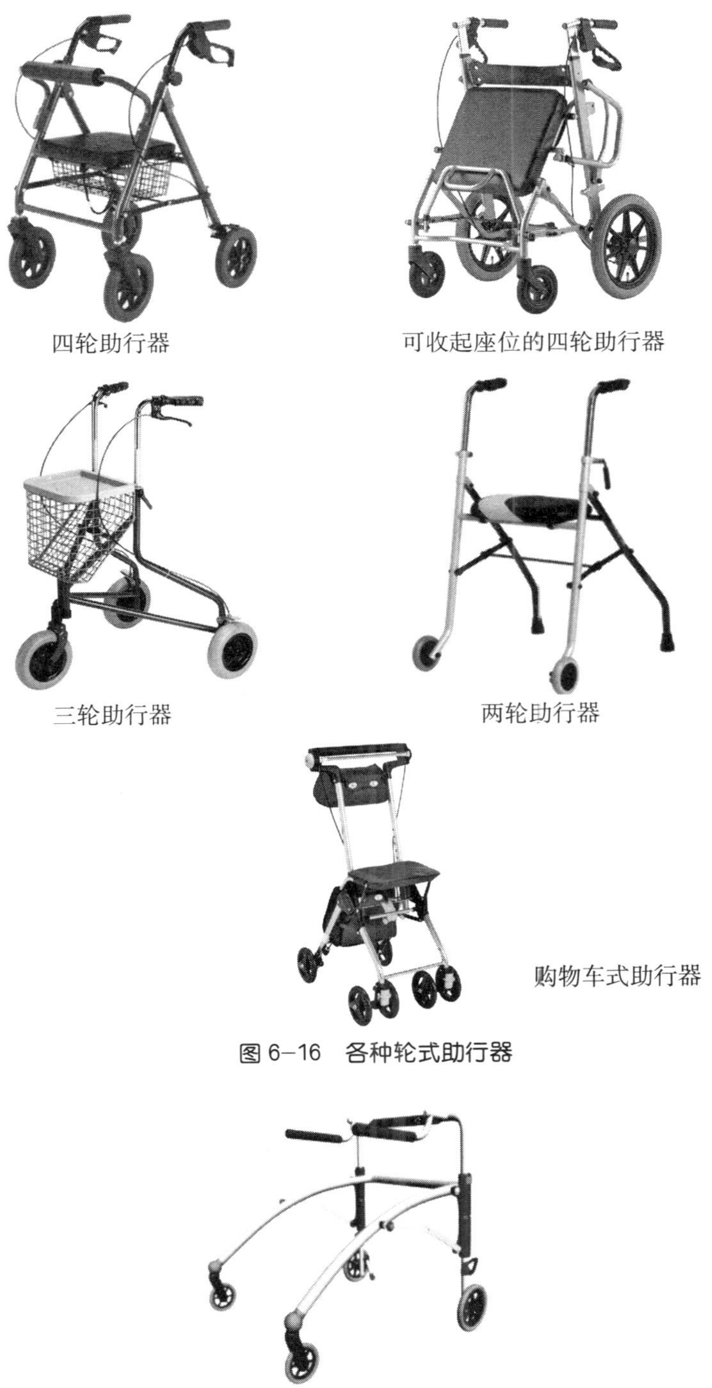

图 6–16　各种轮式助行器

图 6–17　后置四轮助行器

7. 带姿势保持装置的助行器　这类助行器的支撑部件及使用方式非常有针对性，可辅助身体功能障碍更为严重的人行走或进行训练。如带“兜座”的助行器（图 6–18）。

应当注意，有些“兜座”的设计是为了腿部支撑不稳定（腿打软）时辅助稳定姿势，而不是一直兜着裆部通过悬吊支撑体重。如果采用悬吊的方式在行走时一直分担体重，很容易造成异常步态甚至下肢关节变形。还有很多其他结构更为特别、具备姿势保持部件的助行器，用以完成更个性化的辅助行走活动（图 6–19）。

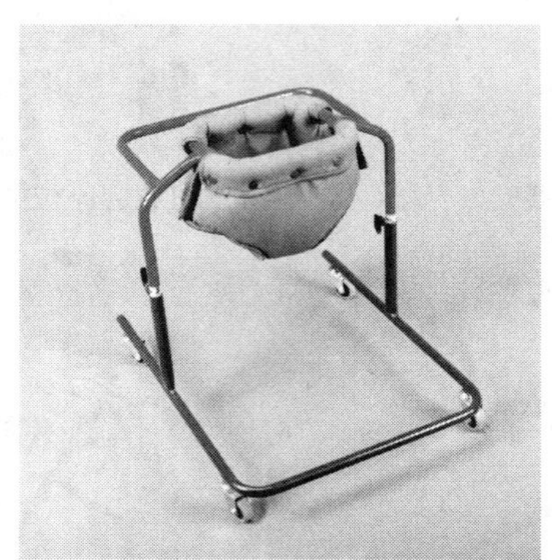

图 6–18　带“兜座”的助行器

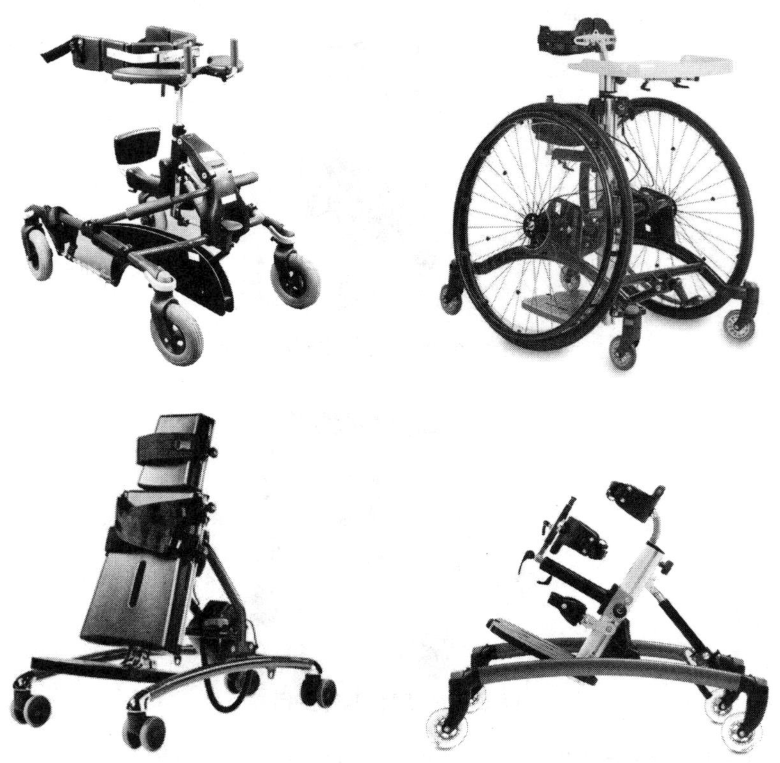

图 6–19　各种带姿势保持装置的助行器

第二节　评估适配

一、选择思路

适配助行器具，应当首先评估使用者的身体功能状况，并结合使用环境等其他方面进行综合考虑之后，才可以按照以下思路进行具体种类的选择。

（一）下肢功能状况

1. **静态支撑能力**　主要指静态时下肢可以支撑身体重量的能力。下肢的支撑能力越差，上肢就要借助助行器具承担更多的支撑功能，这便影响着助行器具的选择——是简单抓握的手杖，还是肘部辅助支撑的肘拐，抑或是使用腋托稳定胸廓的腋拐。上肢需要承担的体重比例越高，一般就意味着需要更稳定的支撑部分来辅助稳定腕关节和肘关节，从而保证行走过程中的效率及安全性。

例如，单侧下肢骨折完全无法承重，应考虑双侧腋拐或肘拐，以保证稳定地支撑一半或全部的体重；单侧膝关节临时性损伤，由于可以部分承重，可考虑在健侧使用肘杖，以保证步行时患侧支撑期能依靠健侧上肢给予辅助支撑；老年人由于肌力下降等因素担心行走的安全性时，可考虑使用小型购物车式助行器。

2. **动态支撑能力**　有些障碍者可以自行保持站姿，但无法保证安全有效地完成步行动作，如下肢关节角度异常或使用下肢矫形器辅助负重但无主动关节活动能力的情况，并不一定需要上肢提供过多的支撑，主要考虑提高步行时的稳定性，有时仅通过单侧或双侧使用单脚手杖，就能保证相对安全有效的步行活动；又如脊髓灰质炎等造成的下肢形态异常，站立时承重没有问题，但行走时的稳定性较差，步态较为特殊，当使用单脚手杖时可以辅助支撑步态中不稳定的时期，虽然使用手杖无法纠正步态，但可以保证相对有效的步行动作。

☆应当注意：过于特殊的步态如无法有效纠正，应评估是否适合长期使用助行器具辅助行走，有些情况建议使用轮椅作为主要的移动辅具。

3. **活动能力**　活动能力与行进速度有关，主要体现在助行器具的使用方式上。例如，使用手杖，可以选择二点或四点步行法；使用框式助行器，可以选择二轮或四轮的样式；使用双侧肘拐、腋拐，可以使用摆至或摆过的行进方式。

（二）上肢功能状况

上肢力量及控制能力的差异，也影响助行器具支撑方式的选择。例如，同样的单侧下肢障碍导致完全不能承重的情况，上肢力量更好的男性更容易接受使用一副肘拐，而上肢力量略弱的女性，更容易接受一副腋拐。因为肘拐依靠肘托支撑前臂，从而保证腕关节的稳定，而腋拐依靠支撑在胸廓的腋托，辅助稳定腕关节及肘关节，从而使上肢能更好地支撑。如果是上肢力量更弱或双侧下肢障碍程度更严重的情况，还可以考虑只用主要靠肘部及前臂的“平台支撑”。

（三）整体平衡能力及协调性

助行器具的选择也需要考虑整体的平衡能力。例如，一些上下肢功能没有明显障碍的老年人，由于整体平衡能力、协调性较差，也需要借助“购物车式助行器”以降低安全隐患。平衡能力影响选择的情况在偏瘫患者身上表现得更明显，选择单脚手杖或多脚手杖或单侧助行架，主要不是评价下肢活动度和上肢肌力，而是整体的平衡能力。在行走训练中，稳定性最差的情况需要考虑使用单侧助行架，常见的情况是使用多脚手杖，恢复效果较好的则使用单脚手杖即可。

（四）使用目的及频率

使用助行器具的目的、频率也是适配时需要考虑的重要因素。要根据使用目的合理选择助行器具的结构样式以及折叠、刹车等方式，评估助行器具能否辅助站立（是否需要阶梯扶手）、肘拐的肘托是否需要活动或是否可以系绳子、拐杖头防水性和防滑性是否满足要求等。对各类助行器具了解越充分，根据使用目的进行选择的范围就越大，适配后的使用频率就越高。

（五）使用环境

1. 支撑点的影响 支撑点越多越不适合在户外不平整的路面使用，这是由于在不平整的路面，各个支撑点不能同时着地会产生晃动。所以在不平整的路面，多脚手杖在稳定性方面甚至不如单脚手杖。

2. 支撑面的影响 支撑面越大，需要的支撑面积就越大。例如，对需要上下楼梯的使用者而言，支撑面过大的四脚手杖，可能会由于四脚无法同时支撑在阶梯上，从而存在安全隐患。

（六）承重要求

适配助行器具要注意承重标示值是否与使用者的体重及使用方式相匹配。关于承重，人们普遍存在一个误区，认为钢制的助行器一定比铝制的坚固，事实上影响坚固程度的因素除了钢或铝的区别外，还有材质的标号（硬度、韧性等）、厚度、制作工艺等很多方面，合理的方式是选择正规厂家生产、注明承重范围的助行器具。

（七）试用效果

助行器具的试用是适配中不可忽视的环节。由于助行器具种类很多，应对使用者的具体状况进行评估，选择几款助行器具，试用后再做出最终决定。

二、调节方法

应当根据使用者的情况来选择助行器具的尺寸、型号，并对支架进行长度调节。相关部件的尺寸、位置合适与否，直接影响使用效果，如支撑点的相对位置决定了能否有效发挥上肢作用、其他部件是否对行走造成阻碍等。以下方法仅供参考，实际使用时也要尊重使用者的使用习惯。对于四肢、躯干关节角度或长度异常的情况，应优先考虑上肢在进行支撑时的角度，并尽量避免在使用时辅具对下肢造成阻碍。无论最终选择什么尺寸，都要通过试用来确保使用安全。

（一）单脚手杖调节的参考值

其一：身体直立，肘关节屈曲约 30°、腕关节背屈约 30° 的状态握住手杖手柄，手杖垂直于地面，支脚位于脚尖前方和外侧方直角距离各 15cm 处的位置（图 6–20）。这种尺寸确定方式不受下肢长度及躯干角度影响。

其二：身体直立，手柄高度与股骨大转子（髋关节突起部位）处于等高位置，手杖垂直于地面（图 6–21）。

其三：保持站立，双手自然下垂。腕关节处的骨性突出（尺骨茎突）作为拐杖把手高度的参考点（图 6–22）。

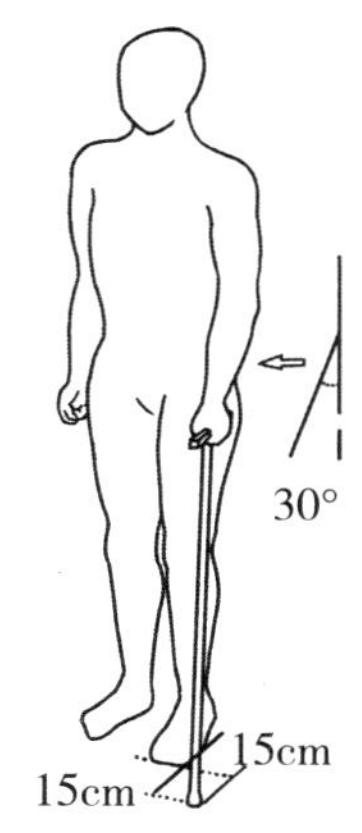

图 6–20　不受下肢长度及躯干角度影响的手杖高度调节

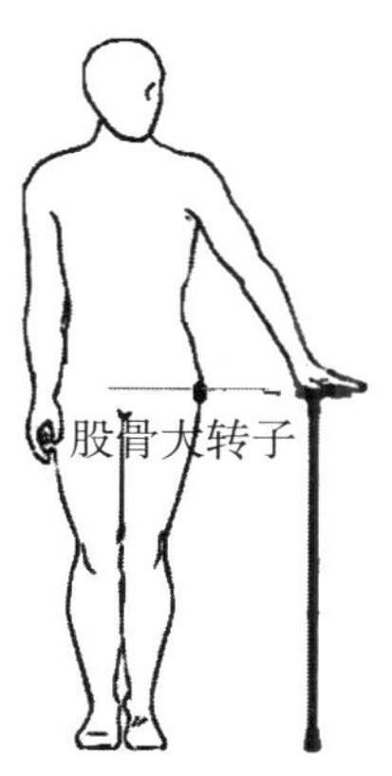

图 6–21　手柄与股骨大转子等高

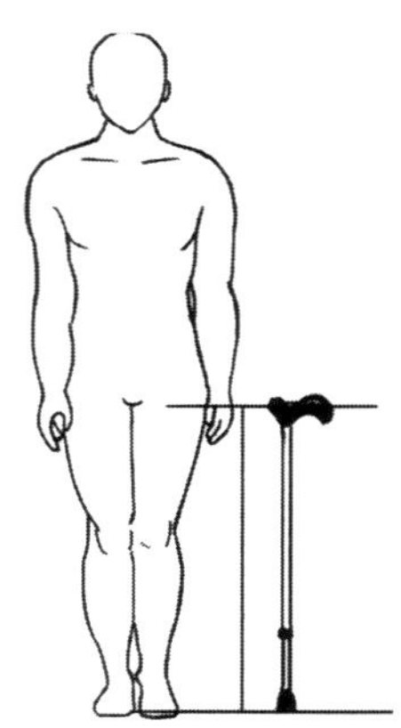
图 6–22　手柄与尺骨茎突等高

（二）肘拐调节的参考值

肘拐的拐杖头落点及手柄位置的确定方式与手杖相同；肘托上缘部分距鹰嘴处约 6 ~ 8 cm，这样既不影响肘关节活动，也可有效发挥肘托的辅助支撑功能（图 6–23）。

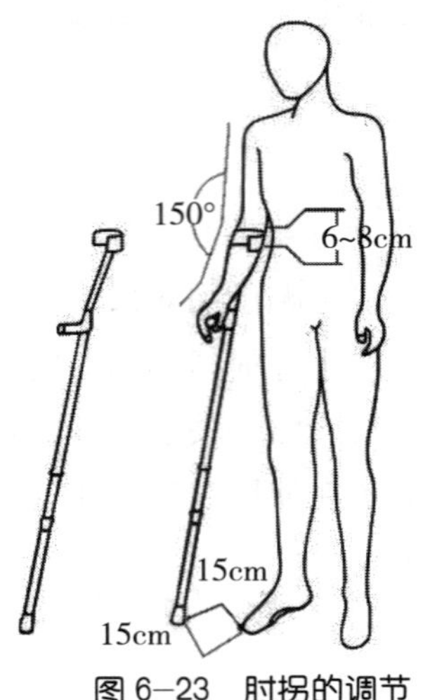

图 6–23　肘拐的调节

（三）腋拐调节的参考值

使用者处于站立位，将腋拐置于腋下，腋托与腋窝保持 3 ～ 4cm（约 2 指）的距离；腋拐两侧支脚分别置于脚尖前方和外侧方直角距离各 15cm 处；肘关节屈曲约 30°，手柄与股骨大转子高度相同（图 6–24）。

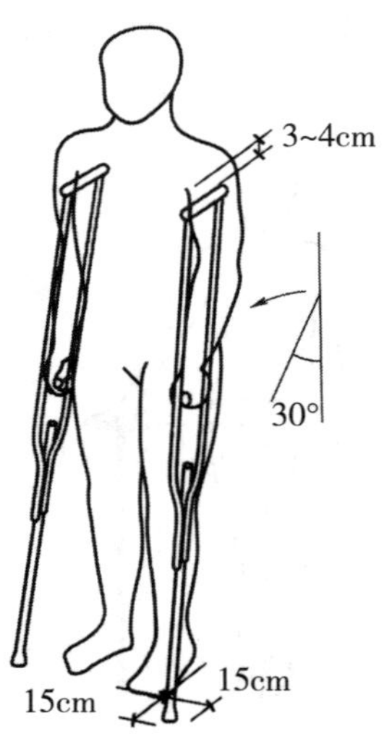

图 6–24　腋拐的调节

（四）前臂支撑拐与台式助行器调节的参考值

站立位时，测量地面到手臂屈曲 90° 后的高度，再减去 6 ～ 8cm，即前臂支撑拐或平台的高度，最终尺寸还需根据试用情况确定（图 6–25）。

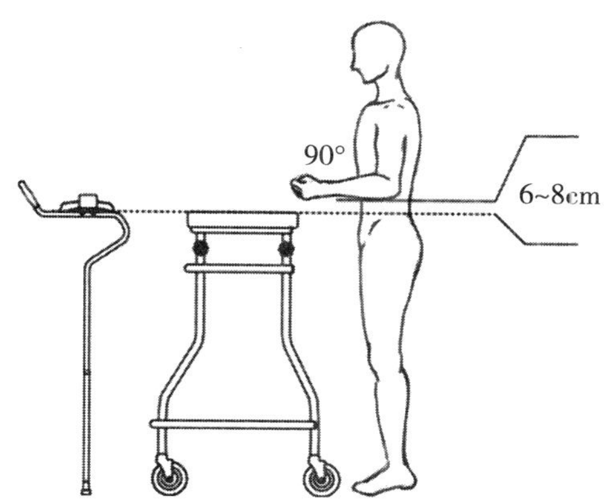

图 6-25 前臂支撑拐与台式助行器具的调节

（五）框式助行器调节的参考值

身体直立，以肘关节屈曲 30° 的状态手持助行器，助行器高度与股骨大转子（髋关节突起部位）处于同一水平（图 6-26）。助行器高度可通过伸缩杆调节。

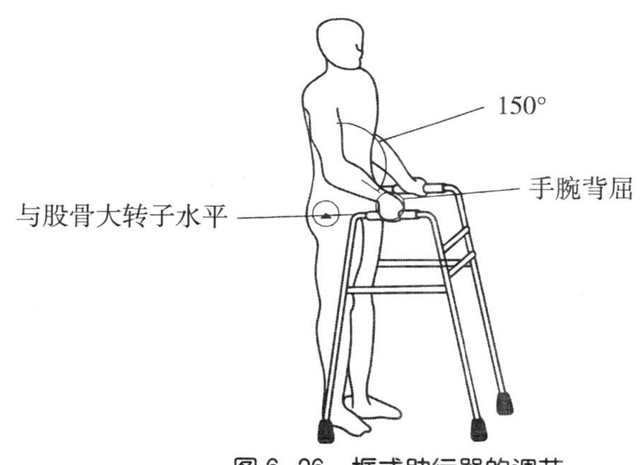

图 6-26 框式助行器的调节

第三节 使用方法

助行器具在辅助行走时的使用方法一般都比较简单，但如果使用不当，不仅影响行走效果，甚至还存在安全隐患。所以，应当充分考虑使用者的身体条件和所使用助行器具的功能特点，向其推荐正确的使用方法，以获得良好的助行效果，防止使用不当的情况发生。

一、单侧拐杖使用方法

单侧手杖、肘拐多适用于一侧下肢存在功能障碍的情况。需要强调的是，单侧助行器具一般由患侧下肢对侧（即健侧）的上肢使用。例如，左踝关节因扭伤无法充分负重，拐杖就要由右手握持，因为在双足交替行进中，拐杖是在左侧下肢承重时起到辅助支撑作用，以保持身体平衡；如左手持拐杖，就会“顺边”行走，身体出现不平衡，不仅行进效率低，且由于重心摆动过大易产生安全隐患。

由于使用者的身体平衡能力不同，单侧拐杖也有不同的使用方式。

其一，交替步行法（图 6–27）。该法行进速度较慢，但稳定性好，适用于平衡能力较差的使用者。行走时，先伸出手杖，再迈出患侧腿，最后迈出健侧腿。

其二，对侧步行法（图 6–28）。该法行进速度较快，适用于平衡能力较好的使用者。行走时，手杖与患侧腿同步伸出，之后再迈健侧腿。健侧腿步幅根据具体情况确定，平衡能力越好，步幅可能越大。

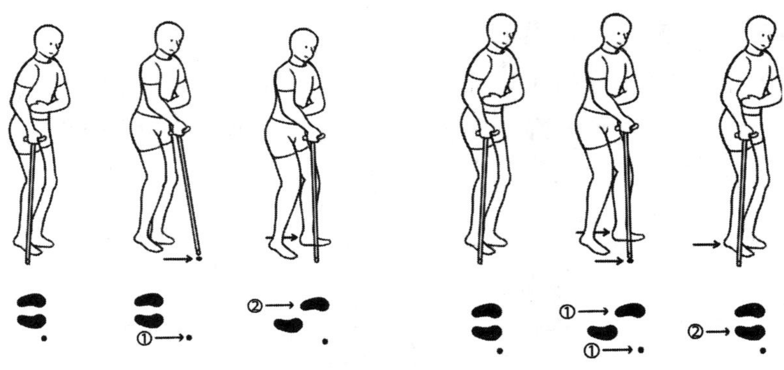

图 6–27　单侧拐杖交替步行法　　图 6–28　单侧拐杖对侧步行法

其三，上下台阶时的使用方法与平地行走略有不同，因下肢在屈曲情况下承重，故应由健侧下肢完成上下台阶动作。

上台阶时，手杖先上，再上健侧腿，最后是患侧腿（图 6–29）。

下台阶时，手杖先下，再下患侧腿，最后是健侧腿（图 6–30）。

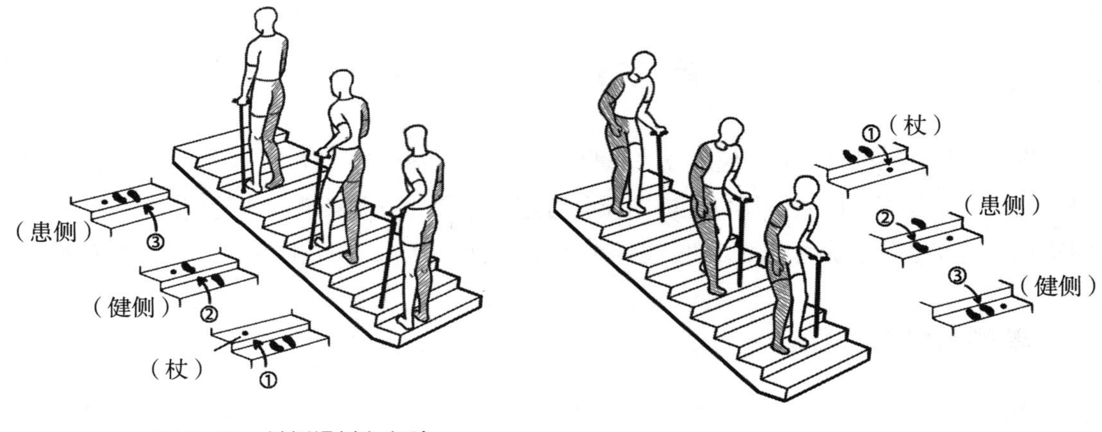

图 6–29　单侧拐杖上台阶

图 6–30　单侧拐杖下台阶

其四，通过障碍物（图 6–31）。例如，越过像薄木板等较低的障碍物，手杖先过，再过患侧腿，最后过健侧腿。

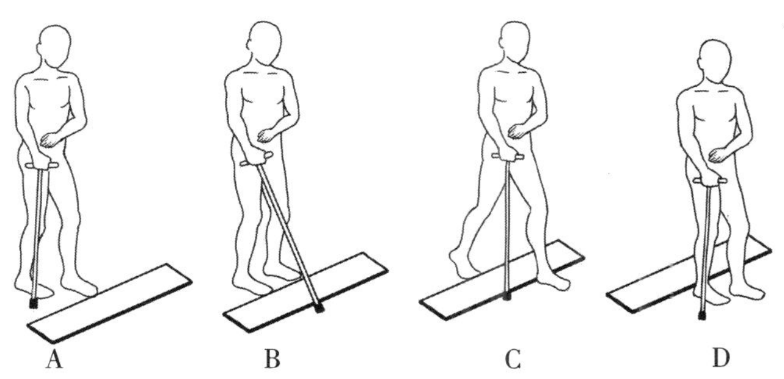

图 6–31 单侧拐杖通过障碍物

二、双侧拐杖使用方法

双侧拐杖可以采用与单侧相同的使用方法，包括平地行走、上下台阶及越障碍物等。不同之处在于，双侧持拐时特有的摆动行进方法，这类方法主要针对如截瘫等双侧下肢无法自由弯曲的障碍者，或上肢力量较好，希望较快行进的障碍者。

其一，摆至步行法。多用于下肢活动能力差，整体平衡能力一般的障碍者。双侧拐杖同时向前着地，随后抬起双侧下肢摆动至双拐落点的位置（图 6–32）。

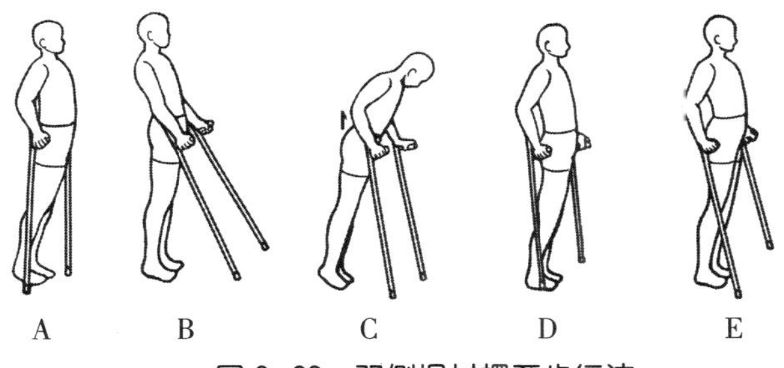

图 6–32 双侧拐杖摆至步行法

其二，摆过步行法。适合双侧上肢力量大，平衡能力好，希望快速行进的障碍者。双侧拐杖同时向前着地，随后抬起双侧下肢摆过双拐着地点（图 6–33）。

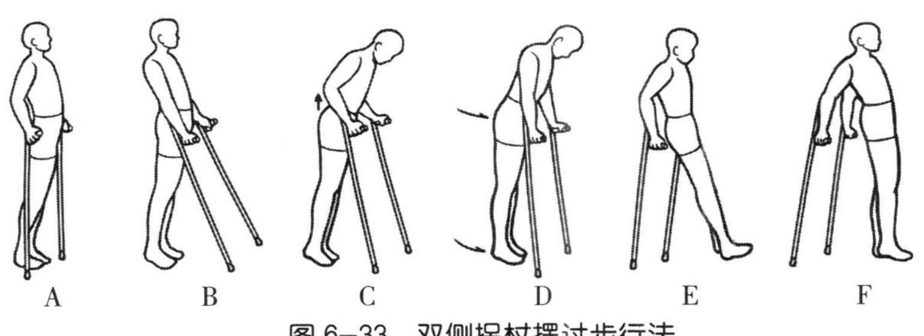

图 6–33 双侧拐杖摆过步行法

其三，与单侧使用拐杖相似的使用方法。前两种适用于双侧下肢均存在一定障碍的情况，后两种适合单侧下肢功能较差的情况。

交替步行法（4 点步行法）：步骤多，速度慢，与对侧步行法相比更平稳一些（图 6–34）。

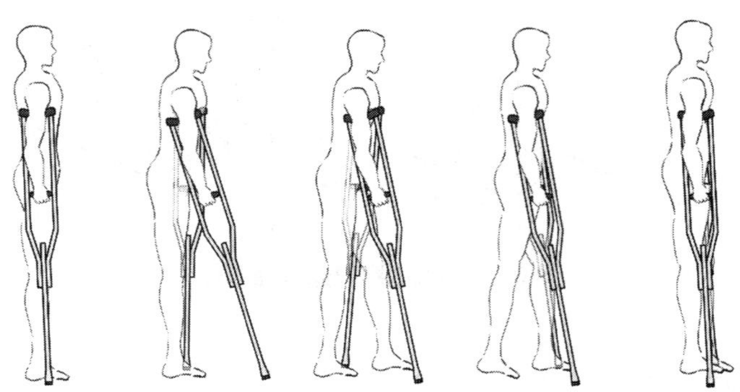

图 6–34 双侧拐杖交替步行法

对侧步行法（2 点步行法）：杖与对侧下肢同时伸出，行进速度要快于交替步行法（图 6–35）。

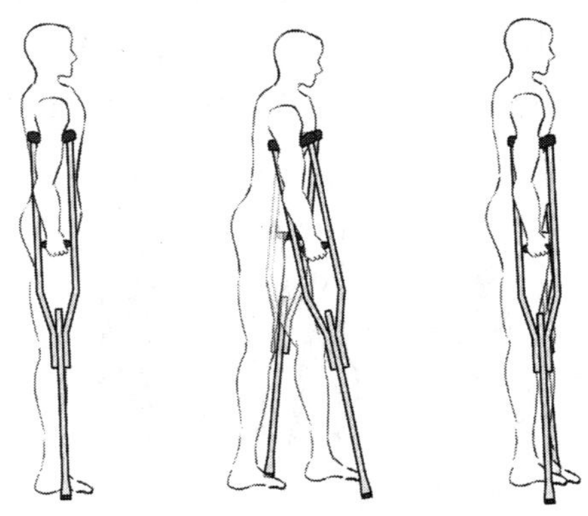

图 6–35 双侧拐杖对侧步行法

上楼梯：杖先上台阶，之后是健侧腿，最后是患侧腿（图 6–36）。

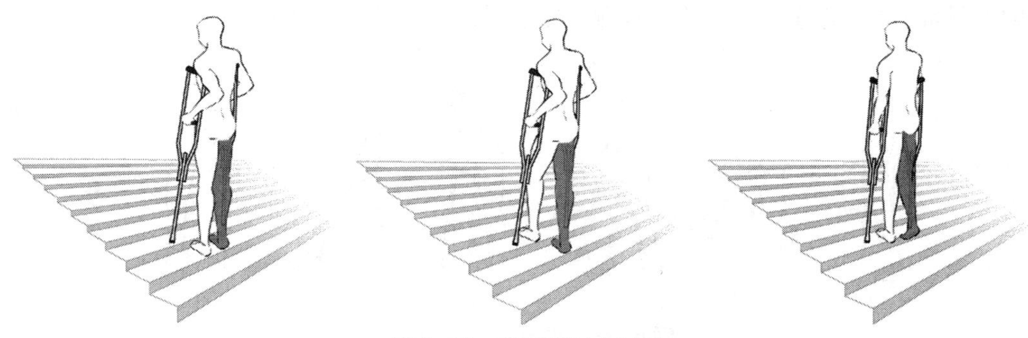

图 6–36 双侧拐杖上楼梯

下楼梯：杖先下楼梯，之后是患侧腿，最后是健侧腿（图 6–37）。

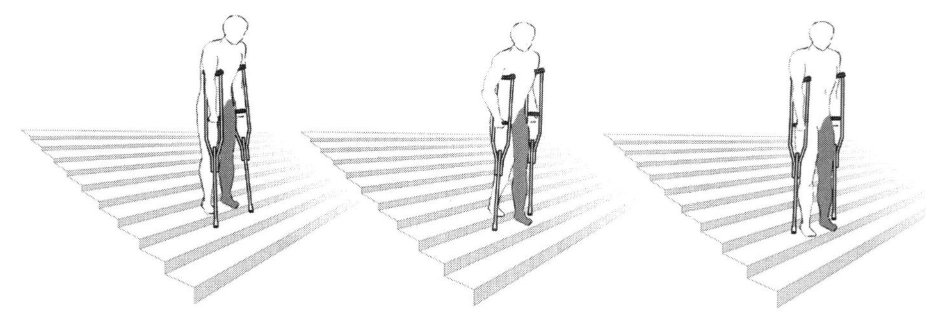

图 6–37　双侧拐杖下楼梯

上坡：顺序为杖→对侧腿→对侧杖→同侧腿（图 6–38）。

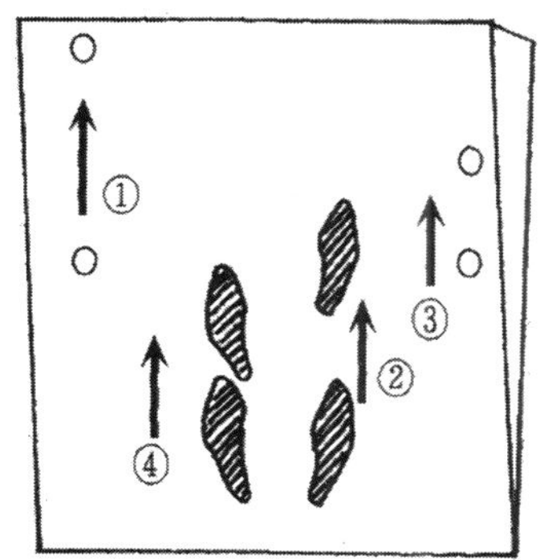

图 6–38　双侧拐杖上坡

下坡：顺序为杖→对侧腿→对侧杖→同侧腿（图 6–39）。

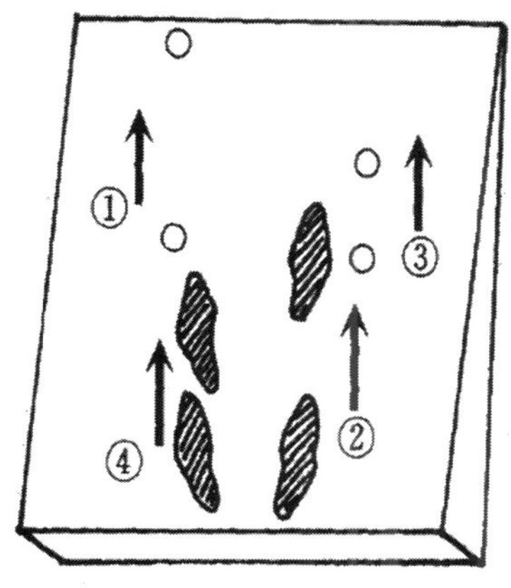

图 6–39　双侧拐杖下坡

通过障碍：杖先过，腿再过（图 6–40）。

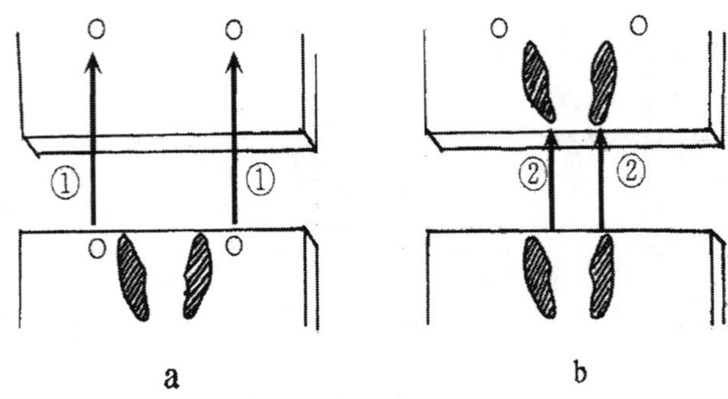

图 6–40　双侧拐杖通过障碍

三、其他助行器具使用方法

1. 框式助行器　双手抓住把手处，抬起助行器后向前放，身体随后向前行进。对于部分身体平衡能力很差的障碍者而言，在抬起的一瞬间可能会由于重心不稳而存在跌倒风险，这是一定要注意避免的情况（图 6–41）。

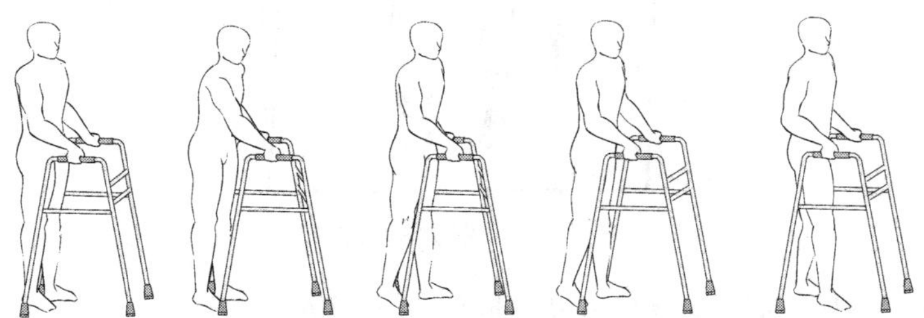

图 6–41　框式助行器的使用

2. 带轮框式助行器　双手握住把手，基本不用抬起（四轮式的完全不用抬起），然后向前方推行后下压就可以稳定住助行器，随后向助行器行进。一般适合整体平衡能力较好，能以较快速度行走的使用者（图 6–42）。

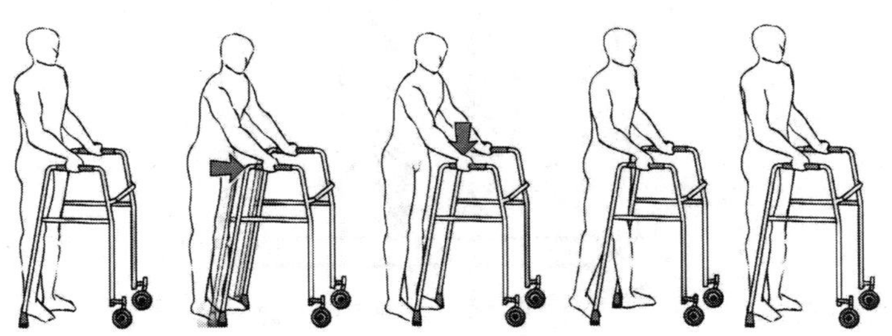

图 6–42　带轮框式助行器的使用

3. **差动框式助行器**　先将一侧框架抬起并向前移动，对侧下肢前进，再将另一侧框架抬起并向前移动，对侧下肢前进。类似于使用双侧拐杖时的 4 点步行法（图 6–43）。

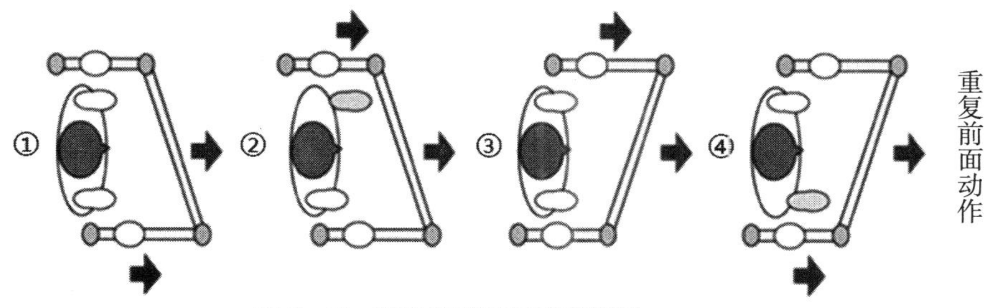

图 6–43　差动框式助行器的使用

4. **带助起功能的助行器**　该助行器有助于从坐姿到站姿的稳定转换（图 6–44）。

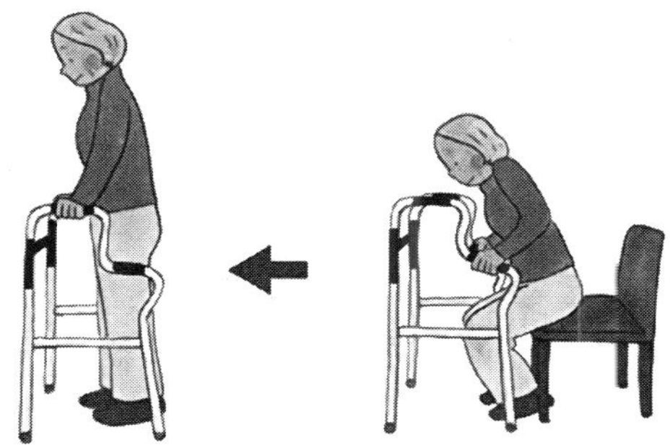

图 6–44　带助起功能的助行器的使用

思考题

1. 助行器具的作用是什么？
2. 简述双臂操作助行器具的种类。
3. 选择助行器具应当评估使用者的哪几方面？
4. 比较各类助行器具的稳定性。

第七章

轮椅

许弦歌

>>> 学习要点

1．轮椅的基本结构和分类。

2．适配轮椅的工作流程。

3．轮椅结构所影响的方面。

4．选配轮椅应该注意的事项。

第一节　轮椅的结构

一、基本结构

通常的轮椅应当具有以下基本结构：扶手、后侧扶手、扶手护板、驱动手圈、后轮（驱动轮）、刹车、前小轮、脚踏板、护腿、靠背、座位，等等（图 7–1）。

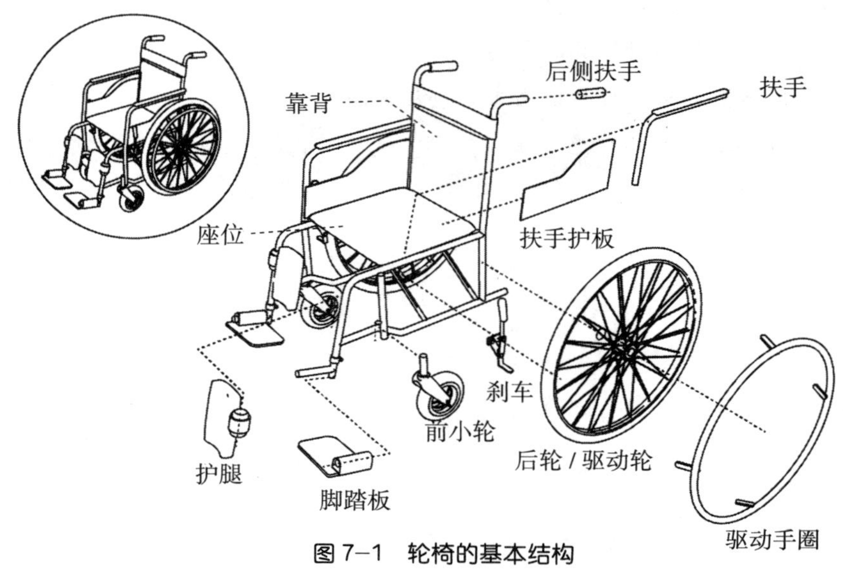

图 7–1　轮椅的基本结构

二、主要部件

（一）驱动轮

1. 相对位置　驱动轮的相对位置主要是指驱动轮相对于轮椅和轮椅使用者，位置更靠前还是更靠后，这是显著影响驱动效果的因素（图 7–2）。

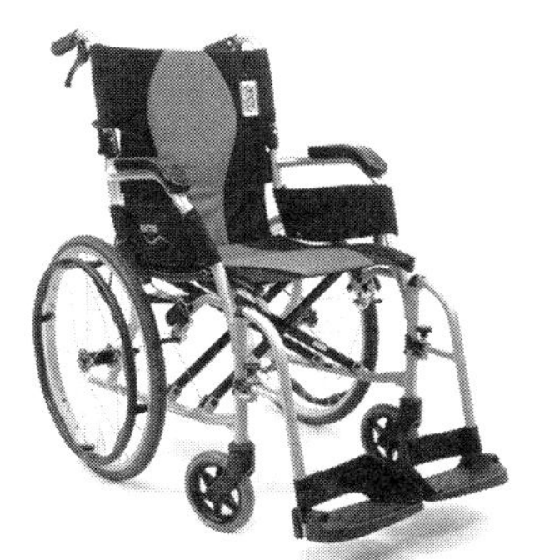
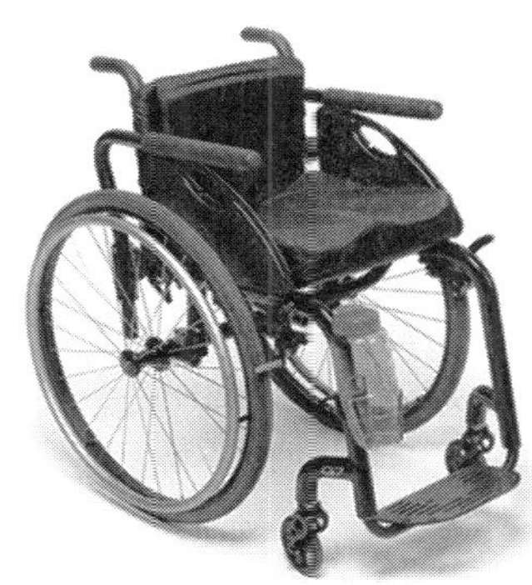

图 7–2　驱动轮的相对位置示例

（1）驱动效率：根据上肢的运动结构，最能发挥常用肌肉效率的运动方式，应是保持肘关节屈曲接近 90°，肩关节和驱动手圈的抓握点连线与地面接近垂直时，手部抓握在驱动手圈接近最高的位置，并在驱动时上肢基本保持在矢状面运动。因此，驱动轮的相对位置过于靠后或过于向外都会降低驱动效率。

（2）基本情况：常见轮椅的驱动轮位置普遍靠后，这主要是考虑到增加稳定性，降低轮椅发生向后倾倒的风险。有些障碍者在使用轮椅时，躯干不会长时间保持垂直姿势，这时肩关节的位置后移，那么相对位置靠后的驱动轮位置的负面影响也将变小。因此对相对位置需要做动态判断。

（3）选择思路：一般情况下，驱动轮位置主要是相对靠前或相对靠后。对于上半身状况较好，同时在轮椅上活动量很大的使用者而言，驱动轮的相对位置越靠前，驱动起来就越轻便灵活，如果存在向后倾倒的风险，可以考虑加装防翻轮或防翻支杆；对于活动量较少、对稳定性要求较高的使用者而言，可以选择驱动轮位置相对靠后的轮椅。

（4）特殊情况：对于双下肢截肢者，在使用轮椅时更容易发生后倾，应当采取相应的措施；对于儿童轮椅，由于其驱动轮的相对比例与成人轮椅不同，因此手圈抓握点的位置应当看起来更靠前、靠上才有利于驱动；如果使用中存在侧翻的风险，可以考虑选择驱动轮处于八字角度的轮椅，由于受力方向不同，这种结构比普通结构同样宽度的轮椅稳定性要好，尽量不要因为稳定性而选择过于宽大的轮椅。一般情况下倾角为 3° 左右，也可以根据需要选择更大倾角的型号。

2. 驱动轮的大小和宽窄

（1）更大的驱动轮：使用带有更大的驱动轮的轮椅，可以更好地越过障碍物，在道路不够平坦时，通过性与驱动效率都更高，行进速度也更快；缺点是轮椅的重量增加了，对于上肢力量较差或活动范围较小的使用者而言，驱动起来更加费力。

（2）更小的驱动轮：对于上肢活动范围较小的使用者而言，更容易驱动，在空间比较狭小的使用环境中也更灵活；但需要地面非常平整，因此不太适合室外使用，而且驱动效率相对较低，移动也相对较慢。例如，对于完全依赖护理者，无法自行驱动轮椅的使用者而言，可以考虑选择较小的后轮，以便在狭窄的空间内更好地实现转向等动作，但过小的后轮会影响越障性能和舒适性。

（3）轮胎宽窄：一般而言，轮胎宽窄的选择主要考虑使用环境，其次是使用者上肢的力量。驱动轮越宽大，在室外环境中行进越平稳舒适，但由于与地面的接触面更大，在平整的路面行进时，与窄轮胎的轮椅相比，驱动更费力；如果主要在室内使用，同时使用者上肢力量较弱，则应当首选轮胎更窄的轮椅（图 7–3）。

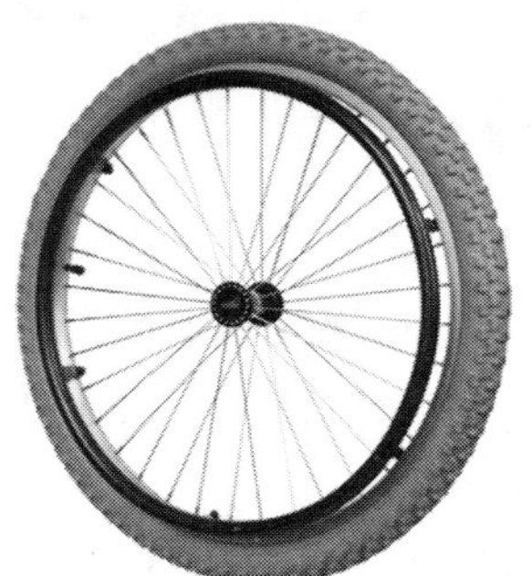

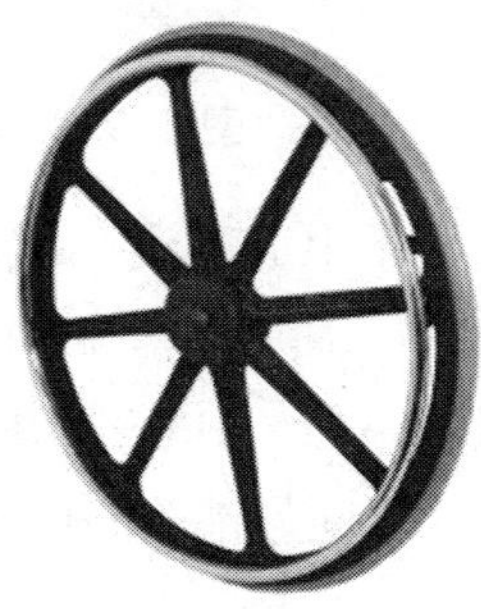

图 7–3　宽窄不同的轮胎

3. 充气量与材质　一般而言，轮椅驱动轮充气的区别主要体现在充气压力的不同。充气气压越高，轮胎越不容易变形，与地面的接触面就越小。需要注意的是，追求越小的接触面，往往也意味着会使用更窄的轮胎。因此，通常驱动轮的宽窄与能承受的充气气压成反比，即轮胎越粗，标准充气气压值越小；轮胎越细，标准充气气压值越大。此外，承受充气压力的高低也与使用的材质有关，因此一般能达到较高充气气压值的轮胎价格也更高。例如，专业运动轮椅的轮胎就非常窄，标准气压值非常高（图 7–4）。

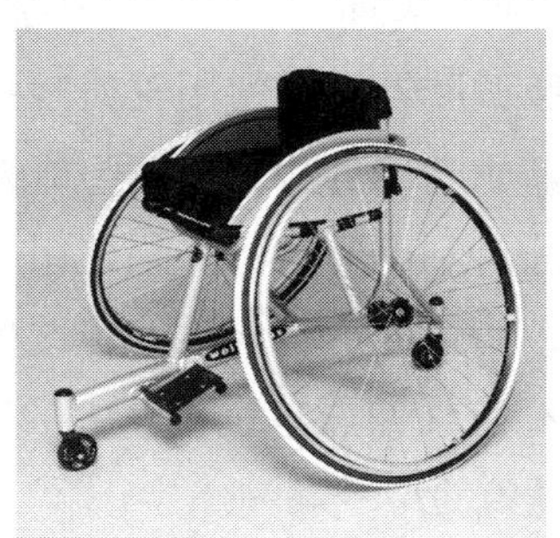

图 7–4　专业运动轮椅

有些轮椅的驱动轮采用实心材质，优点是更加坚固耐用，主要缺点是重量大、驱动困难、弹性差导致舒适性差等，主要针对经济条件较差或以护理为主要求维护方便的使用者的需求。

（二）驱动手圈

驱动手圈的区别主要体现在与轮胎相对尺寸的大小、距离，以及本身的材质、形状。

1. 尺寸　手圈尺寸越接近轮胎尺寸，在驱动的初期就越省力，但由于转动驱动轮所需要的活动范围更大，在匀速前进时的效率就要比明显小于驱动轮的小手圈要低，但越小的驱动手圈在驱动的初期会越费力（图 7–5）。

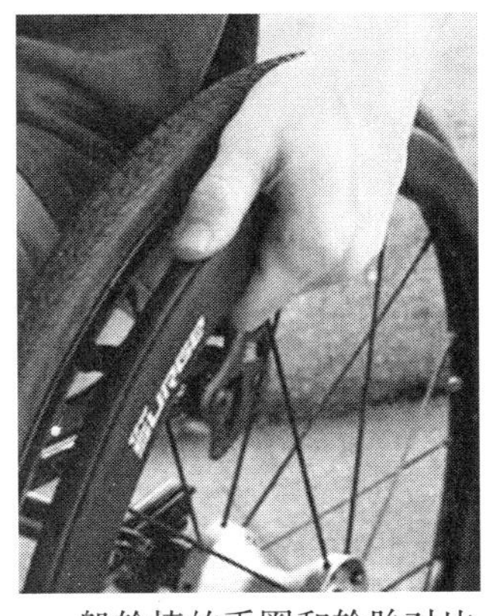

一般轮椅的手圈和轮胎对比

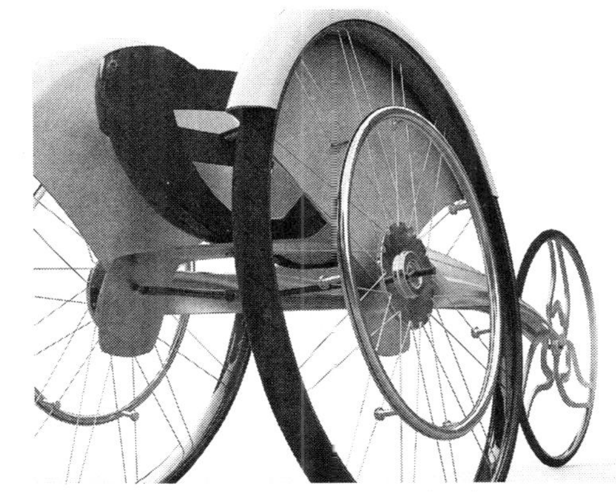

竞速用轮椅的手圈和轮胎对比

图 7–5　不同尺寸的驱动手圈

2. 间距　驱动手圈与驱动轮的间距主要是考虑使用者的上肢功能，尤其是抓握能力。对某些使用者而言，间距过小不利于抓握。另外，间隙也影响着轮椅的整体宽度，在某些情况下这也是需要考虑的方面。

3. 形状和材质　驱动手圈的形状和材质也影响着驱动效率，形状主要分为比较光滑、摩擦系数较大、有不同起伏的波纹等类型。需要注意的是，并不一定摩擦力越大或者有波纹的手圈更适合抓握能力差的使用者，实际的抓握效果与上肢功能状况及使用习惯相关，最简单有效的方式是通过试用不同的类型进行判断。材质的区别主要有本身的金属材质和不同的喷涂材料，除去使用者喜好的因素，也可考虑根据环境温度的不同进行选择。除常见的钢制或铝合金手圈外，还有一些更加追求强度与轻量化的特殊材质，这些材质可以不同程度地提高使用效率，但价格较高，选择时应考虑经济承受能力。

（三）轮椅座面

1. 尺寸　座面的尺寸和角度是否适合，是轮椅是否适合的重要判断标准。

2. 材质　座面的材质也会影响形状与性能，常见的区别主要在于软硬的不同。

（1）软性结构：这是最常见的类型，不仅保证了舒适度也使轮椅便于折叠。织物表面是最常见的表面材质，透气性好，但不易清洁，往往会随着使用时长逐渐塌陷，对坐姿造成不良影响，因此有些厂家也会提供更换服务，或轮椅本身具备再次绷紧的调整方式。

（2）硬质结构：底座部分采用复合木板或相似特性的材质，在上面放置坐垫，这样的轮椅座面不会变形，缺点是对折叠造成了影响，一般用于需附加坐姿稳定装置或坐在过软座面会腰疼的使用者。此外，进行卫浴活动使用的防水轮椅也常采用硬质结构。

（3）调节式软性结构：原理是采用多根可调整长度的带子调节出符合臀部的形状，普及率较低。如果需要让臀部更加舒适、减轻臀部压力，建议选择相应的防压疮坐垫。

（四）轮椅靠背

1. 高度　轮椅靠背的高度主要取决于轮椅使用者的自身状况。一般轮椅的靠背高度是在使用者腋下几厘米处，这样可以对躯干进行较好的支撑，同时不太会影响上肢的活动范围。低靠背是指靠背最高点低于肩胛骨下几厘米的位置，这样可以进一步扩大上肢的活动范围，躯干平衡能力较好、活动量较大的轮椅使用者可以选择低靠背的样式。特殊情况下也可以考虑选择支撑面大的高靠背或更能发挥上半身活动范围的超低靠背。

2. 结构　靠背的结构主要分为软性结构、硬质结构、可调节式结构三种。

（1）软性结构：为最常见的类型，既保证了舒适度，也使轮椅便于折叠（图 7–6）。织物表面是最常见的表面材质，缺点是会出现塌陷，导致因腰部的支撑效果减退而腰痛，也会进一步促成含胸的姿势，还可能造成永久性的脊柱变形。因此，靠背严重变形时更应及早替换或采取其他措施改善。

（2）硬质结构：一般都是采用树脂塑料等复合材料，制作出具备一定弧度的靠背，再在上面放置海绵垫等材质，多数都可以通过不同硬度的模块进一步调节形状，主要用于难以自主保持躯干平衡位置的轮椅使用者（图 7–7）。

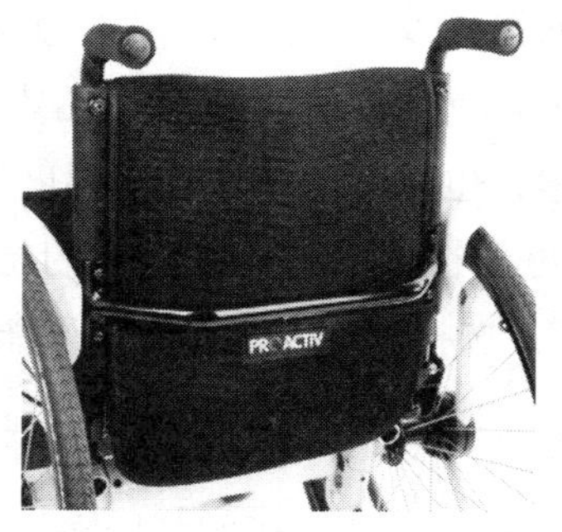

图 7–6　软性结构的靠背

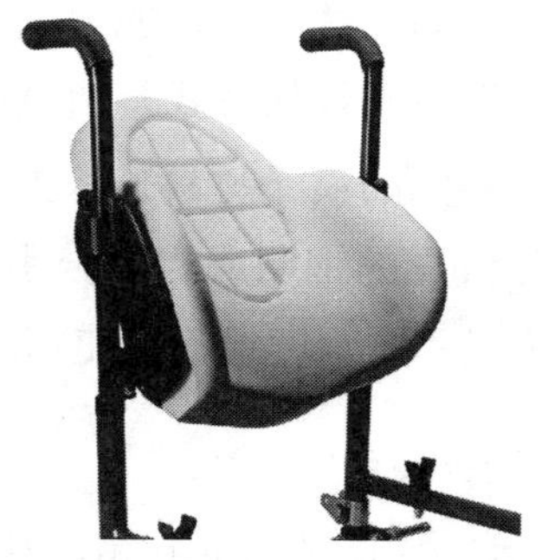

图 7–7　硬质结构的靠背

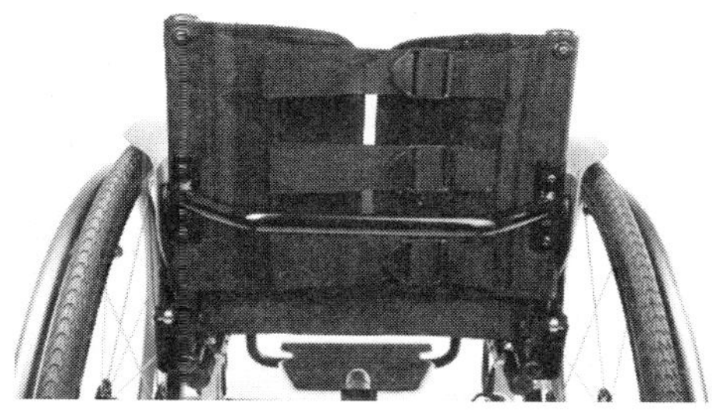
图 7–8　可调式结构的靠背

（3）可调式结构：该结构采用多条可调节长度的带子，根据使用者后背的形状调节成合理的形状（图 7–8）。对需要靠背进一步支撑的使用者而言，这种调节方式更加经济有效，但需要调节者对人体结构及使用者的实际情况非常了解，掌握适当的松紧程度，如腰部位置需要较好的支撑、胸背部和靠近肩部的位置根据实际情况适当放松，等等。虽然该结构比较经济实用，但有研究表明调节不当反而易诱发脊柱变形，因此在使用这种结构时要特别注意调节方式，不建议在没有专业知识和经验的情况下选择这种结构。

☆特别提示：针对虽然保持躯干平衡的能力较差，但上肢力量相对完整的轮椅使用者，可以考虑选择具备支撑功能的围腰，而不是仅通过靠背的高度或结构进行辅助支撑，毕竟过多的支撑可能会影响上肢功能的活动范围。

（五）护腿与脚踏

普通的轮椅护腿与脚踏见图 7–9。

1. 能否拆卸　多数情况下，选择护腿与脚踏的重点考虑因素是可否移开或拆卸。这在轮椅转移时很关键，能方便移开或拆卸的护腿与脚踏，决定着在进行床与轮椅间的位置转移时，使用者及护理者的活动是否有阻碍。因此一般而言，如果使用者无法通过自主站立后缓慢行走的方式转移，就应当考虑护腿与脚踏可以拆卸的轮椅（图 7–10）。

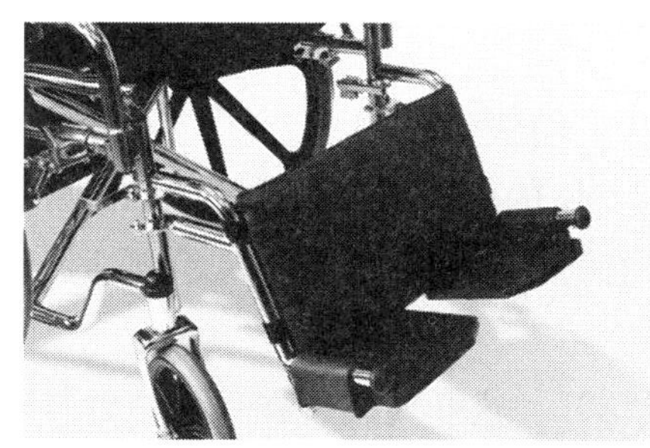
图 7–9　普通的护腿与脚踏

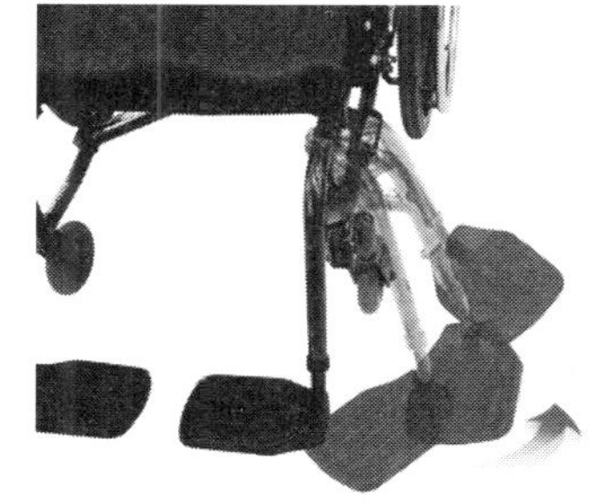
图 7–10　可移开或拆卸的护腿与脚踏

2. 能否调节　护腿与脚踏的形状和可调整的角度是否符合使用者的需求也很重要，不同轮椅的调节角度和形状都有一定区别。例如，需要比较稳定舒适的护腿进行角度支撑或者下肢容易发生震颤或痉挛的使用者，护腿或脚踏位置就要有相应的姿势稳定装置，要根据实际情况选择（图 7–11）。

3. 特殊的情况

（1）使用者需要一侧或双侧下肢时常处于可以伸直的情况，那么就需要可以调节护腿部分整体角度的结构，也叫骨科支撑结构，顾名思义，就是下肢骨折后需要保持伸直状态时选择的结构。

（2）对整体活动量较大，活动比较多的轮椅使用者，有时会需要脚踏的相对位置更加靠后，甚至膝关节会处于接近或小于 90° 的状态，从而增加使用时的灵活性（图 7–12）。

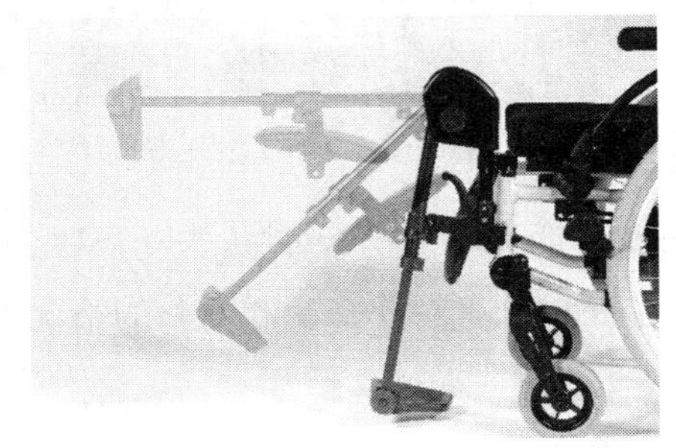

图 7–11　可调节角度的护腿与脚踏

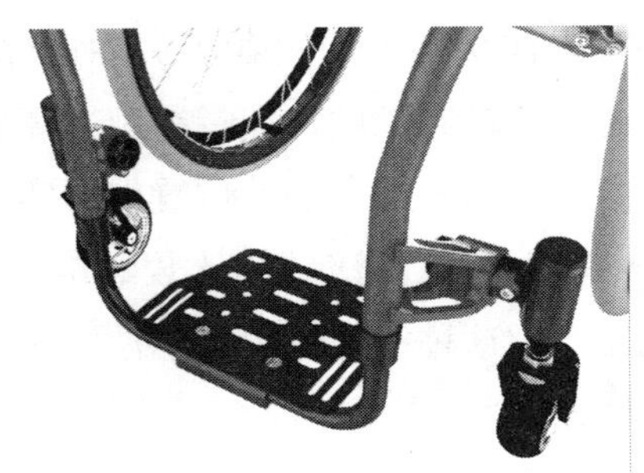

图 7–12　相对位置靠后的脚踏

（六）扶手结构

扶手一般位于轮椅的两侧，供使用者搁置手臂和用手抓握（图 7–13）。

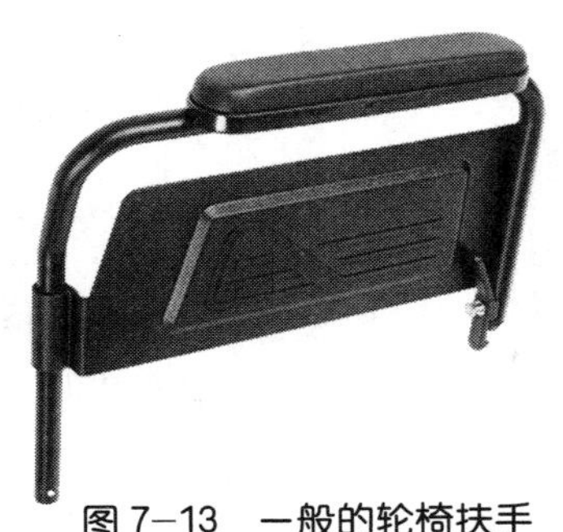

图 7–13　一般的轮椅扶手

1. 主要关注点　一般情况下，轮椅扶手结构的关注点主要有能否拆卸、长短、坚固程度、高低等方面。能否拆卸或移开是最常见的考虑方面，主要作用是在进行如从轮椅转移到床面等的动作时，扶手是否会对转移动作形成阻碍，在使用者需要水平移动时，扶手是否能移除就变得非常重要。长短的区别一方面会影响舒适性，更重要的是在进行位置转移时，扶手是否能给予更多的支撑，是否能帮助使用者进行更多的移动。

2. 支撑方式　这对需要经常通过扶手支撑起身体的使用者十分重要，如需要经常抬起身体缓解臀部受压情况或体重较大的使用者。有些扶手的设计是为了手部抓握来改变姿势，而不是通过肘部支撑（图 7–14）。

3. 能否拆卸或移开　有时扶手要进行拆卸或移开，这样使用者在进行位置转移时扶手部分不会对身体造成阻碍（图 7–15）。

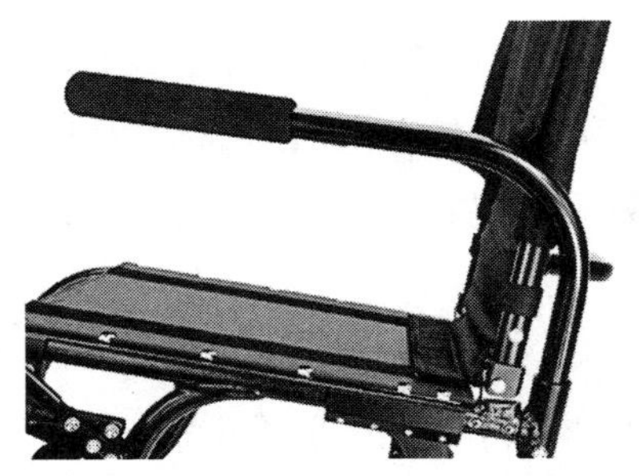

图 7–14　便于手部抓握的扶手

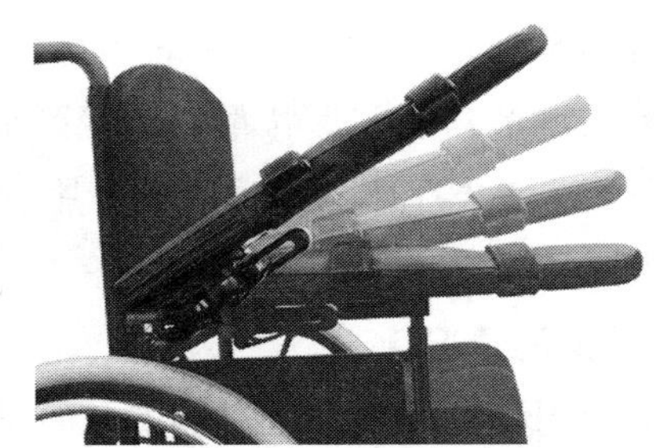

图 7–15　可拆卸或移开的扶手

4. 高低　扶手高低的影响一般主要体现在舒适程度上（图 7–16）。也有一些特殊的状况，如特别需要肘部辅助支撑身体时，那么高度能否更精确地符合要求就十分重要。

☆特别提示：扶手过高也会影响轮椅的驱动效率。

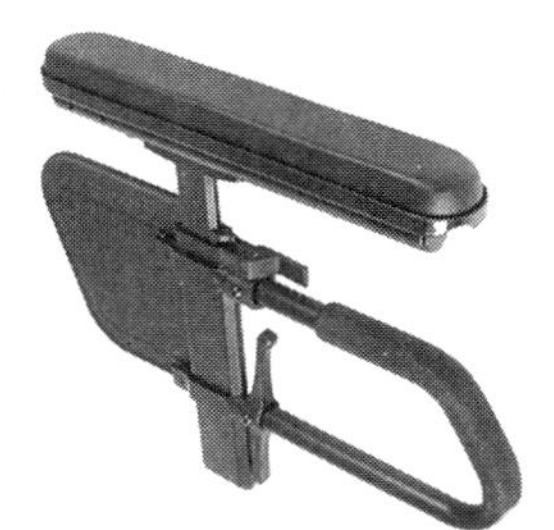

图 7–16　较高的轮椅扶手

5. 形状　较短或阶梯形状的扶手（图 7–17），如在餐桌与扶手基本等高的情况下，可以缩短使用者到餐桌的距离。

针对严重的偏瘫或需要更全面姿势控制或有特殊使用目的的使用者，扶手的形状、形式还有很多更加专业的选择（图 7–18），为防止影响上肢活动也可以选择不安装扶手。

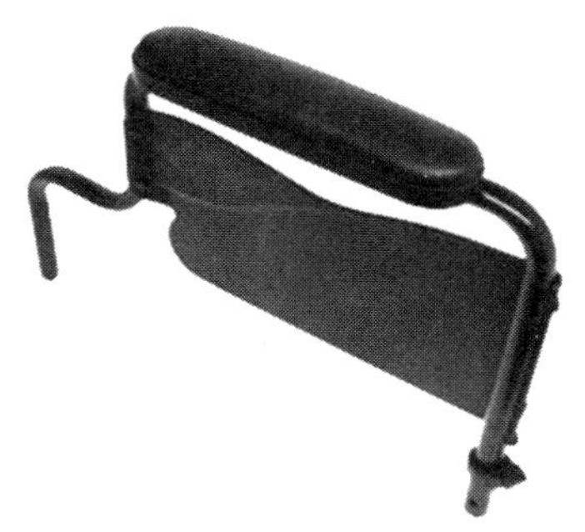

图 7–17　阶梯形状的扶手

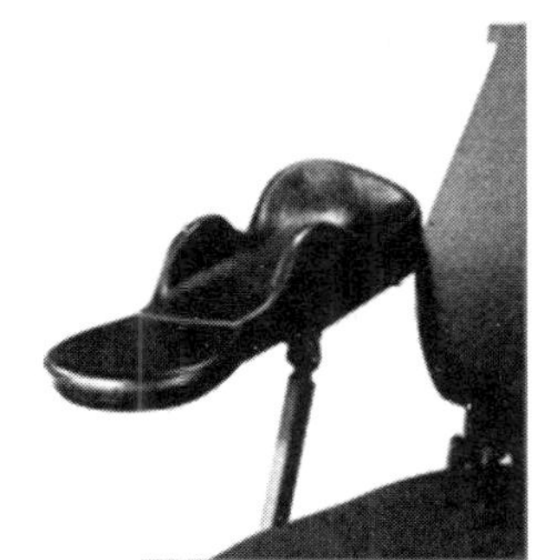

图 7–18　特殊的轮椅扶手

（七）后侧扶手部分

1. 是否有刹车　护理者推行轮椅时，后侧扶手部分的刹车装置（图 7–19）可以增加安全性，在上下坡时刹车的作用更加明显。

2. 是否有后侧扶手　四肢瘫的轮椅使用者依赖他人推行，后侧扶手不可或缺，但基本都是在自主驱动的轮椅使用者，后侧扶手有时候会影响上肢的活动。所以有些自主驱动为主的轮椅使用者会选择完全没有后侧扶手或扶手可以收起来的轮椅（图 7–20）。

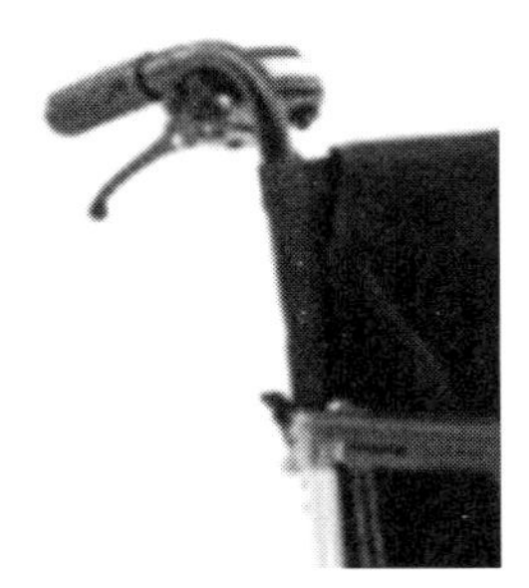

图 7–19　后侧扶手上的刹车装置

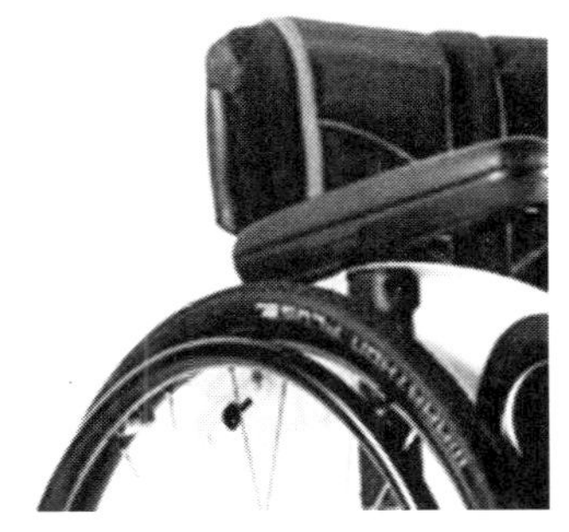

图 7–20　没有后侧扶手的轮椅

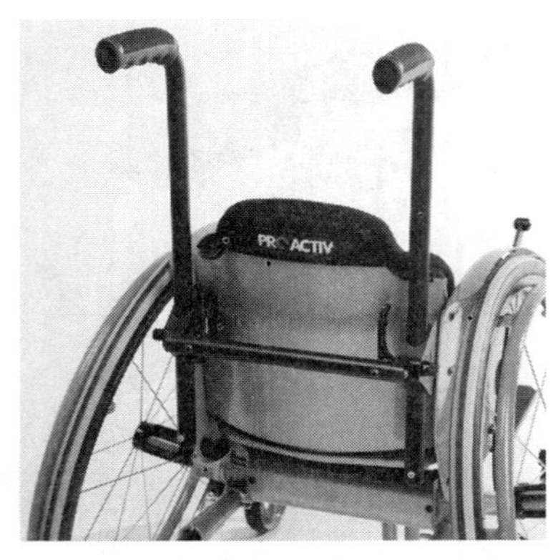

图 7–21　后侧扶手较高的轮椅

3. 位置高低　后侧扶手位置高低主要关系到护理者推行轮椅时的舒适度，扶手过低则需要弯着腰费力地推。因此，有些轮椅的后侧扶手水平面会明显高于靠背的最高点，这一点在儿童轮椅上表现得更为明显（图 7–21）。

（八）刹车（制动装置）

刹车有多种形式，应当根据据使用者的状况与习惯进行选择。常见的有向前推完成刹车动作和向后拉完成刹车动作两种形式（图 7–22）。为了不影响位置转移，还有将刹车置于座面下方，在水平方向进行推拉的结构（图 7–23）。

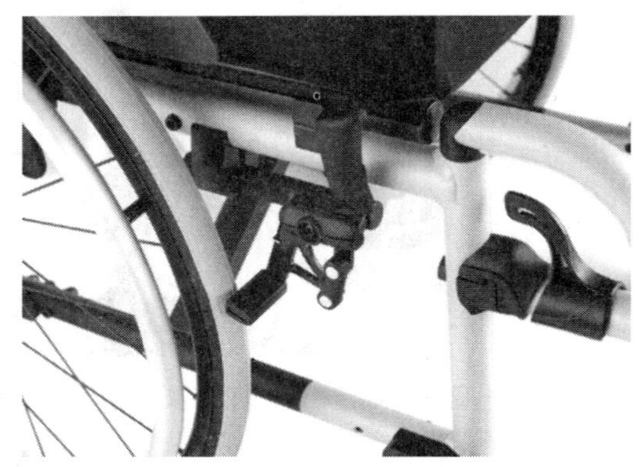

图 7–22　刹车

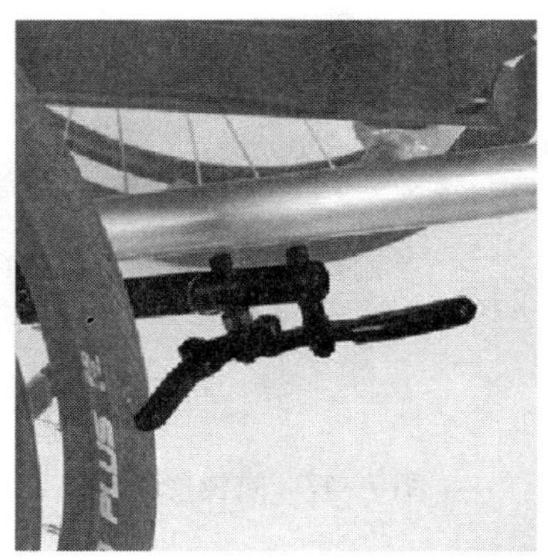

图 7–23　水平推拉的刹车

加长的刹车控制件主要适用于上肢活动范围小的人群。例如，偏瘫患者在用健侧上肢控制对侧刹车时，加长的控制杆使其更容易操作（图 7–24）。

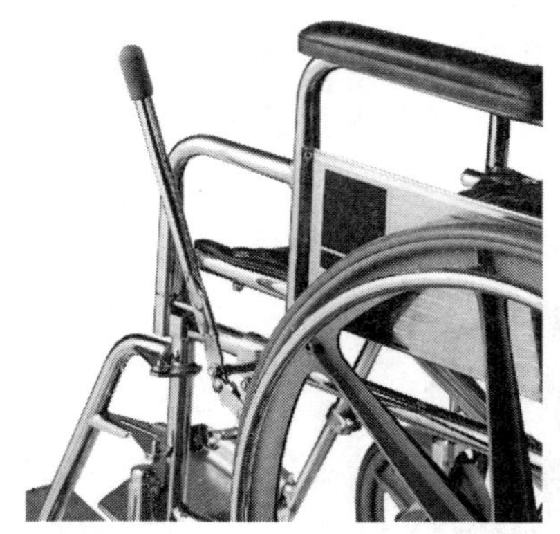

图 7–24　有加长控制杆的刹车

（九）其他部件

1. 安全带 安全带除了能保证下坡时身体不下滑外，也可以帮助控制骨盆的位置，骨盆的位置决定坐姿的稳定性。对于需要特殊稳定姿势的使用者，安全带的形式和位置也有很多针对性的选择。

2. 头枕 需要头枕的主要是无法控制好头部姿势的使用者，而让头枕真正达到辅助支撑的效果是有一定难度的，一般都需要进行特别选配（图 7–25）。

3. 其他装置与部件 可以根据使用者的需要加装很多部件，如杯托、拐杖托、小桌板、挡泥板、书托等，以满足使用者的不同需求。

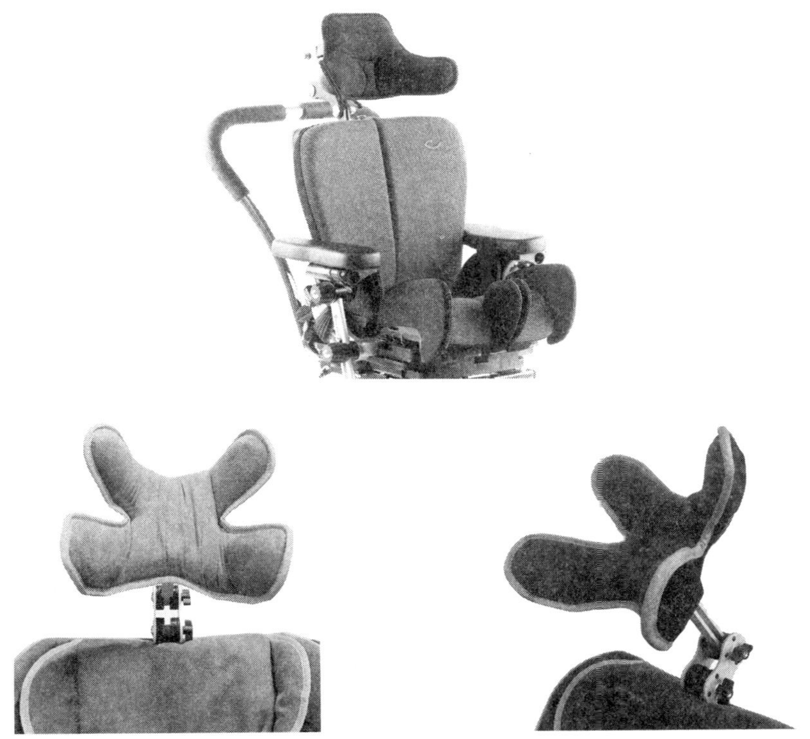

图 7–25 轮椅头枕

（十）姿势控制装置

这是针对自行保持身体姿势困难的人群安全乘坐轮椅专门设计的、辅助支撑身体的装置，控制装置要以最小体积实现功能作为前提，包括各类固定带、头部控制装置，等等。有些结构复杂的轮椅带有控制姿势装置，但多数轮椅并不是标准化地配备该结构，而是根据不同的需要专门定制。

第二节　轮椅的分类

一、概述

按照国家标准康复辅助器具——分类和术语》(GB/T16432)，轮椅（即轮椅车）归为第12类“个人移动辅助器具”，其中又分为手动轮椅、电动轮椅和手摇三轮车。12—22项中“手动轮椅车”的定义为“为行动不便者提供轮式移动和身体支撑的装置，由乘坐者或护理者提供操纵力”，包括：双手驱动轮椅车、摆杆驱动轮椅车、单手驱动轮椅车、动力辅助手动轮椅车、脚驱动轮椅车、护理者操控的手动轮椅车、护理者操控的动力辅助手动轮椅车。12—22项中“动力轮椅车”的定义为“用动力推进，为移动不便的人提供轮式移动和身体支撑的装置”，包括：手动转向的电动轮椅车、动力转向的电动轮椅车、机动轮椅车、护理者操控的电动轮椅车、爬楼轮椅车。

轮椅的不同类型主要体现为主要部件的不同。通常人们对轮椅类型的理解，主要是通过某一不同部件的功能，如“折叠轮椅”“高靠背轮椅”“坐便轮椅”等。实际上，同一台轮椅也可以具备以上所有功能部件，或可以通过替换部件来“变成”另外一种轮椅。对可选范围非常少的低端轮椅市场，这种命名方式容易让人理解并达成共识。但更细致的轮椅适配服务是个性化的适配方式，需要根据不同的要求及功能选择部件组合成一台轮椅，所以一般定制化程度较高的轮椅厂家不会采取功能性描述的命名方式。有一些从业人员会根据使用人群对轮椅进行分类，如“偏瘫轮椅”“脑瘫儿童轮椅”“截瘫轮椅”等，但几乎没有一台轮椅是只针对一种功能障碍设计的，因此这种命名方式容易让人误解。

轮椅按照驱动方式的不同，主要分为自行驱动、他人推动和电动轮椅这三种。使用人数最多的是自行驱动轮椅。对使用者而言，自行驱动轮椅的首要条件就是上肢能够相对自如地驱动轮椅，而且躯干能保持平衡。

二、着眼实际应用的分类

轮椅分类有不同的方法，本书主要根据实际应用，将轮椅进行如下分类。

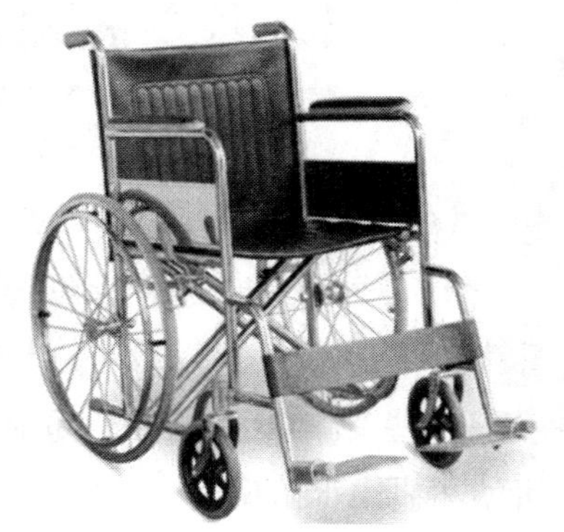

图7–26　普通轮椅

1. 普通轮椅（图7–26） 这里主要指结构简单，价格低廉，用以进行基本保障的轮椅。通常具有以下结构特征及基本构件：座位及靠背采用软性结构，框架可折叠；腿托部分不可拆卸、不可调整角度；扶手部分不可拆卸、不可调节高度。

普通轮椅的优点是价格低，缺点是型号尺寸相对单一，难以适应不同残障状况、年龄、环境的需求。

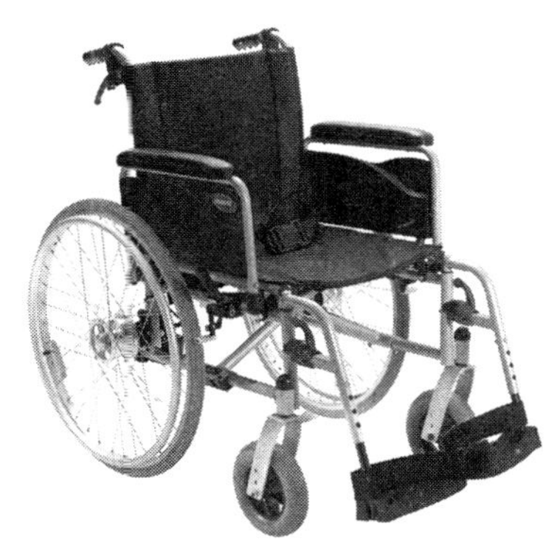

图 7–27　功能型轮椅

2. 功能型轮椅（图 7–27）　这是一个相对复杂且包容性较强的概念。通常具备以下结构特征及基本构件：座位及靠背采用软性结构，框架可折叠；腿托部分可拆卸；扶手部分可拆卸或抬起。

使用者从轮椅转移到床上或其他座椅时，扶手和腿托部分会有一定的阻碍，对于下肢支撑力差或需要他人协助完成转移动作的人而言，身体功能越差，阻碍造成的影响就越大。功能型轮椅的结构主要作用是提高侧向位置转移时的便利性，部分使用普通轮椅时需要他人协助上下轮椅的人，可以通过使用功能型轮椅自主完成转移动作（图 7–28）。

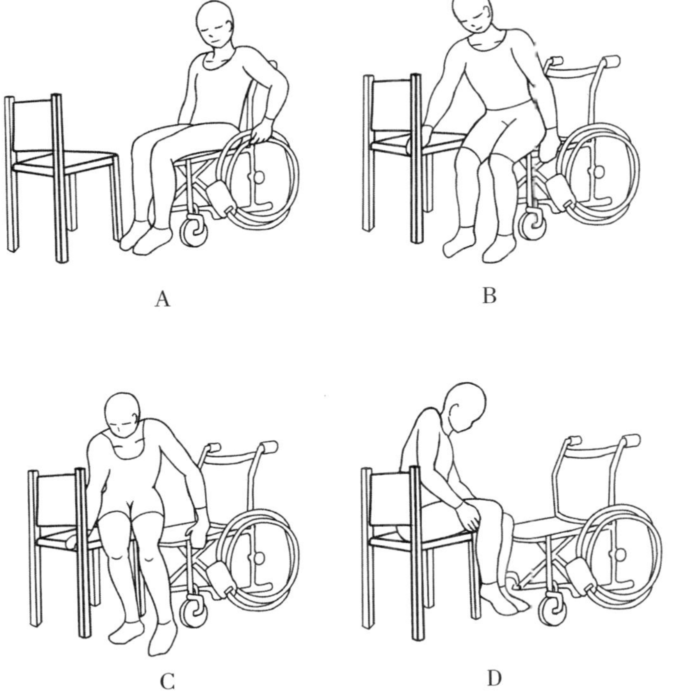

图 7–28　使用功能型轮椅自主完成转移动作

3. 休闲运动型轮椅（图 7–29） 该类型轮椅的主要特征为：驱动轮较靠前，利于驱动；短扶手、支杆式扶手或完全没有扶手；结构比较紧凑，整体框架更稳固；座位尺寸与使用者尺寸更接近，空隙较少。一般认为，这种类型的轮椅适合长期依赖轮椅但身体协调性与上肢功能较好、自主生活能力较强的使用者。

4. 电动轮椅（图 7–30） 电动轮椅有多种操控方式。使用摇杆控制器操作的电动轮椅，适合肢体障碍程度为无法使用手动轮椅、有自主驱动轮椅意愿的人使用，但应保证肢体功能可以安全有效地使用轮椅控制器，不存在认知功能障碍、精神疾病或其他影响判断及反应能力的情况。

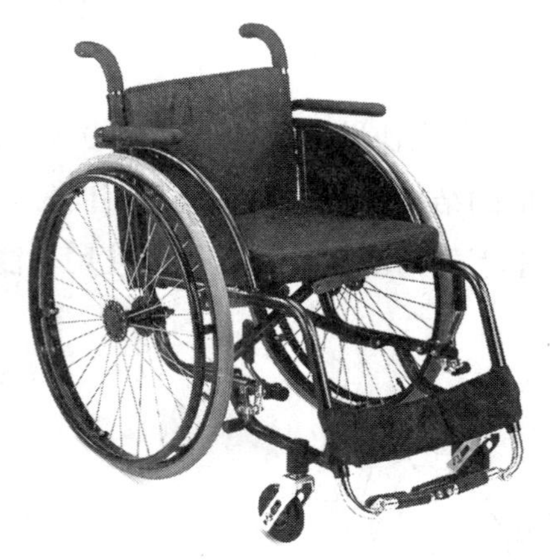

图 7–29　休闲运动型轮椅

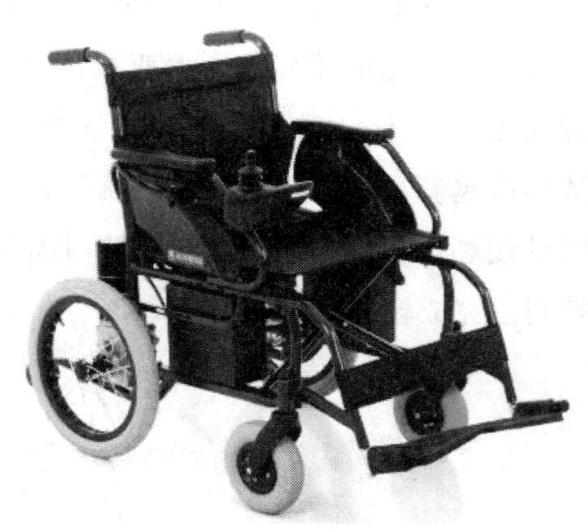

图 7–30　电动轮椅

电动轮椅除了摇杆操作的方式，也有按键控制、呼吸控制等非常个性化的方式。但通过舵柄（类似自行车把）方式操作的电动轮椅统称为“电动代步车”，主要适用于肢体功能障碍不适合中长距离外出的残疾人与失能老人。相较于电动轮椅，电动代步车主要用于室外，使用者的残障程度更轻。

不建议有驱动手动轮椅能力的人使用电动轮椅。因为长期保持坐姿，主要的身体活动基本依靠上肢完成轮椅的驱动，依赖电动轮椅不仅容易造成残存功能退化，也会造成身体功能的下降。

电动轮椅的续航能力一般为 15 ~ 20 千米（km）。国家标准（GB12996–91）中电动轮椅分为室内型、室外型和道路型，最大速度分别为 4.5km/h、6km/h 和 18km/h。还有专门用于上下楼梯的爬楼电动轮椅，上下楼梯时使用履带结构完成移动，平地时使用后轮驱动（图 7–31）。

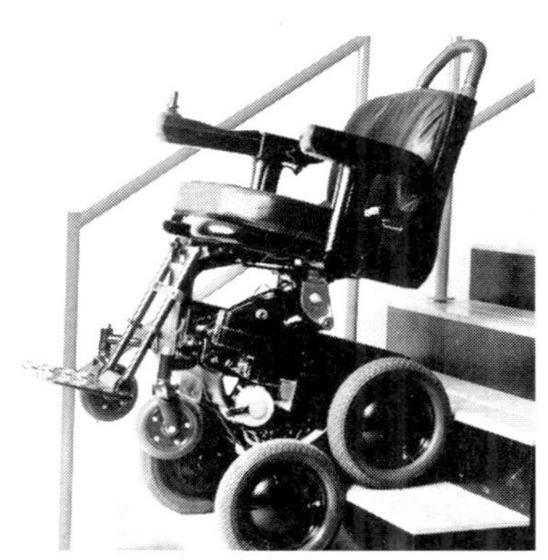

图 7-31　爬楼电动轮椅

5. 特殊结构轮椅　除了以上几种基本类型，还有一些功能和结构较为特殊的轮椅。

（1）站立轮椅：站立轮椅可以帮助下肢肌力 0 级的人实现被动地从坐位转移到站立位，并保持站立姿势（图 7-32）。其基本作用：帮助使用者进行需要站立位高度完成的活动，如拾取较高位置的物品、使用柜台或讲台等；起到站立架的作用，对于无法完成站立动作，使用普通站立架或位置转移的使用者而言意义更显著；帮助使用者转换为站立位与他人互动，可升高水平视线，有助于增强自信。

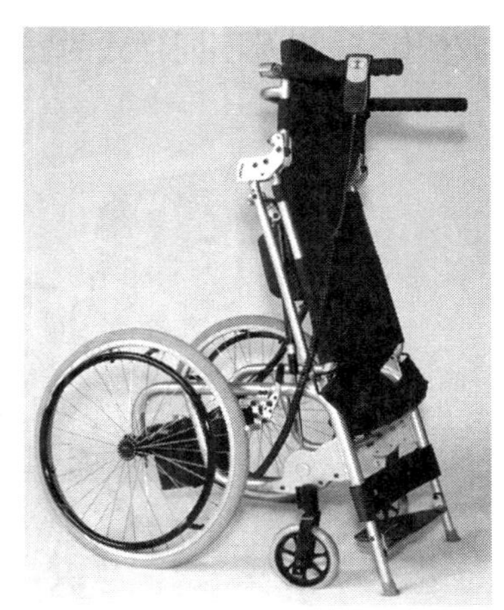

图 7-32　站立轮椅

站立轮椅分为机械结构的手动式和使用电机的电动式，二者都是通过对使用者膝下部后侧施加支撑力，使下肢被动地完成屈曲至伸直的动作，同时胸廓部分有一块辅助稳定姿势的固定带。因此对于不同身材的人，支撑部件的位置也应有所不同。电动站立轮椅包括一般电动轮椅的基本功能。

（2）偏瘫轮椅：一般有两种驱动方式。

一是足驱动式：需要使用轮椅的偏瘫人群，只依靠健侧上肢无法实现向前直线驱动普通轮椅，因此需通过健侧下肢足部蹬地的方式配合驱动轮椅，以保证轮椅的行进方向，同时提高驱动效率。采用这种驱动方式时，应保证轮椅的座面高度接近使用者健侧下肢足底至腘窝的距离，以保证蹬地的效率；腿托部分可以考虑选择可拆卸的结构，用以增加健侧下肢的活动范围与效率；扶手部分高度应符合使用者的要求，为患侧上肢提供更有效的支撑；可考虑加长患侧驻车装置的操纵杆部分，用以方便健侧上肢使用。

二是单手驱动式：此种轮椅主要特点：其一，在一侧驱动轮上设置了大小两个驱动手圈，大手圈驱动本侧的驱动轮，小手圈驱动对侧的驱动轮，两个手圈同时驱动时轮椅直线向前行进。一般对侧驱动轮上不再设置手圈，根据使用者的情况，驱动轮的位置可以左右调换（图 7–33）。其二，患侧扶手形状更合理、高度更适合、尺寸更宽大，并设置抓握扶手，用以更有效地支撑患侧上肢。其三，患侧特制的加长驻车装置操纵杆，方便健侧上肢使用。

（3）脑瘫儿童专用轮椅（图 7–34）：特指含有较多姿势支撑部件、尺寸适合儿童使用的轮椅。在需要较多支撑部件才能保持坐姿的儿童，尤其在康复中心接受康复训练的儿童中，脑性瘫痪（脑瘫）患儿所占比例较高，因此脑瘫轮椅成为一个专有名词。一般的脑瘫轮椅所包括的控制部件有：分腿装置（防止下肢内收）、大腿处的外支撑装置（防止大腿外展）、胸廓侧支撑装置（防止躯干向一侧倾斜）、头部支撑装置（防止头部后倾或侧倾），以及不同样式的安全带。

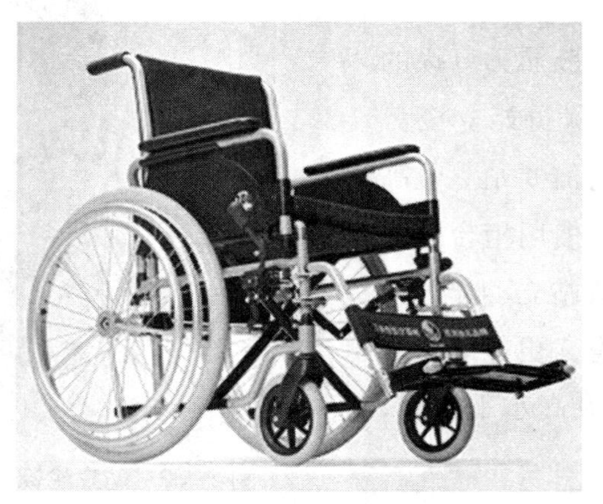

图 7–33　单手驱动式偏瘫轮椅

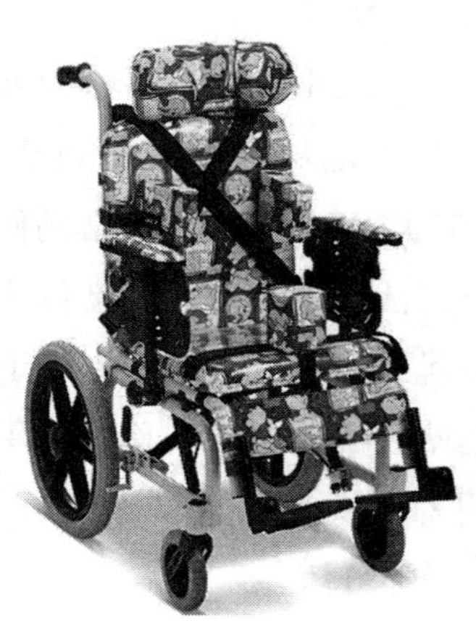

图 7–34　脑瘫儿童专用轮椅

需要保持姿势的人并不只有脑瘫儿童，包含上述部件的轮椅也并不能确保达到稳定脑瘫患儿姿势的目的。由于使用者的个体化差异，导致需要进行姿势保持的部件在结构、样式、尺寸和安装位置等方面都可能存在不同，较为理想的解决方式是轮椅附加的部件可以在以上几点进行不同程度的调整，才能起到相对理想的姿势控制作用。在设计轮椅保持姿势部件时，应与使用者、康复治疗师等专业人士进行沟通并反复调整，以保证最终的产品能起到预期的作用。

（4）手摇三轮车（图 7–35）：实际上手摇三轮车按国家标准分类属于自行车类别，但因其功能与轮椅相近，通常也作为特殊轮椅，可用于外出长距离移动，目前已逐步被电动轮椅取代。

（5）通过前后摆动驱动的轮椅（图 7–36）：该型轮椅适合上肢活动范围异常，无法使用驱动手圈的使用者。

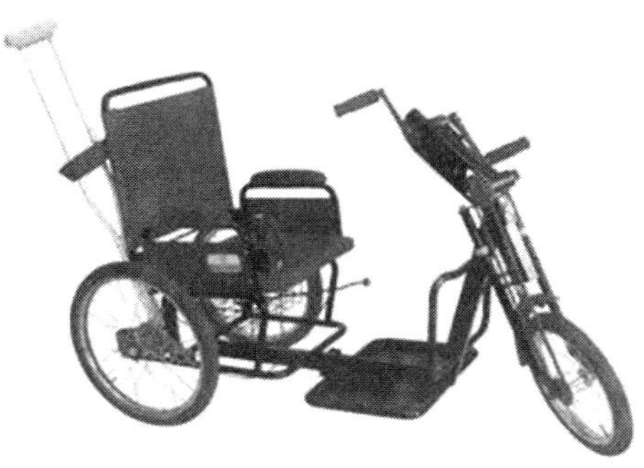

图 7–35　手摇三轮车

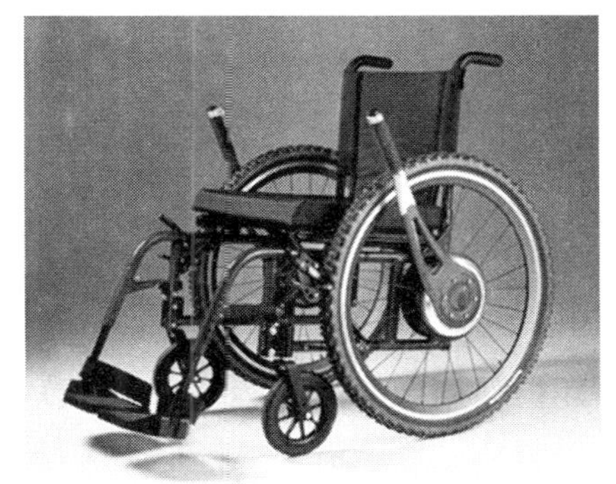

图 7–36　通过前后摆动驱动的轮椅

6. **相关辅助器具**　轮椅在特殊环境中使用或运输时，需要借助一些相关的辅助器具，主要包括：爬楼装置（图 7–37）、升降平台（图 7–38）、车载转移装置、车载吊架，等等。其中，升降平台有轨道式和升降式。

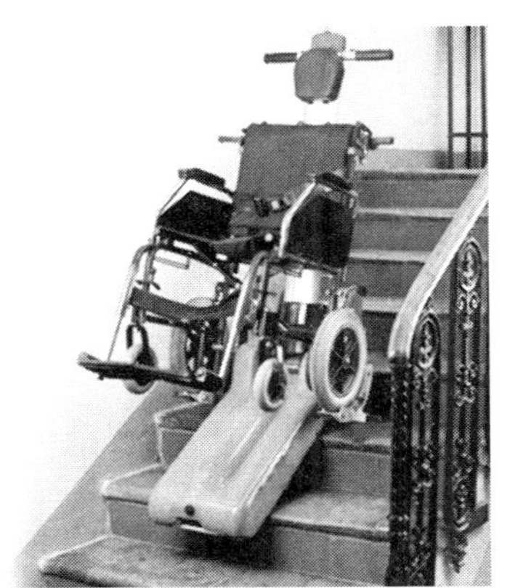

图 7–37　爬楼装置

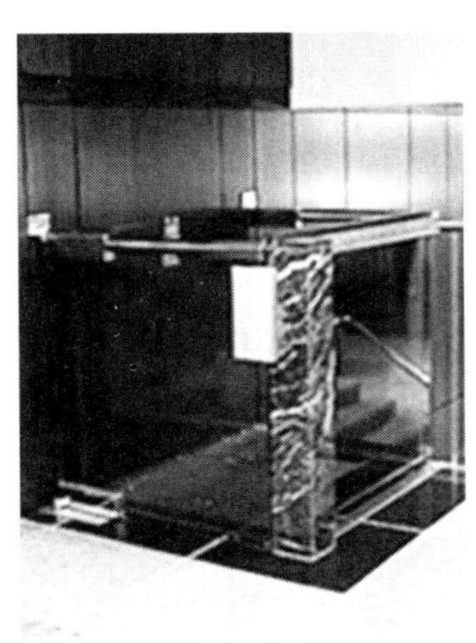

轨道式

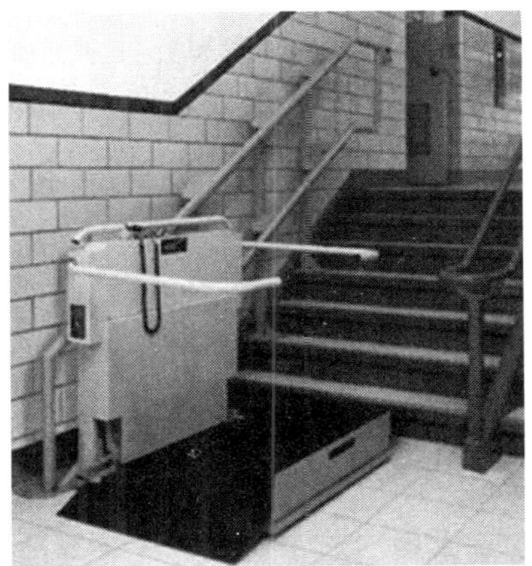

升降式

图 7–38　升降平台

第三节　适配与使用

一、评估思路

轮椅使用者的情况各不相同，驱动方式、活动范围、行为习惯等方面都影响使用效果。对需要坐在轮椅上进行很多活动的使用者而言，轮椅就像身体的一部分，因此必然会对轮椅有更细致的个性化需求。为了便于理解，对有不同要求的使用者，轮椅可以有很多不同的选择。

有时不同身高体重、不同障碍状况的人都能驱动同一台轮椅行走，会让人产生挑选轮椅不需要考虑太多，可以随意选用的错误印象。的确，这对于临时或者短时间使用的人来说可能不会有太大影响，但对生活中大部分时间都要使用轮椅的人来说，如果轮椅不适合，就会对他的生活状况和身体状况，甚至精神面貌等方面都会造成影响，所以必须在选择轮椅的时候加以注意。

适配轮椅首先要评估使用者的身体功能状况，然后结合使用者的想法及护理人员、医生、心理评估师、社区工作者等多方面的意见，再根据使用目的、环境、习惯等因素进行判断和选择轮椅。

二、轮椅选择的主要因素

（一）使用目的

使用目的是影响轮椅选择的主要因素，每一个轮椅使用者都有不同的着重点，需要认真对待并制订方案。为了理清思路便于理解，在假设其他因素都已达成共识的条件下，可将使用目的简单分为以下三种。

1. 独立自主生活　这是最需要认真对待的情况，由于几乎完全需要独立自主生活，轮椅对使用者而言就像身体的一部分，每一个部分是否合适都影响着使用效果。因此需要细致地考虑多方面的因素，在确定使用尺寸后尽可能在试用后做最终判断。对独立活动的使用者而言，轮椅的驱动效率是非常重要的，一般建议选择更加灵活的结构，如驱动轮更靠前、前后轮更窄、靠背尽量要低、轮椅尺寸更符合身体尺寸、整体重量更轻、脚踏位置更靠后，等等。

2. 需要护理人员　对于这类情况，舒适性和降低护理难度是主要的考虑方向。由于使用者可能整体身体状况较差，也要注意结构尺寸及角度对姿势的影响。例如，由于主要靠他人推动，可以考虑更宽的轮胎以利于在室外不平整的路面前行；注意后侧扶手的位置，要让护理者推动时更加舒适，并建议选择后侧扶手带有刹车的轮椅；可以选择折叠更方便、整体重量更轻的轮椅；尽量选择配有安全带的轮椅。

此外，应充分考虑：轮椅的结构在护理的过程中是否存在影响，在进行卫浴活动时轮椅尺寸的影响，重量、折叠方式对便携性的影响，后扶手处是否有刹车等安全性方面的影响，轮椅后轮大小等尺寸方面对使用空间的影响。

3. 临时性使用　这类目的一般分为三种：一是轮椅使用者本人可以短距离行走，但无法完成与家人共同外出时的行走距离。这类情况主要考虑在保证安全性的情况下选择最便携的轮椅，不用过分在意舒适性，比如可以选择轮子较小的轮椅、座面较窄但没有护板影响臀宽的轮椅、脚踏比较靠后的轮椅，等等。二是临时病症使用的轮椅。这类情况主要考虑在保证质量的前提下，选择尺寸相对适合的最经济的轮椅。三是特定临时使用目的。例如，仅用于独自长距离外出使用，那么驱动轮更大更宽可能会更加有效率，甚至可以考虑专用的道路型轮椅；为了完成卫浴活动，可以选择能直接推到坐便器上的防水卫浴轮椅；为了从床换到另一个环境休息，可以选择能像床一样完全放平的轮椅，以便完成从床平躺平移到轮椅，并保证舒适度，等等。

（二）个人意愿

这一部分的重点是平衡实际身体状况与使用目的两者的关系，以进行合适的选择。

1. 不应过于依赖轮椅　有些使用者不愿意进行更多的自主活动，对轮椅产生依赖情绪。例如，对护理者的依赖性过高，独自外出有不安全感等心态，以及受观念因素、经济因素的影响对选择更适合自身并能更好发挥身体功能的轮椅没有兴趣，等等。对于这类情况，应尽量向使用者说明适合身体条件的轮椅部件能发挥的作用，并提供一些身体状况类似但心态更积极的案例供其参考。但最终的选择还是要以使用者个人的意愿为主，而不是依照身体功能评价的结果为主，这是一个考验耐心的沟通协调过程。

2. 正确认识轮椅的性能　使用者的主观认识与轮椅实际性能出现偏差会导致选择失误。例如，对高价格轮椅的性能期望过高，没有充分考虑环境的影响，对轮椅的某些结构有错误的理解，等等。对于这类情况，应向使用者客观地说明轮椅部件结构的作用，并尽可能让其试用相应的型号；确认使用目的和使用环境，说明可能出现的困难，并共同讨论解决的方法。除去经济方面的影响，如果一个使用者在轮椅使用的过程中发现与自己的期望值相去甚远，可能会影响使用的心态和效果。

3. 护理者的意愿　这一点对于在使用过程中较多依赖护理者的轮椅使用者尤其重要，如协助位置转移、通过障碍物、帮助调整某些角度、进行必要的维护等。护理者协助的意愿决定着轮椅能否发挥其功能，是否有必要选择某些理想的结构等方面。

4. 经济承受能力 对于需要自费适配轮椅者，费用问题也是影响轮椅选择的决定性因素。多数时候需要专业人员根据其他方面的需求，结合预算进行综合判断，以推荐适合的轮椅。

（三）环境因素

使用轮椅不仅要考虑驱动效率，还要考虑上下轮椅的转移活动、移动过程中遇到的障碍等，因此在适配轮椅的过程中还必须要考虑环境因素。从以下列举条目中可以看出环境对轮椅使用效果的影响。

1. 室内环境

（1）床：床面与轮椅座面是否等高，如果相差较多能否采用其他措施消除转移时的影响。

（2）餐桌：高度是否影响轮椅靠近的距离，如果轮椅扶手处造成影响应考虑其他结构如阶梯状扶手或短扶手。

（3）卫生间的无障碍环境：例如，门的形式及宽度是否影响轮椅进出、独立使用卫生间时是否有足够空间、是否需要安装相应的无障碍扶手或其他无障碍设施、盥洗池的高度是否匹配轮椅的高度，盥洗池下面的空间是否允许轮椅足够靠近，等等。

（4）自主生活环境：灶台下面能否做空，方便轮椅足够接近；橱柜、衣柜等家具能否选择具有无障碍功能的款式，如果不行能否加以改造。

（5）室内空间：是否方便轮椅转换方向，是否需要选择尺寸更小的轮椅；如果家具造成阻碍能否重新调整；是否需要拾物器等其他辅具，等等。

2. 室外环境

（1）外出通行状况：外出是否有楼梯，如果没有电梯等升降设备，是否能依靠护理者或其他辅助手段解决问题，如果无法克服相关障碍是否应考虑选择主要在室内使用的轮椅；使用者的身体状况和轮椅的结构是否适合越过门槛等小障碍物。

（2）室外道路状况：是否要选择特别的轮椅结构应对室外路面的情况。

（3）适应需求的轮椅：如果不使用其他交通工具，是否要根据行进距离选择相应结构的轮椅。

（4）无障碍环境：外出目的地是否有足够的无障碍设施，环境中是否有其他人能给予相应的帮助。

（5）轮椅的运输：使用家用汽车时，轮椅是否方便放置；如果使用电动轮椅，是否需要安装辅助装载设备及专用固定器，等等。

☆特别提示：选择轮椅涉及诸多因素，有时很难做到照顾到所有方面，需要有所取舍，着重考虑起主导作用的需求，综合平衡其他因素，制订出相对合理的方案。

三、轮椅的测量

（一）测量的准备

确定尺寸是保证轮椅是否可以合理使用的决定性要素，测量尺寸应做好以下准备工作。

1. 测量工具　测量尺寸一般使用钢卷尺，使用皮尺容易因为触碰到身体或没有完全拉直而影响测量结果。更为理想的方式是使用专用卡尺和直角尺，也可以使用一些辅助手段来保证测量结果。对一些尺寸需要特别精准的个案，则会使用专用的测量设备，并在试用后决定最终的尺寸。

2. 测量场所　对设备不够充足的普通场所，建议初期使用下面的方法进行测量，并注意可能会出现的相应问题：被测量者应坐在不受阻挡的平面上，尽量维持标准坐姿，保证足部可以踩在脚踏上，同时腘窝处没有受压。

（二）测量的取值

测量的取值即一般情况下轮椅测量的基本尺寸（图 7–39）。

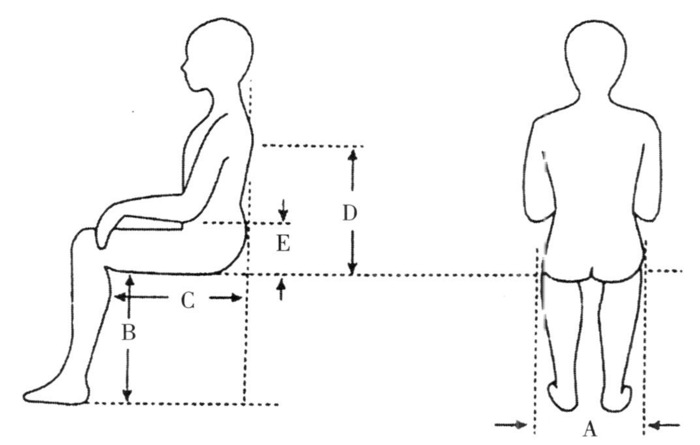

A：座宽　B：座高　C：座深　D：靠背高度　E：扶手高度

图 7–39　轮椅测量的基本尺寸

1. 座宽　测量臀部左右两侧最宽处的距离，是一般情况下最重要的尺寸。座宽过宽会严重影响驱动效果，也容易引起不良姿势，还加大轮椅整体宽度从而影响通过性。一般认为，理想的轮椅座宽是臀部最宽处加上 5cm 左右，是最有利于驱动轮椅的数值。例如，臀部最宽的地方是 36cm，可以选择座宽 41cm 的轮椅型号。需要注意的是，不同的轮椅厂家对座宽的标值不同，虽然多数指的都是轮椅座面本身，但有些型号的轮椅两侧的护板与座面的间隙都超过 1.5cm。如果选择这样的轮椅，那么就要考虑间隙的宽度。此外，在一些寒冷的地区可能需要考虑衣物厚度的问题。对于下肢肌肉萎缩，软组织松软的使用者而言，可能喜欢座宽尺寸较小的轮椅。

☆应当注意：需要长期使用轮椅的人，可能会因为下半身的肌肉萎缩导致臀宽比一般人窄。现阶段，我国多数轮椅使用者的轮椅尺寸普遍过宽。

2. 座深 测量臀部后侧至腘窝的距离，对于身长偏离平均值的轮椅使用者而言，尤其要注意座深的尺寸。过深的座深不仅会导致不良姿势，还会压迫腘窝处产生不适感，严重的还会造成小腿肿胀；过浅的座深会减少大腿分担的体重，从而增加臀部的负重。理想的座深尺寸是测量值减去 5cm，对于轮椅脚踏位置特别靠后的情况，可能需要减去更多尺寸。

3. 座高 测量足底接触面至腘窝的距离，最终取值建议在测量值基础上加 5 ~ 10cm，后座高一般比前座高低 2 ~ 3cm。测量时应在膝关节、踝关节都保持在约 90° 时取值。对于尺寸要求特别严格的使用者，还可能需要考虑到膝关节、踝关节角度和足部的位置。确定最终轮椅座面高度时还要考虑到坐垫的厚度。多数轮椅的脚踏高度都可以调节。座高过高会改变理想坐姿的屈髋角度，容易产生身体下滑的情况；座高太低会减少大腿附着于座面的面积，从而加大臀部的压力，增加产生压疮的风险。对于需要通过足部蹬地的方式驱动轮椅的使用者，座高可以更加接近实际测量尺寸。对于需要座面较高的儿童轮椅，应考虑脚踏的高度而非座面的高度。

4. 扶手高度 测量座面至上臂屈曲 90° 时肘关节的距离，再加上 2.5cm 为最终取值。每台轮椅的默认扶手高度数值并不相同，即使选择不可调节高度的轮椅，也应当注意这一参数。确定轮椅扶手最终高度时要考虑到坐垫的厚度。过低的扶手起不到支撑作用，过高的扶手会影响驱动效果。对于少数特别需要肘部支撑扶手辅助稳定姿势的使用者，这一数值更为重要，需要准确测量才能有效地起到辅助支撑作用。

5. 靠背高度 常规尺寸是测量座面至腋下高度减去 7cm，或测量座面至肩胛骨下缘的高度，最终取值视使用者的使用习惯、身体状况等方面确定。

影响这一数值的因素更多的是使用者的习惯、使用目的和身体状况等，而不是使用者身体的尺寸。常见的取值是根据使用者希望选择的“普通靠背”或“低靠背”进行测量。普通尺寸的靠背会高于肩胛骨下缘，能提供较好的支撑效果，低靠背会低于肩胛骨下缘，可以让上肢有更大的活动范围。由于多数轮椅后侧扶手高度与靠背高度相关，对于经常需要护理者推动轮椅的情况，可以多方共同确定靠背高度或选择加长的后扶手。确定轮椅靠背最终高度时，要考虑到坐垫的厚度。

四、坐姿及坐垫

使用轮椅时的姿势是否正确、合理，不仅影响舒适度，也影响驱动轮椅时的效率，甚至会对使用者的身体功能造成影响，应当予以足够的重视。姿势是否合理可以理解为使用者是否可以处于平衡的状态，这不仅包括静态的平衡，也包含动态的平衡（即处于活动状态时姿势是否合理）（图 7–40）。

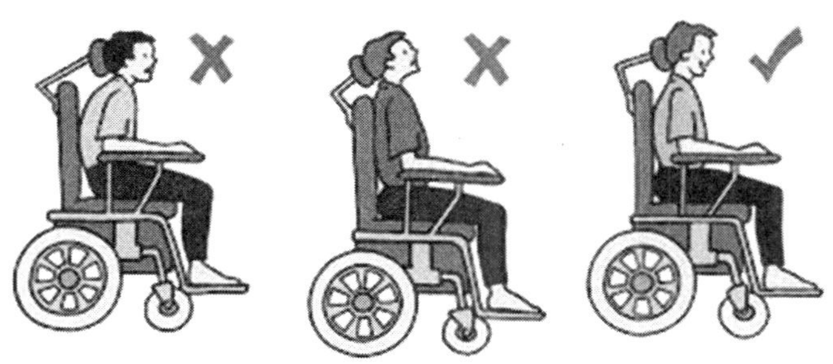

图 7–40　使用轮椅时的合理姿势

1．不良姿势的影响　通常情况下，对于坐姿状态的判断最重要的参考点是骨盆的状态，根据骨盆的状态就可以判断整体处于什么样的姿势（图 7–41）。

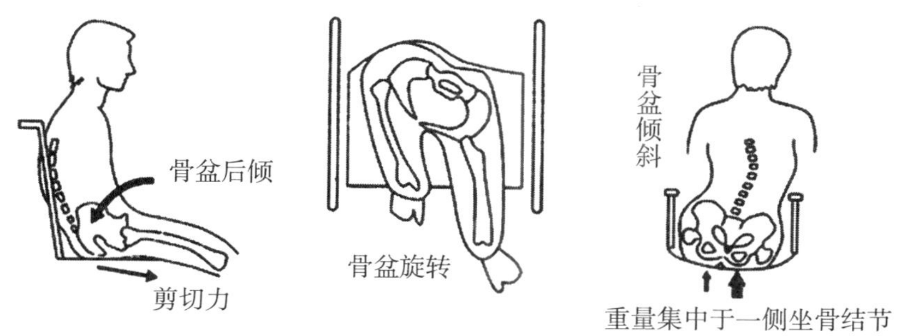

图 7–41　盆骨状态与身体姿势

长时间不良姿势的影响：

（1）会不同程度地影响脊柱的自然生理结构，容易产生疼痛甚至关节变形。

（2）改变身体的承重点，引发特定位置的压痛甚至压疮。

（3）影响上肢的活动能力和活动范围，多数长期处于不良姿势的人，其上肢功能和活动范围可能本来就比较差，不良姿势会进一步影响残余功能发挥作用。

（4）长期持续的不良姿势可能会影响脏器功能。

（5）坐骨的位置不合理时，为了保持头部的正确角度，会产生不自然的脊柱姿态，长此以往容易造成脊柱侧弯。

（6）其他间接影响，如影响水平视线、影响吞咽功能、阻碍沟通交流意愿，等等。

2. 常见不良姿势的原因与改善方法

（1）座面过深，易导致腰骶部无法触碰到靠背，可减小座深。

（2）靠背角度过于倾斜，易导致身体下滑，可减小靠背倾斜角度。

（3）座面过平或摩擦力太低，"前高后低"的区别不够明显，导致身体容易下滑，可通过调整座面角度或替换接触面材质来改善。

（4）座面太高，导致足部无法稳定地踩在脚踏板上，也易导致身体下滑，甚至会影响下肢的血液循环，应及时调整座面高度。

（5）足部滑脱，足部无法稳定地踩在脚踏板上，可固定足部或设置小腿固定带。

（6）靠背变形，无法有效支撑腰部，不仅影响坐姿，甚至会造成腰痛或脊柱侧弯，应及时调整或更换靠背；使用安全带辅助固定骨盆，防止不自觉地下滑。

（7）对于躯干平衡能力差、需要扶手处给予支撑的使用者，如果扶手过低有可能导致前倾的姿势，应视情况予以调整。

（8）轮椅过于宽大容易造成单侧倾斜的不良姿势，应适配适用的轮椅。

（9）如果必要可以在轮椅上加装姿势控制装置，以帮助使用者保持良好的姿势。

☆应当注意：多数不良姿势的产生常常与脊柱侧弯或关节变形等状况有关，改善这些姿势需要制订具有针对性的方案和具备相应的专业知识。

3. 轮椅坐垫的选择 轮椅上使用的坐垫，除了增加舒适性以外，对预防压疮及稳定姿势也有明显的作用。

常见的轮椅坐垫主要包括：海绵坐垫、硅胶式坐垫（流动式硅胶）、充气式坐垫、凝胶式坐垫，以及凝胶与海绵结合的坐垫、硅胶与海绵结合的坐垫、液体坐垫等。轮椅坐垫的材质、形状、结构都影响着使用效果，而且同一个坐垫在不同人使用时所表现出的效果也不尽相同，因此坐垫的选择除了借助"压力测试系统"外，还需要依靠专业人员的经验。有关坐垫类型及性能的分析，可参见本书第五章"防压疮辅助器具"。

需要强调的是，各种材质具有不同的特性，不能一概而论。例如，有些优质海绵坐垫的减压效果比廉价凝胶坐垫减压效果好，同时价格也更贵；有些充气式坐垫通过特别的设计大幅减少了稳定性差的特性；很多防压疮坐垫都是通过不同材质组合的方式来达到适应人群更广、减压效果更明显的目的。与辅具适配的基本理念相同，并不是最贵的坐垫就能提供最好的减压效果，应当综合考虑使用者的身体情况，并通过试用的方式帮助进行更准确的选择。

4. 压疮的预防 对于长期使用轮椅的人来说，预防压疮是一项不容忽视的内容。发生压疮的风险程度通常也与下肢功能障碍的严重程度密切相关，选择轮椅时适配人员应当了解使用者是否发生过压疮，并根据相应的专业知识分析使用者身体状况、日常习惯、护理环境等方面存在哪些可能引发压疮的因素；如果使用者身上有压疮，则需要确认压疮处于几期、现阶段是否适合使用轮椅；了解使用者每天使用轮椅的频率、对减压动作的了解和重视程度等方面的情况；根据压疮测试结果，判断轮椅使用者是否需要使用专门的防压疮坐垫，以及选择哪一款坐垫更加有效；还应向护理者及使用者介绍必要的预防压疮的知识与方法。与压疮相关内容可参见本书第五章。

思考题

1. 试析轮椅的主要结构。
2. 影响轮椅选择的环境因素有哪些?
3. 具体说明轮椅测量的基本尺寸。
4. 简述常见不良姿势的原因与改善方法。

第八章

生活自理辅助器具

陶健婷

>>> 学习要点

1．生活自理辅助器具相关概念。
2．生活自理辅助器具的种类。
3．生活自理辅助器具的适配应用。

第一节　基础知识

一、概念

生活自理（self-care）是指人们在日常生活活动（activities of daily living，ADL）中自己照料自己的行为能力，又有广义与狭义之分。广义的生活自理泛指工具性日常生活活动（instrumental activities of daily living，IADL），是与环境有互动的活动，这些活动较为复杂，包括：经济管理、健康管理及维持、家务处理、烹饪及清洁、沟通器具和交通工具的使用、安全程序及紧急应变处理、购物、照顾他人、教养孩童，等等。Rogers 和 Holm（1994）提出，狭义的生活自理是指日常生活活动中能自己照顾自己，包括：进食（feeding，餐盘准备及安排、将饮料或食物从盘或碗中送到口中），咀嚼（吞咽食物、口中食物或饮料的维持及处理），功能性移动（床上移动、轮椅移动、移位、行走、搬运物品），穿脱衣物，沐浴，大小便处理，个人器具的照顾（助听器、隐形眼镜、眼镜、矫形器、假肢等辅具），个人卫生及盥洗（洗脸、化妆、护理头发、刷牙、使用假牙等），性生活，休息及睡眠，厕所卫生。目前，国内惯用的为狭义定义，内容包括进食、翻身、大小便、穿衣洗漱、自我移动等五项。

二、分级方法

生活自理障碍是指因生理老化、意外事件、身体残疾和疾病等，使得个体出现参与

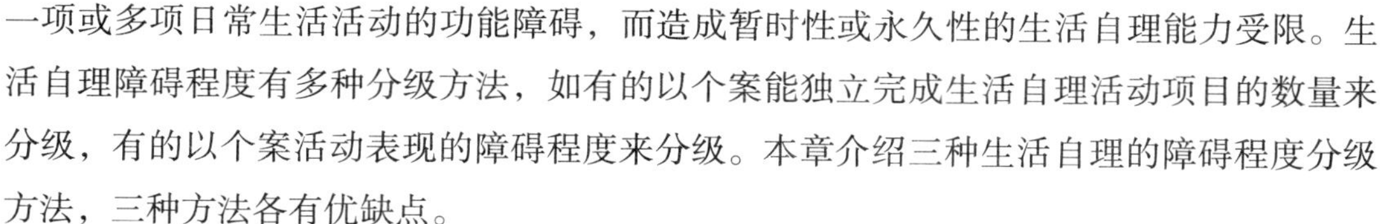

一项或多项日常生活活动的功能障碍，而造成暂时性或永久性的生活自理能力受限。生活自理障碍程度有多种分级方法，如有的以个案能独立完成生活自理活动项目的数量来分级，有的以个案活动表现的障碍程度来分级。本章介绍三种生活自理的障碍程度分级方法，三种方法各有优缺点。

（一）三级分法

国内惯用的生活自理的狭义定义中，有进食、翻身、大小便、穿衣洗漱、自我移动等五项日常生活活动。生活自理障碍程度分为“生活完全不能自理”“生活大部分不能自理”“生活部分不能自理”三个等级。其中，生活完全不能自理是指上述五项均不能自理；生活大部分不能自理是指上述五项中有三项或四项不能自理；生活部分不能自理是指上述五项中某一项或两项不能自理。

该分级方法优点是重度功能障碍者可以被快速确认其生活自理障碍的程度，特别是有利于工伤保险给付的分级，缺点是无法为专业服务干预提供依据。

（二）四级分法

巴氏量表（Barthel 指数评定量表）用于评定个案的生活自理能力，其将日常生活活动分为十项，并将生活自理障碍程度分为“完全残疾”“重度残疾”“中度残疾”“轻度残疾”四级。

该分级方法的优点是不论轻度或重度功能障碍者，从评定的内容与分数都可以知道个案生活自理障碍的内容与表现困难的程度，且有利于社会福利资源的介入，缺点是此量表只针对狭义的生活自理，无法获知个案在社区独自生活的能力与质量。

（三）五级分法

WHO（2001）ICF 将 d5 生活自理分成盥洗自身、护理身体各部、如厕、穿着、吃、喝与照顾个人的健康七项，以及其他自理特定或非特定项目等。ICF 的编码需用一个或多个限定值指出健康程度的情形或问题的严重性。所有分类的问题程度均以个体 30 天内的感受为评估期，百分比是指问题出现的时间占比，共分五级：“没困难”（0 级），“轻度困难”（1 级），“中度困难”（2 级），“重度困难”（3 级）与“完全困难”（4 级），可反映 ICF 健康与失能状况问题的严重程度（表 8–1）。

该分级方法的优点是生活自理只是 ICF 以全人观点描述个体健康状况的其中一项，它不是单独存在，限定值分级的特点可以呈现个案自述且较真实的困难度，缺点是需求评估必须考虑更多相关因素，且花费时间会比较多。

表 8–1　ICF 健康与失能状况问题的严重程度

级数	定义	说明
0	没困难	无、微不足道（困难出现的时间小于 5%。0 ~ 4%）。
1	轻度困难	略有一点、很低（困难出现的时间小于 25%，强度为个案能忍受的情形，且很少出现。5% ~ 24%）。
2	中度困难	中等程度、一般（困难出现的时间小于 50%，强度为偶尔干扰个案日常生活。25% ~ 49%）。
3	重度困难	很高、非常（出现困难的时间大于 50%，强度为经常干扰个案部分日常生活。50% ~ 95%）。
4	完全困难	全部（出困难现的时间大于 95%，强度为每日干扰个案全部日常生活。96% ~ 100%）。

第二节　产品介绍

一、概述

障碍者由于某些身体功能存在障碍或已经丧失，不能独立完成某项或多项日常生活活动，需要通过相关的辅助器具提高其自身能力，减轻由功能障碍带来的生活不便，完成一些原来不能完成的日常生活活动，提高生活独立性。国际上将这些器械统称为功能辅助性器械（functional aids），根据其复杂程度又可分为技术性辅助装置（technical aids）和自助器具（selfhelp devices or selfhelp aids）；国内根据其功能一般统称为生活自理辅助器具，辅助器具服务行业则习惯称其为自助具，本教材将其简称为“自助具”。

自助具适用于生活自理和日常生活活动有一定困难，但能通过辅助器具改善或克服困难的障碍者，主要是通过辅助和代偿方式以改善身体功能，一般不具备矫正、支持和稳定作用（如对关节活动度、肌力、精细动作和协调能力、交流活动等功能进行辅助和代偿）。通常一件自助具往往只能有助于某项特定功能（如进食、拾物或更衣）的改善。多种不同的自助具适用于日常生活的不同场合，包括自身照顾活动和生活关联活动等。部分障碍者通过治疗和训练有望获得功能恢复，他们只需在康复过程的某一阶段暂时应用自助具，以便及早实现日常生活自理；而另一部分障碍者则可能因功能已不能恢复而需要永久使用自助具。

二、分类方法

自助具种类繁多，其中一部分是为日常生活活动特意设计、制作而成，而大部分是将普通用具按照残疾人特殊的使用目的改造而成，有不同的分类方法。

（一）ISO 分类

常见生活自助类辅具在国际标准 ISO 9999：2011（GB/T 16432–2016）分类名称和代码中，主要有三类：09 主类：个人护理和防护辅具；15 主类：家务辅具；24 主类：处理物品和器具的辅具。

1. 09 主类：个人护理和防护辅具 指大小便失禁和造口术患者所需使用的辅具；也泛指穿脱衣物和鞋袜、身体防护、个人卫生等辅具，常见次类与支类见表 8–2。

表 8–2 常见 09 主类的次类、支类

次类	支类
0903 衣服和鞋	090303 连裤服（如轮椅专用雨衣） 090339 围嘴和围巾 090348 钉扣装置和扣件（如卷曲弹性鞋带）
0906 身体防护辅助器具	090603 头部防护辅助器具 090615 手部防护辅助器具 090624 躯干或全身防护辅助器具（如臀部护垫）
0909 穿脱衣物辅助器具	090903 穿短袜和连裤袜的辅助器具（穿袜器） 090906 鞋拔和脱鞋器（如加长鞋拔） 090918 系扣钩（如扣扣器）
0912 如厕辅助器具	091203 坐便椅 091215 增高坐便器座 091236 作为坐便器附件的冲洗器和吹干器（如智能马桶座）
0924 排尿装置	092407 冲洗和定位导尿管的镜子
0933 清洗、盆浴、淋浴辅助器具	093303 盆浴或淋浴椅、盆浴板、凳子、靠背、座椅 093312（盆浴）延展平台、淋浴桌和更换尿布桌（如淋浴台） 093330 带有把手、手柄或握把的毛巾、海绵和刷子 093336 自我擦干的辅助器具（如擦干巾）
0936 修剪手指甲和脚指甲辅助器具	093606 指甲锉和砂纸板（如带吸盘指甲锉） 093609 指甲剪和指甲刀（如带放大镜指甲剪）
0939 护发辅助器具	093906 梳子和头发刷
0942 牙科护理辅助器具	094206 电动牙刷

2. 15 主类：家务辅具 指各类家务活动所需使用的辅具，常见次类与支类见表 8–3。

表 8–3 常见 15 主类的次类和支类

次类	支类
1503 预备食物和饮料的辅助器具	150306 切、砍和分割辅助器具（如固定菜板、面包切割器） 150309 清洗和削皮辅助器具 150318 烹饪和油煎辅助器具 150321 烹调用具（如语音微波炉）
1506 清洗餐具辅助器具	150606 洗盘用刷和瓶刷（如带吸盘洗杯刷）
1509 饮食辅助器具	150903 备置食物和饮料的辅助器具（如饮料倾倒架） 150913 刀叉、餐具、筷子和吸管 150918 盘子和碗 150921 盘子挡边和防滑垫（如餐盘围边） 150927 喂食器械（如电动喂食器）
1515 编织和保养纺织品的辅助器具	151543 干燥衣服的辅助产品（如手摇晾衣架） 151548 鞋清洁器具

3. 24 主类：处理物品和器具的辅具 指协助使用科技产品和处理物品的辅具，常见次类与支类见表 8–4。

表 8–4 常见 24 主类的次类和支类

次类	支类
2406 处理容器辅助器具	240603 开启器（如开罐器、开纸盒器） 240606 挤管器（如挤牙膏器）
2413 有距离控制的辅助器具	241303 遥控系统（如窗帘开关遥控）
2418 协助和（或）代替手臂和（或）手部和（或）手指功能的辅助器具	241803 抓握器具（如汤匙抓握辅助器） 241806 握持适配件和附件（如轮椅杯架） 241809 穿戴式抓握器（如电话筒手持器、电动剃须刀手持器）
2421 延伸取物辅助器具	242103 手动抓取辅助器具（如手动抓取钳）

（二）按用途分类

衣、食、住、行是人们维持生活的基本条件，也是参与各种形式的社会活动的基础。自助具种类繁多，具体可分为以下五个方面。

1. 进食辅具

（1）拇指不能对指持物和握力丧失者的辅具：多用活动袖套、U 型塑料夹、持杯器。

（2）关节活动受限，手指不能充分紧握、持物，手臂不能充分屈伸者的辅具：粗柄食具、长柄器具、多用旋转手柄及弯角食具，后两种辅助用具是供丧失前臂旋后功能者使用。

（3）上肢不能自主运动者的辅具：加重自助器，是采用适当增加食具的重量或使用加重的多用生活袖套，在短时间内减少上肢的不自主运动，使进食较为方便；自动喂食器，是一种以电池为动力的进食辅助器具；真空杯，使用这种杯即使上肢有不自主运动，饮用液体时也不会溢出，卧床者也可以使用。

2. 穿戴辅具　有两用穿衣钩（以弥补手的精巧动作），穿衣、系扣辅助器具，穿衣皮带袢，穿袜器，穿鞋辅助器具，脱鞋器，长柄鞋拔等。

3. 书写阅读装置

（1）上肢不能自主运动者的辅助装置：适当增加笔的重量，或将一个磁铁片固定在腕部和前臂，同时在桌子上增加一块金属板，将有助于减少书写时的不自主运动。

（2）握力丧失者的辅助装置：例如，加粗笔，是通过卷上泡沫胶或用弹性布条增厚固定的方式加粗，以方便握持有困难的人使用；免握笔，是将笔套先附于自动粘贴带上的小带中，再绑于手掌上，可帮助手指软弱者使用。

（3）其他：如翻书器、打字自助器，等等。

4. 个人卫生辅具

（1）握力丧失者的辅具：牙刷、梳子等用具配合多用生活袖套或 U 型塑料夹使用；将剃须刀固定在剃须刀夹持器上使用；将肥皂插入磁性持皂器内，使用者将手指插入指环即可依靠磁力吸起肥皂；手套式擦洗布为一种外包毛巾或泡沫塑料的擦洗用具；无指手套用尼龙搭扣束紧腕部后可作为擦洗用具。

（2）关节活动受限者的辅具：粗柄用具、长柄用具和厕纸夹，不同部位关节活动受限者均可使用。

5. 环境控制系统　适用于四肢瘫痪者，是一种自动控制系统，可以利用手指、口棒、头棒、呼吸等方式触动各种按钮，对周围环境中的电灯、电话、收音机、电视、电动门、电动床、电动窗帘等进行控制。

三、常用自助具

从自助具的实际应用出发，按以下 12 个类别进行介绍。

（一）抓握类

（1）C 型夹：主要用于抓握能力低下或丧失，但前臂旋前旋后和腕功能尚好者，也可插入刀、叉、牙刷等的把（柄）进行多种日常活动。例如，截瘫者坐在轮椅上，需要捡起掉在地上的东西时，可使用各种 C 型夹来抓握。其结构有折叠式、便携式和钩状式等多种样式。

（2）取物器：手柄多为手枪样，使用时，只要用手指扣动扳机，由扳机牵动控制顶端钩的连线，即可打开取物器顶端的钩，将掉在地上的东西夹取到手中（图 8–1）。

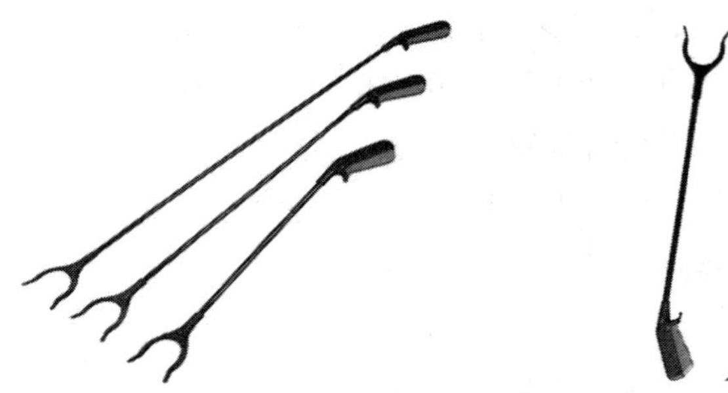

图 8–1　取物器

（3）万能袖套：适用于四肢瘫、偏瘫、外伤等疾病引起的手背伸无力及抓握功能差者。可起到固定手腕、支撑腕关节或插口的作用，可在插口处插入各种长柄用具。每个万能袖套的插口大小都是一定的，使用者可以根据需要修改插件的大小，使其与插口相适配，从而达到万能袖套“万能”的作用。

（二）进食类

1．直接操作的筷子、叉、匙类

（1）筷子上加装弹簧：加装了弹簧的两根筷子在使用者松手后因弹簧的张力而自动分离（图 8–2），适用于手指伸肌无力或力弱不能自行释放筷子者。

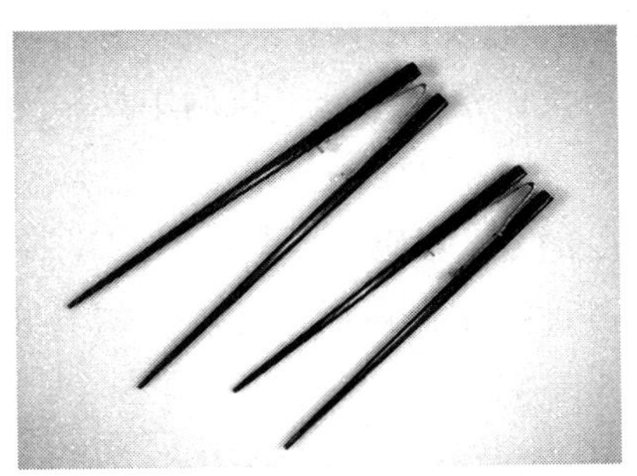

图 8–2　筷子上加装弹簧

（2）把手加长的叉、匙：适用于上肢活动受限，前伸到最大程度仍够不到碟或碗者。

（3）把手加粗的叉、匙：适用于手指屈曲受限或握力不足者，把手加粗后易于握持。

（4）把手带掌套的叉、匙：适用于手指屈曲受限或握力不足者，把手加掌套后易于握持（图 8–3）。

（5）把手向一方弯曲成角的叉、匙：适用于手功能受限，无法正常握持叉、匙与端起碗者，故通过改变叉、匙的角度以满足需要。

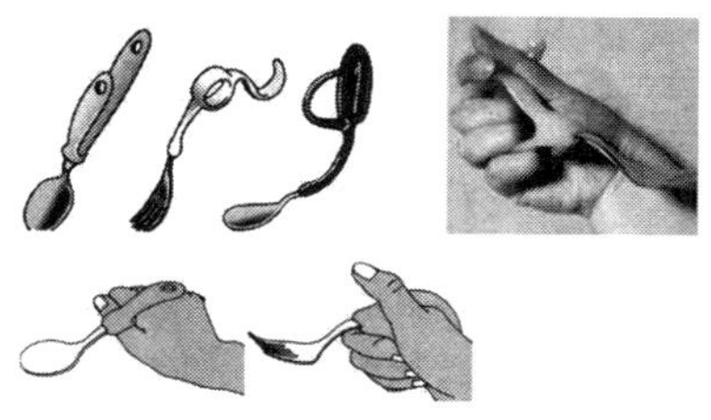

图 8–3　把手带掌套的叉、匙

2. 特殊类型的刀类　手指力量较弱者，不能以食指掌面下压刀背，切物时需借助整个手和臂的力量进行切割。

（1）倒 T 型锯刀：利用垂直的大压力和呈锯齿状等优势来克服切割的困难。

（2）工字型摇切刀：可利用握力以及向两边摇动的力进行切割。

（3）L 型刀：利用手和臂的力量进行切割（图 8–4）。

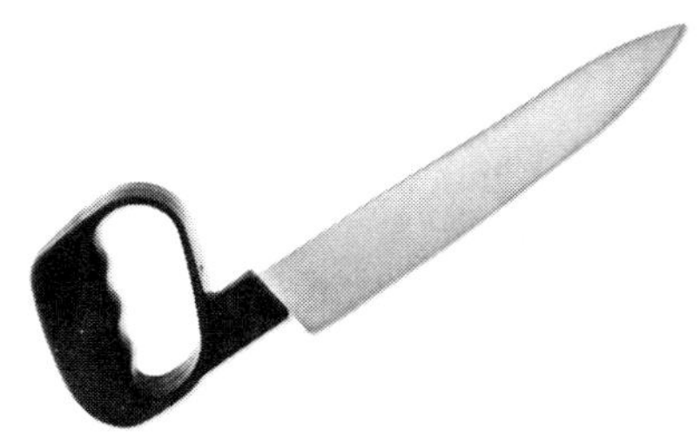

图 8–4　L 型刀

3. 碟盘和杯类

（1）分隔凹陷式或配有碟挡的碟子：适用于一手持匙进食的偏瘫者，可防止食物被使用者推出碟外（图 8–5）。

（2）C 型把手的杯：可四指同时穿入 C 型把手的中空部位，适用于握力不足者。

（3）T 型把手的杯：用手指夹住 T 型把手的水平部位，同样适用于握力不足者。

（4）带吸管夹及吸管的杯子：用长或长而弯的吸管插入杯中直接吮吸，适用于无法持杯者饮用流质饮食物。

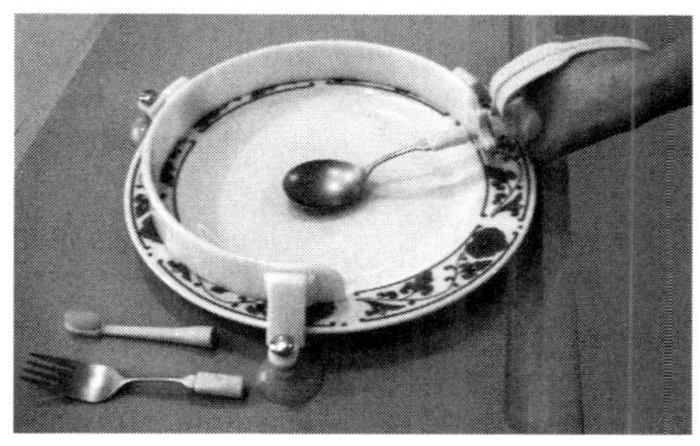

图 8–5　碟挡

4. 进食相关辅助器具

（1）防漏碟边：防漏的碟边放在碟子上，食物不会漏出，适用于单手操作者。

（2）免握餐具：套在手掌中使用，适用于手指不能握物者。

（3）加大手柄餐具：可捆上海绵或加粗手柄，适用于抓握力量不足者。

（4）双耳杯：适用于单手稳定性和协调性较差者（图 8–6）。

（5）吸管固定器：将固定器置于杯沿（图 8–7），角度可随意调整，适用于协调性较差者。

（6）轮椅夹杯及台面：轮椅夹杯是指夹在轮椅扶手上的杯，方便需要乘坐轮椅的人士使用；轮椅台面固定在轮椅扶手上，便于瘫痪者在轮椅上进行进食、书写等活动。

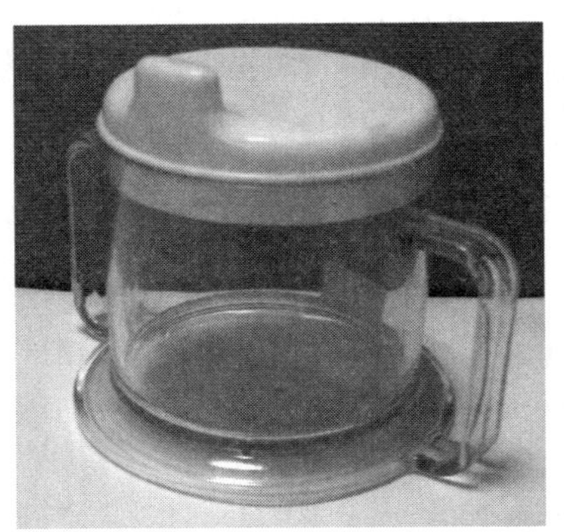

图 8–6　双耳杯

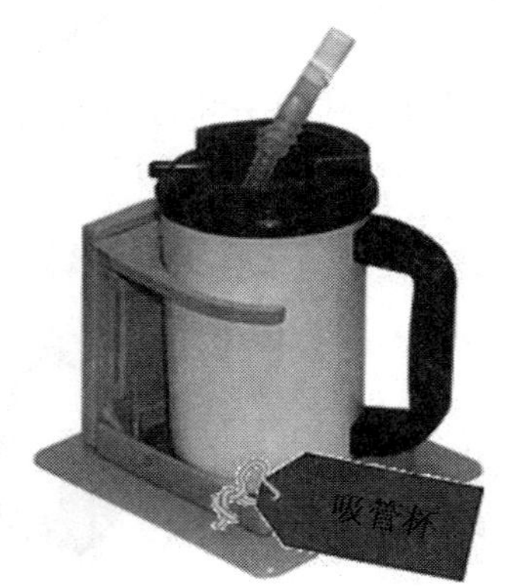

图 8–7　吸管固定器

5. 辅助匙　根据个体障碍程度和需求以及手部大小的不同，在匙柄上安装尼龙搭扣，便于使用者抓握匙柄，为使用匙、叉等餐具进食提供便利（图 8–8）。

6. 辅助杯、碗、盘　对杯、碗、盘等餐具进行适当改造，或一侧加高以防倾洒，或在底部进行防滑处理，防止滑脱、倾倒，为进食提供便利（图 8–9）。

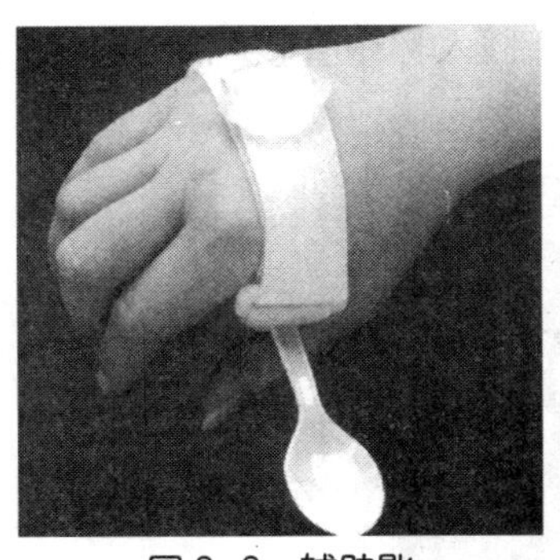

图 8–8　辅助匙

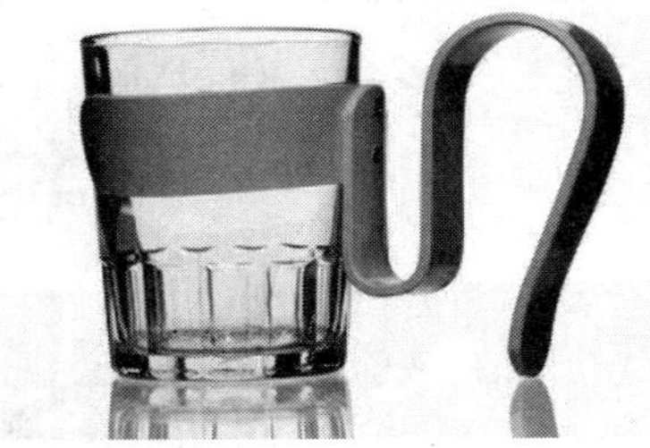

图 8–9　辅助杯

进食辅助器具除上述简单的改良餐具外，也有较复杂的装置。例如，对双上肢功能较差的高位截瘫或四肢瘫痪者，可利用“四连杆连动机械原理”设计制作一套特殊装置。

（三）梳洗、沐浴类

1. 洁身辅助器具

（1）双环毛巾：将毛巾两端加上双环，适合双手抓握功能较差者使用。

（2）长臂洗澡刷：适合上肢关节活动受限者（图 8-10）。

（3）肥皂手套：适合手抓握功能较差者使用。

（4）防滑地胶：置于湿滑的地方可防止摔倒。

（5）沐浴椅：垫了海绵的椅子，为使用者提供舒适的座位，并可疏水，高度可调整（图 8-11）。

（6）搓背刷：取一直径 3cm ~ 4cm、长 75cm ~ 80cm 的塑料圆棍，经加热处理后弯成一定角度，一端固定成适合手部大小的长方形闭环或加装加粗手柄，另一端连接一长方形毛刷或软塑料刷即可使用。手插入一端的方形环内或握持加粗手柄，便可比较容易地擦洗背部。

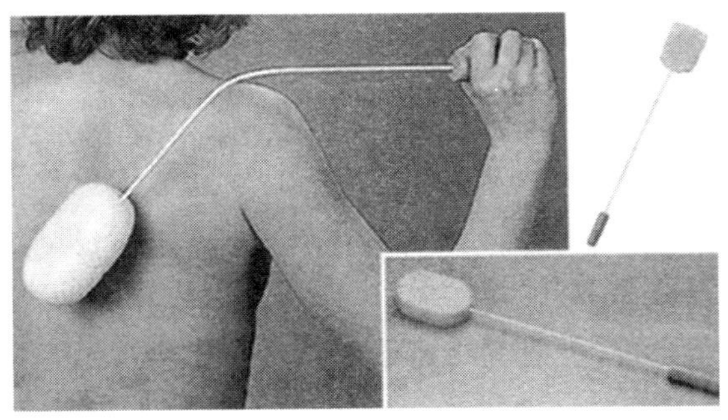

图 8–10　长臂洗澡刷

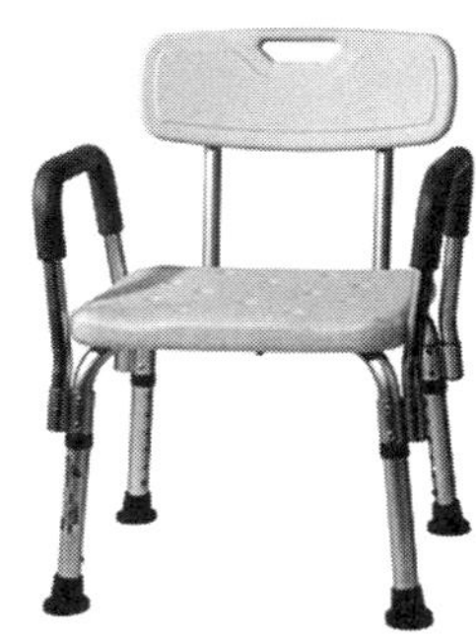

图 8–11　沐浴椅

（7）环境设置：在浴室设置充足、牢固的扶手（图 8-12），水温易调整的水龙头，防滑垫，并安装报警器，以防使用者滑倒或遇到不测。

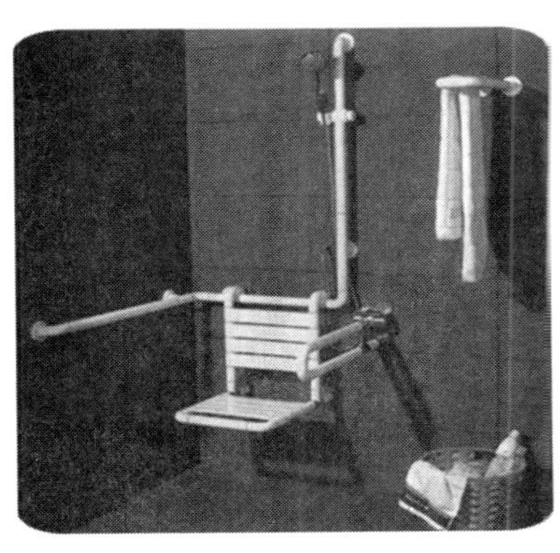

图 8–12　扶手

2. 个人卫生类自助具

（1）延长把手或弯曲成角的梳子：供活动范围受限，手够不到头部者使用。

（2）配有 C 型夹及蛇形管把手的镜子：便于握持，角度可随使用者的需要而改变。

（3）利用两面镜子前后反射：可以看清头后部，用于头部转动不便者。

（4）T 型把手的梳子：手功能不佳者将示指、中指穿过 T 型把手的根部梳头较为容易。

（5）长柄的发梳、海绵或牙刷：将梳子、海绵或牙刷绑上长木条做手柄即可，适用于上肢关节活动受限者。

（6）辅助牙刷：粗柄牙刷及自制粗柄牙刷。自制粗柄牙刷：在一根直径 3cm、长 12cm 左右的木棒中心钻一孔，孔直径与牙刷柄相适应，孔深约 3cm ~ 4cm，将普通牙刷柄插入木棒孔中，固定后即可使用（图 8–13）。

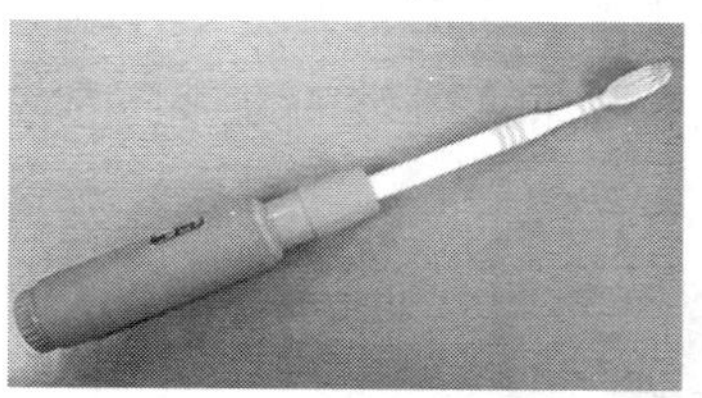

图 8–13　自制粗柄牙刷

（7）辅助剃须刀：取一块与普通电动剃须刀底座大小相适应的长条塑料板，经热处理后按使用者手部的曲线弯成一个 U 型环，再用尼龙搭扣或皮革做一条固定调整带，用 U 型环将调整带和剃须刀一并固定后即可使用。

（8）底部加装橡皮吸盘的刷子：利用加装两个吸盘将刷子固定在平台或水池旁（图 8–14），手指可在刷子上来回刷洗，适用于单手活动者。

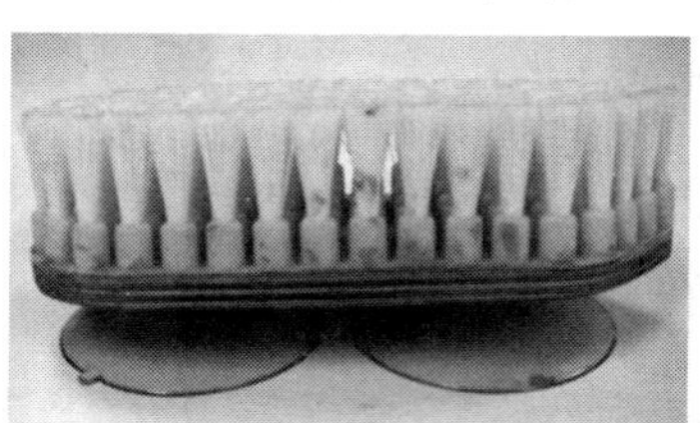

图 8–14　加装吸盘的刷子

（9）加装吸盘固定的指甲刀：利用吸盘将指甲刀固定在台面上，使用者可利用患肢手掌的尺侧、前臂尺侧或肘按压指甲刀给健侧手剪指甲（图 8–15）。

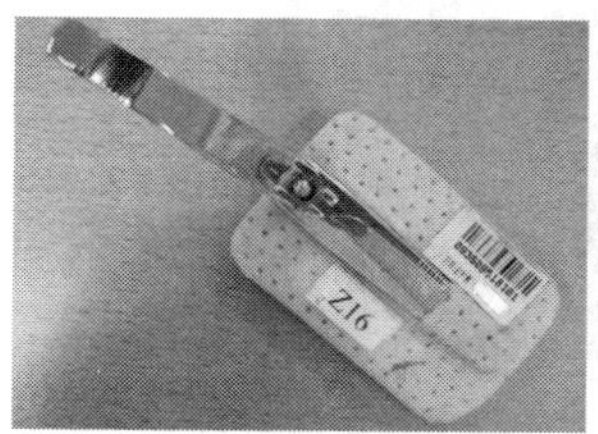

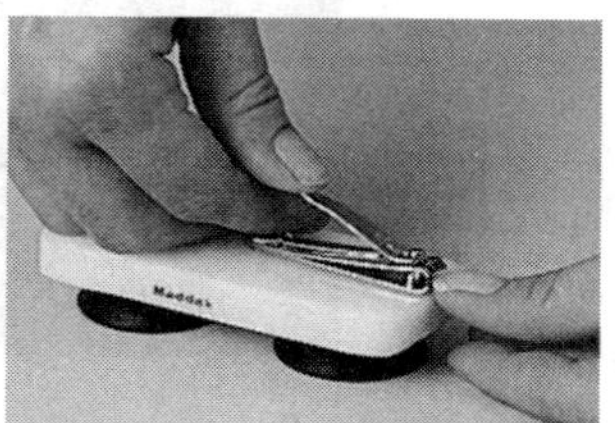

图 8–15　加装吸盘固定的指甲刀

（10）粗柄指甲锉刀：通过在指甲锉刀上加粗手柄，使其便于握持，适用于手指功能减退者（图 8–16）。

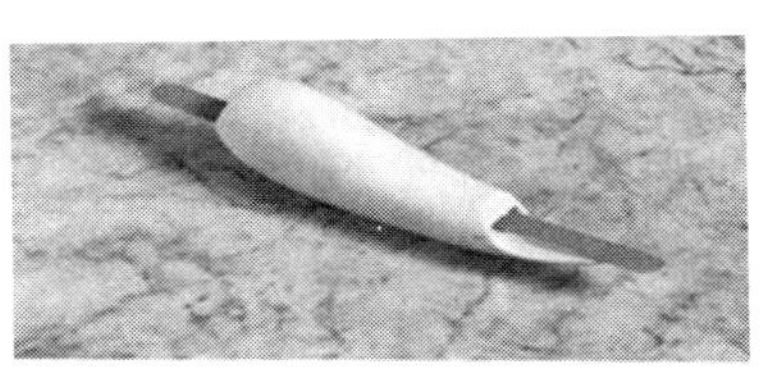

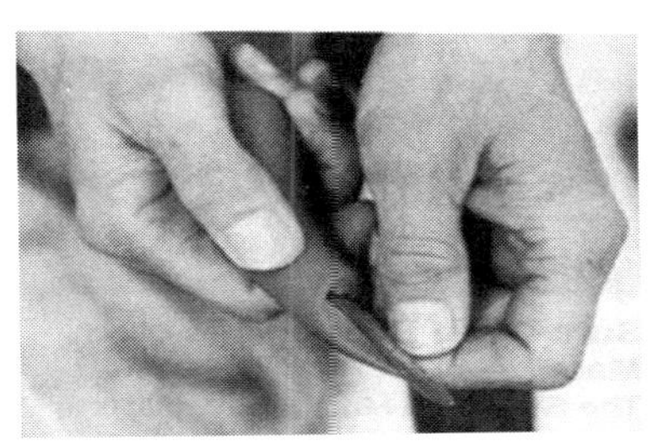

图 8–16 粗柄指甲锉刀

（四）更衣、穿着类

1. **穿衣、系扣辅助器具**

（1）系扣钩：由凸形钢丝环和手柄构成。使用时手握手柄，将凸形环穿过纽扣后，用环的宽大部套住纽扣的根部，将环的狭窄部抽回扣孔侧，纽扣即进入扣孔，扣上后退出系扣钩，便完成扣纽扣动作，此辅具适用于手指功能障碍者（图 8–17）。

（2）穿裤自助具：用连着几个圈套的钩，钩住裤子腰带袢，只需将两前臂伸入圈套即可提上裤子。此辅具适用于手部功能障碍者，但其肩关节应能屈曲外展，肘关节应能屈曲。

（3）魔术扣：可以代替 T 恤衫外衣的纽扣，便于手指不灵活者穿衣。

（4）穿衣棒：棒的一端为 L 型钩，另一端为单钩，使用时用 L 型钩可把要穿的衣服拉上，用另一端可将要脱的衣服推掉（图 8–18）。

（5）拉锁环：手指不便拉动拉锁的舌片时，利用穿入拉锁舌片孔内的大环，将手伸入环内拉动拉锁。另有一些简单的辅具可以帮助拉动拉锁（图 8–19）。

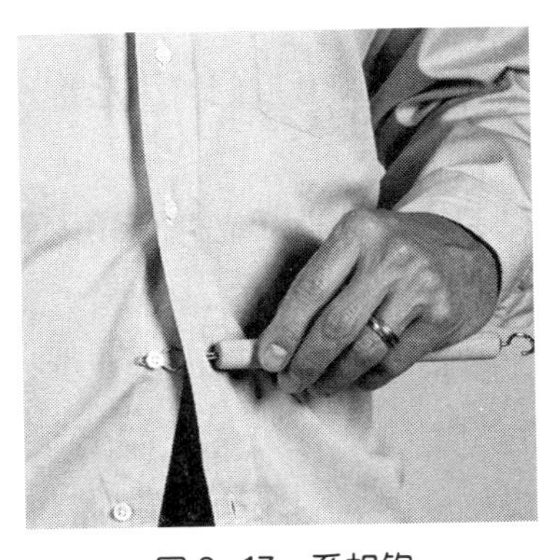

图 8–17 系扣钩

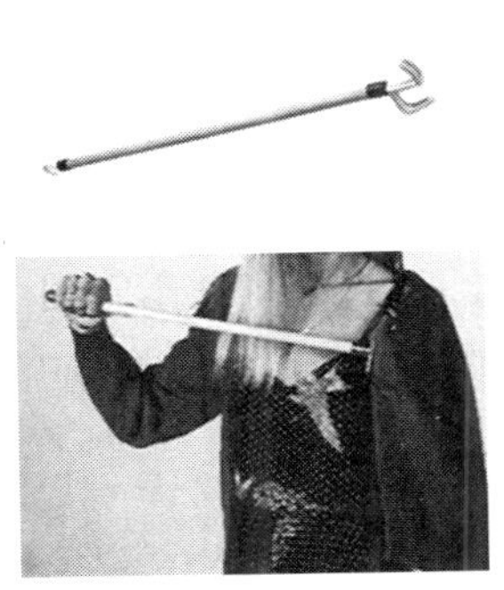

图 8–18 穿衣棒

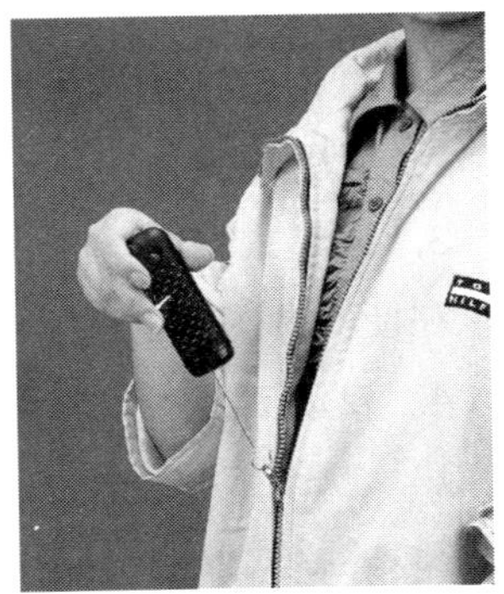

图 8–19 拉动拉锁的辅具

2. **穿袜辅助器具** 穿袜辅助器具可用一张硬壳纸和两条线带制成；也可用一弹性塑料片热塑成开口喇叭筒状，宽口缘系上两根带子，使用时将袜口套在筒上，脚从宽口缘进入袜子后，继续向后牵拉两根带子，筒脱出袜子即可穿上。适用于髋关节不灵活或不能举肩者（图 8–20）。

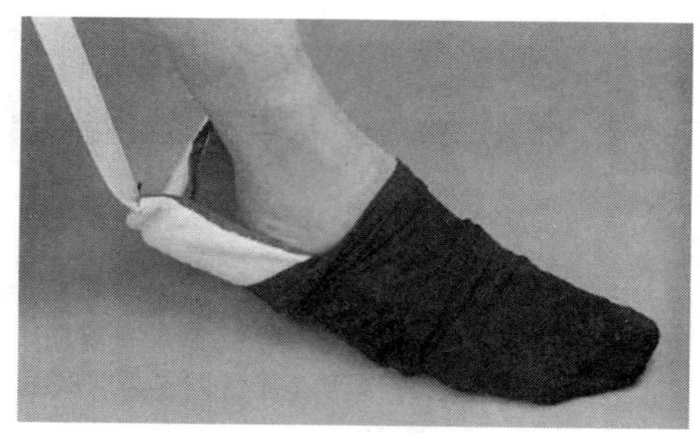

图 8–20 穿袜辅助器具

3. **穿鞋辅助器具**

（1）长柄鞋拔：用一个普通的鞋拔与一根宽约 2cm、长约 80cm 的木板或木棍连接即可。使用时，使用者坐着不需弯腰便可将鞋穿上（图 8–21）。

（2）弹性鞋带或魔术贴：穿鞋时能松开和收紧，不必经常松紧鞋带（图 8–22）。

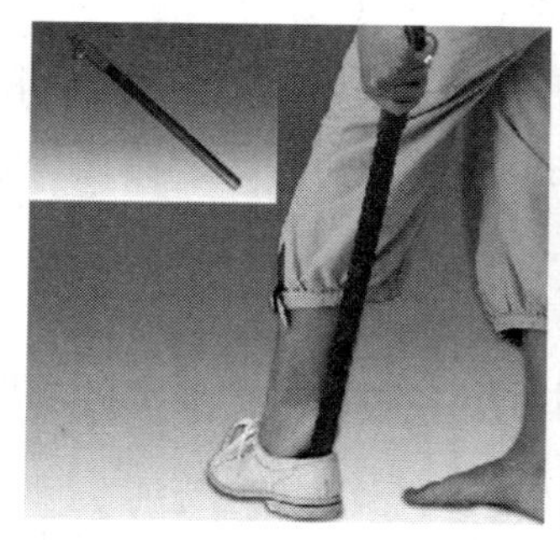

图 8–21 长柄鞋拔

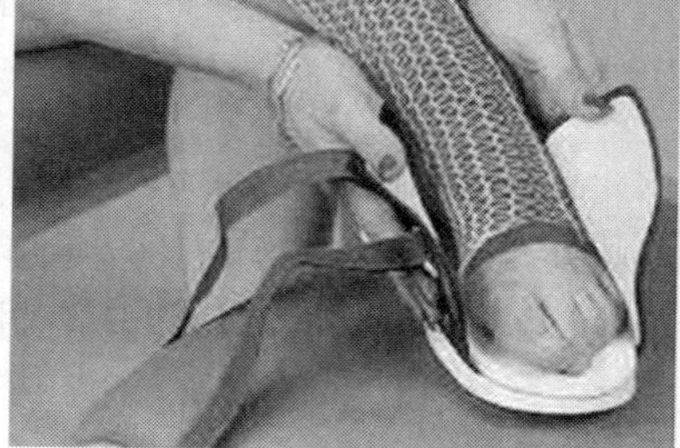

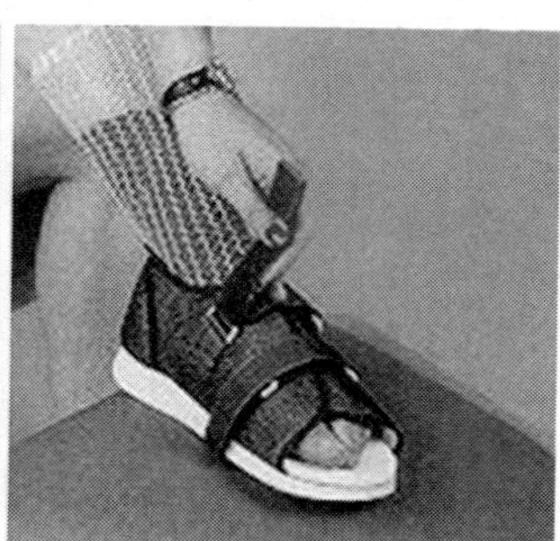

图 8–22 弹性鞋带或魔术贴

（五）排尿、排便类

1. **肛门刺激器** 其顶部插有肛门栓子，排便困难者手持此器刺激肛门可引起排便。

2. **大便纸夹持器** 可供使用者夹持便纸拭擦肛门。

3. **助起式便器** 下肢力弱或年老体弱者久坐后难以站起，用此器起立时可用上肢按压竖在便器两侧的横杠，坐圈即抬起，有助于使用者离开便器。

4. **自动洁便器** 使用者排泄后用肘或足触动开关，自动洁便器便喷射温水冲洗，继而以热风吹干。

5. **轮椅式便池** 座位上放置铺有软垫的木板，下方可放置便盆。使用者需如厕时移开座位上的木板，即可使用座位下的便盆。

6. **加高坐厕板** 使髋关节屈伸有困难者易于坐下和起立。坐板可直接安装在便器上，易于清洁。

（六）厨房类

1. **水壶倒水辅助器具**　用吸盘将水壶固定，将瓶口挤入 V 型的狭部即可应用。

2. **特制砧板**　砧板背面有橡皮吸盘固定在台面上，一角有直角的挡板，板面上有两个竖钉以固定洋葱、土豆等滚动的物品。适用于双手功能不全或单手活动者对蔬果进行削皮或加工切丝、切片等（图 8-23）。

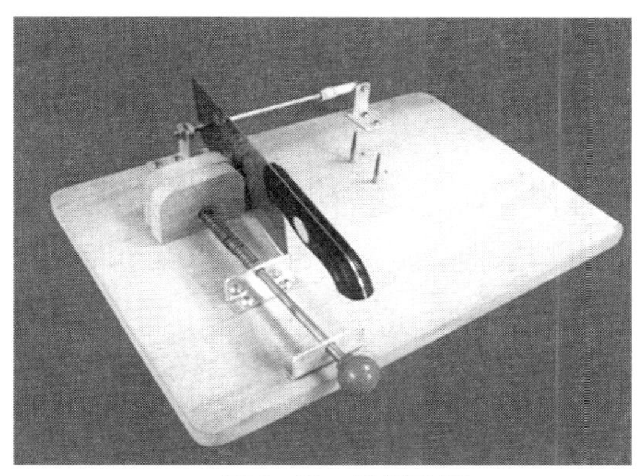

图 8-23　特制砧板

3. **稳定板**　由木板和针钉制成，于底部加置防滑脚垫，可协助单手活动者给蔬果削皮。

4. **锯状切刀**　刀柄呈圈状，刀刃呈锯齿状，供手臂无力者使用。

5. **洗杯、碗刷**　刷子由吸盘固定于上方，使用者可单手持杯、碗在刷上清洗。

6. **辅助刷**　用螺钉将一把较大的刷子固定在两个直径 9cm 左右的吸盘上，再将带有吸盘的刷子固定在较光滑的台面上，就可以容易地将需洗刷的物品洗刷干净（图 8-24）。

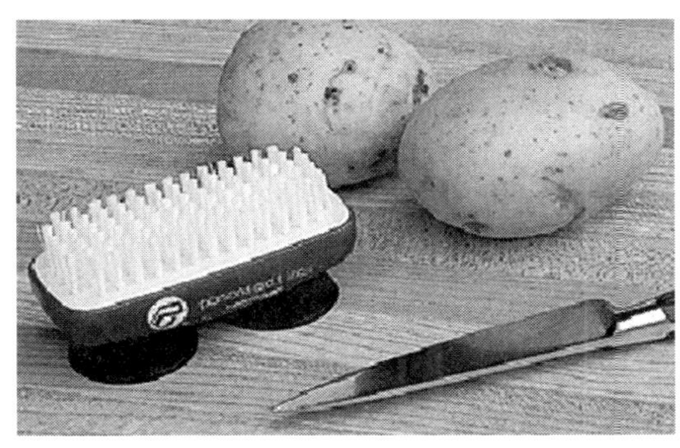

图 8-24　辅助刷

7. **清洁餐具辅助器具**　将一长柄刷固定在金属板上，用螺钉将金属板固定在自来水管上即可。使用时可在自来水冲洗的同时刷洗餐具。

8. **去皮辅助器具**　将削皮刀用三脚架固定于一木板或铁板上，使用时可用一 U 型铁条将上述装置的底板卡于桌面上固定，使用者即可单手对食品进行去皮。

9. **单手托盘** 表面附有防滑胶垫，使盛载的东西不倾倒。

10. **开瓶器、开罐器** 适用于手指力量不足者。

（七）阅读、书写类

1. **阅读辅助器具**

（1）电动阅读辅助器具：以电池为动力，通过头操纵杆或口操纵杆对触压开关进行控制，适用于手指功能障碍者。

（2）棱片眼镜：利用棱镜折射原理，不用起床便可阅读书架上的书籍，供长期卧床者阅读使用。

（3）翻书器：手指功能不佳者，因为手指不灵活，翻书页常有困难，此时可给示指套一小截橡皮套，会有帮助。手指功能丧失者，可以在C型夹上插入一个橡皮头利用手腕操纵来完成翻书动作（图8–25）。

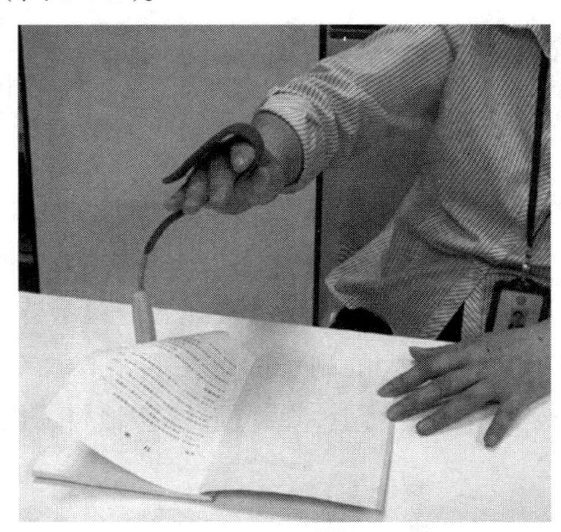

图8–25 翻书器

2. **书写辅助器具**

（1）C型夹持笔器：对于手指和抓握功能完全丧失者，为了克服不能握笔的障碍，可将笔插入塑料环上的夹持孔中，再将环套在手掌上即可自如书写。

（2）加粗笔：可用橡皮圈、泡沫胶或乳胶等加装在笔杆上或将笔杆穿在横杆或球形物中，也可用弹性布条固定或用黏土成型固定柄，即可达到加粗目的，以方便握持有困难者完成书写（图8–26）。

（3）免握笔：将笔套附于自动粘贴带上的小带中，再绑于手掌上，可帮助手指软弱无力者书写。书写需要良好的持笔功能，拇、示、中三指功能不佳或不协调时就会有困难，手指功能差甚至握不住笔者，可使用此用具加以改善。

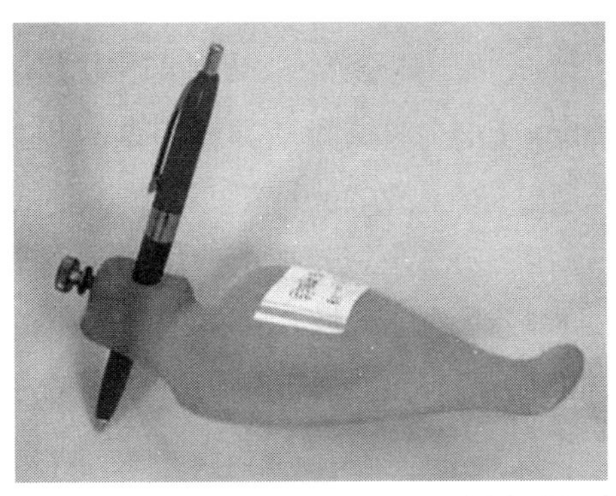
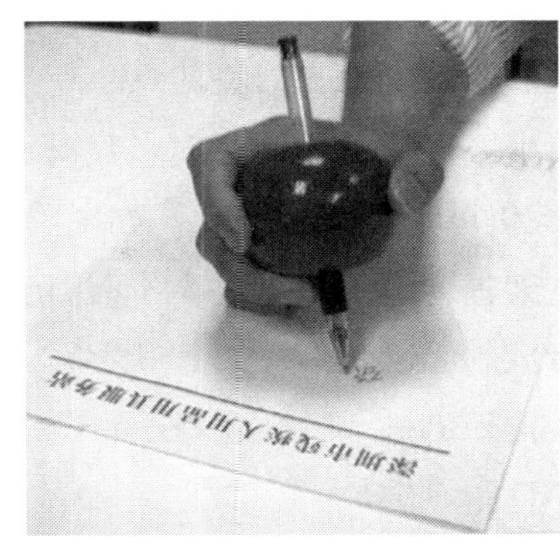

图 8–26　加粗笔

（八）打字类

1. 打字自助器　使用者手指无力时，可在 C 型夹上插入橡皮头棒，改用腕力敲击键盘打字。

2. 打字辅助器　辅助功能障碍者使用计算机进行打字等操作，如加长的指套、嘴控鼠标等。

（九）通讯类

1. C 型持听筒夹　使用普通电话机时，手功能差者因握不住电话筒而影响通话，可用 C 型夹持听筒帮助解决。

2. 电子交流辅助设备　辅助使用者开展电子交流活动，如号码盘拨号器等。

（十）文娱类

在文娱活动中，棋类、麻将牌等较易玩耍，但把持扑克牌则需要手指具有较好的功能。为了让手指功能差者参加更多的活动，可使用特殊的条状或片状器具，将牌插于其中，需出牌时再取出（图 8–27）。

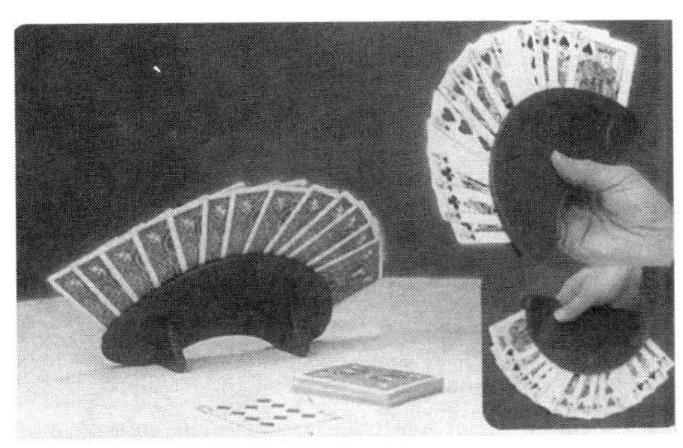
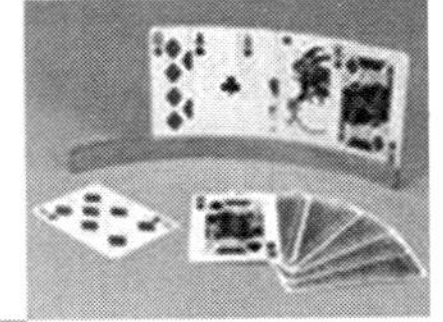
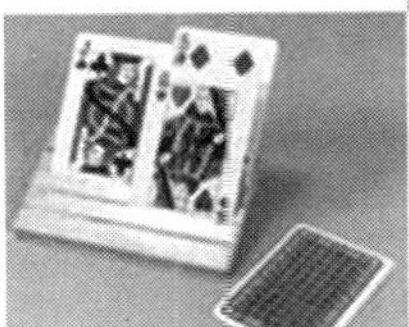

图 8–27　文娱自助具

（十一）四肢瘫痪者的自助具

1. 头棍或口棍 四肢瘫痪者只有头颈部能活动，日常生活存在很多不便。但应用头棍或口棍，仍可进行不少活动，如果周边有通过键盘操作的设备，则活动范围会更大。

2. 支架辅助器具 可供高位截瘫者放置在床头桌上或轮椅上使用。制作方法是先加工一块宽约 35cm、长约 45cm、厚约 2cm 的木板，再将两根 0.5cm ～ 1cm 粗的长铁丝分别制成 65cm × 30cm 和 75cm × 65cm 的长方框，然后将两方框与前面准备好的木板组合成支架辅助用具。

3. 其他先进技术设备 随着科学技术的发展和康复工程研究的进步，带有微型电子计算机的各种环境控制装置和神经性假肢系统也已陆续出现，许多装置都在自助具这一范畴内，这为更多的障碍者提供了自理生活的途径，解决了他们的实际困难。

（十二）环境控制系统和护理机器人

1. 环境控制系统 环境控制系统（Environment Control Unit，ECU）主要面向重度障碍者，使他们可以利用尚存的功能，实现部分生活自理，如开门、取物、拨打电话、开关电灯和电视等。该系统的关键是提供一个利用障碍者尚存功能与电器设备间的人机接口。可利用的功能很多，包括身体某部位的微动、吹气等，也可用人体生物信息如肌肉生物电、脑电信号。

2. 护理机器人 这是帮助重度障碍者拿取用品的设施，它在第二代机器人——服务机器人中占有重要地位。与其他的服务机器人如清洁机器人、搬运机器人等相比，护理机器人有其特殊要求。除了安全性以外，它的用户界面特殊、工作强度不大、精度不高，但应有一定程度的智能化。可分为以下三种类型。

（1）工作站式机器人：工作站由操作平台、四周物品和设备构成，机器人按操作要求，从相应的物品架上抓取所需物品。

（2）搭载式机器人：是加装在轮椅上的多自由度机械手。

（3）移动式护理机器人：将机械手装在可移动的小车上，活动范围相对较大，可实现大范围内作业，此类机器人可以在各个房间穿行，机械手上装有力传感器和接近传感器以保证工作安全可靠。

第三节 适配应用

在进行辅助器具适配评估时，专业人员必须针对功能障碍者本身、居家条件、就学或就业条件与周围环境做完整的考虑，才能选出适合、安全、方便的辅助器具。在选择辅助器具时，评估应以个案主述的需求为主，也就是评估以个案的角色与价值观为中心的日常活动内容，通过直接观察和间接评定取得个案日常生活活动（ADL）能力和功能障碍的现状，作为生活辅助器具优先选择的指引。

一、影响要素

在适配自助具时，除了应仔细了解使用者功能代偿的需要，依照上述要求挑选或制作，同时需要考虑影响其接受程度及使用效果的因素。

（一）身体因素

包括肌力、握力、手部运动范围，身体其他关节的活动范围、肌肉协调能力，以及是否有感觉障碍。需要时可进行日常生活活动能力的测定。

（二）主观意识因素

从对自助具的接受程度来看，青年和中年人更易于接受；残疾持续时间较长、愈后较稳定者比持续时间较短、愈后不稳定者易于接受。在确定使用自助具后，应针对使用者的年龄、性别、残疾持续时间和愈后的不同情形而产生的心理状态做好耐心的解释和辅导工作。

（三）社会文化因素

不同社会与文化环境中的使用者可能对自助具会有不同的理解，但出发点和共同点都是要求自助具结构简单、方便使用、不引人注目、经济实惠。如果使用者需要依靠其从事职业活动，则自助具的使用率会明显提高。

（四）使用训练因素

在使用自助具之前，首先要进行功能性实验，了解使用者完成各项日常生活活动的体力状况，以决定需要自助具的特定目的，对每件自助具的选择或结构提出具体要求；其次要对使用者进行训练，尤其是残疾程度较严重者，训练可以从日常生活活动（如进食）开始，再逐步练习较为精细的动作；在使用过程中，还应注意随访，及时根据具体情况进行必要的调整或更换。

二、生活自理能力评估

使用《日常生活活动能力评定量表》（Barthel 指数）了解个案自我照顾的能力，这是医疗照护过程针对个案生活自理能力缺失的评分，包括项目、评分标准与评定日期。可以利用此表来了解个案所需要完成的日常生活活动的表现，内容包括：大便、小便、修饰、如厕、吃饭、转移（床↔椅）、活动（步行）、穿衣、上下楼梯（上下一段楼梯用手杖也算独立）与洗澡等 10 个项目。评分的总和显示个案日常生活活动能力缺陷程度，并将其分成四级：0 ~ 20 分者为完全障碍，生活完全依赖；20 ~ 40 分者为重度障碍，生活需要很大帮助；40 ~ 60 分者为中度障碍，生活需要帮助；60 分以上者为虽有轻度障碍，但生活基本能自理。每项表现都包括个案需要使用辅助器具的能力表现，其满级分的描述见表 8–5。

表 8–5　日常生活活动评价满级分说明

项目	满级分	说明
大便	10 分 = 能控制	如果需要，能使用灌肠剂或栓剂
小便	10 分 = 能控制	如果需要，能使用集尿器或其他用具并清洗；如无须帮助，自行导尿并清洗导尿管视为能控制
修饰	5 分 = 自理	在提供器具的情况下，可独立完成洗脸、梳头、刷牙、剃须（如需用电则应会用插头）
如厕	10 分 = 自理	指能独立地进出厕所，使用厕所或便盆，并能穿脱衣裤、使用卫生纸，擦净会阴和冲洗排泄物或倒掉并清洗便盆
吃饭	10 分 = 全面自理	指能使用任何必要的装置，在适当的时间内独立地完成包括夹菜、盛饭在内的进食过程
转移（床←→椅）	15 分 = 自理	能独立完成转移的全过程
活动（步行）	15 分 = 自理	指能在家中或病房周围水平路面上独立行走 45 米以上，可以用辅助装置，但不包括带轮的助行器
穿衣	10 分 = 自理	指在无人指导的情况下能独立穿脱适合自己身体的各类衣裤，包括穿鞋，系鞋带、扣，解纽扣，开关拉链，穿脱矫形器和各类护具等
上下楼梯（上下一段楼梯用手杖也算独立）	10 分 = 自理（包括使用辅具）	指能独立地上下一层楼，可以使用扶手或用手杖、腋杖等辅具
洗澡	5 分 = 自理	指无须指导和他人帮助能安全进出浴室，并完成洗澡全过程

三、肢体功能障碍评估

肢体功能障碍评估总体分为三部分：首先是检查上肢的精细动作，个案的功能主要在手部的手指抓握能力及手的抓握能力；其次要检查上、下肢肢体动作的控制能力，也就是评估粗大肢体的运动控制能力；最后是检查保持整体身体姿势的能力，如个案保持立位平衡、坐姿、行走及头部控制的能力等。综合这三部分可以得到个案肢体功能障碍的基本情况（表 8–6）。

（一）上肢精细动作

评估的部位（左右手）各有三个功能，分别为拇、示指对指功能，抓握能力，伸展能力，均以四级评分，即良好、尚可、不好、极差。

（二）上、下肢肢体动作控制

分别对左右两侧的上、下肢进行评价，评价内容以正常、单关节动作控制能力差、震颤、动幅障碍、徐动症等五种表现为主，如果无法以上述五种表现来评价，则于“其他”项中自行填写适合个案操作表现的描述。

（三）身体姿势保持能力

评价的项目有行走、立位平衡、坐姿及头部控制等四项，评价内容如下：

1. **行走** “独立步行”，“需监督或轻度协助”，“需中度以上的协助”及“不能步行”等四级。

2. **立位平衡** “独立站起”，“用手协助站起”，“没有协助无法站起”及“无立位平衡”等四级。

3. **坐姿** “正常”，“不能保持 5 分钟”，“异常”或“脊柱变形”，“使用靠背维持”及“不能保持坐姿”等五级。

4. **头部控制** “控制自如”，“能控制前屈与后伸”，“能控制左右转动”及“不能控制”等四级。

表 8-6 使用生活辅具肢体功能评估表

上肢精细动作	1. 右手拇、示指对指功能：□良好□尚可□不好□极差 2. 右手抓握能力：□良好□尚可□不好□极差 3. 右手伸展能力：□良好□尚可□不好□极差 4. 左手拇、示指对指功能：□良好□尚可□不好□极差 5. 左手抓握能力：□良好□尚可□不好□极差 6. 左手伸展能力：□良好□尚可□不好□极差
上、下肢肢体动作控制	1. 左上肢：□正常□单关节动作控制能力差□震颤□动幅障碍□徐动症□其他 2. 右上肢：□正常□单关节动作控制能力差□震颤□动幅障碍□徐动症□其他 3. 左下肢：□正常□单关节动作控制能力差□震颤□动幅障碍□徐动症□其他 4. 右下肢：□正常□单关节动作控制能力差□震颤□动幅障碍□徐动症□其他
身体姿势保持能力	1. 行走：□独立步行□需监督或轻度协助□需中度以上的协助□不能步行 2. 立位平衡：□独立站起□用手协助站起□没有协助无法站起□无立位平衡 3. 坐姿：□正常□不能保持 5 分钟□异常或脊柱变形□使用靠背维持□不能保持坐姿 4. 头部控制：□控制自如□能控制前屈与后伸□能控制左右转动□不能控制

经过日常生活活动能力评估与肢体功能评估后，得出个案功能障碍的种类及程度，可选用相应的辅具种类，然后再对个案主述辅具的使用情境进一步评估。辅具适配评估表将个案使用辅具的情境列入评价的内容包括：辅具使用环境（房间、客厅、餐厅、浴室、厨房、阳台、庭院、社区活动），辅具使用姿势（仰卧、俯卧、侧卧、坐位、站立位），辅具使用目的，辅具使用时间与辅具使用性质为暂时性或永久性，等等。

四、自助具的适配

当辅具评测人员（或康复治疗师）完成个案日常生活活动能力评估、肢体功能评估及使用情境评估后，在辅具适配的过程中必须要考虑所选择辅具的特性，包括：辅具的尺寸大小是否可以调节，辅具的重量、材质、美观，辅具的使用方便性，辅具使用或穿戴上的舒适性，辅具的安全性，售后服务等。此外，选择辅具仍需考虑多方面因素以达到辅具与人合用的效益。例如，在决定适配一根汤匙时，评估人员会经过下面的考虑步骤：

1. **哪种形式的汤匙** 小汤匙、大汤匙、叉子形式的汤匙？
2. **碗的特点** 标准型饭碗、特大饭碗、平盘、特深汤碗？
3. **汤匙的特性** 铁汤匙、塑料汤匙、瓷汤匙、旋转式汤匙、左手用汤匙或右手用汤匙？
4. **汤匙把柄的长度** 标准长度、加长型、弯曲型、调整型？
5. **汤匙把柄的尺寸** 标准型、加粗型？
6. **汤匙把柄的形状** 圆形、椭圆形、四角形、锥形、热塑可调型？
7. **汤匙的重量** 标准、轻重量、加重重量、调整重量型？

在辅具适配评估的表格中，需填写个案所需辅具的规格及后续的适配服务，内容包括：饮食、卫浴（含如厕与盥洗）、衣着（穿脱衣物）及服药的辅具名称与规格（表 8-7）。

根据辅具适配评估的结果，评测人员会找出辅具规格的多重选择的数据，然后做出辅具的适用性与是否需在适配后接受训练的建议。从以上内容可以看出，在辅助器具适配的过程中，需要十分注意个体的差异，如相同的障碍，由于个体尺寸不同会导致辅具不同。因此在辅具适配工作中，经常会出现成品辅具不能满足需求的情况，这时需对辅具改制或量身定制才能达到个案的需求。

整个评估的过程体现了生活自理辅具适配评估是一个综合、烦琐且耗时的工作，不但要从肢体功能到个人价值观方面综合考虑，还要在众多的辅助器具中选用适合个案的。但是为提高辅助器具的实用性，切实提高功能障碍者的生活质量，作为专业人员，要做好辅具适配评估工作不仅需要专业的医疗知识、康复工程知识，还必须不断地积累和丰富更多的辅助器具信息，这样才能提供全面的适配评估服务，满足不同个案的需求。

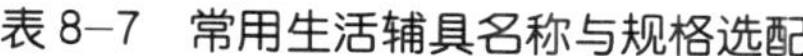
表 8-7　常用生活辅具名称与规格选配

类别	辅具名称	规格选配
饮食	汤匙	□加粗柄□特制把柄□轻质□重质□坚固耐洗□特制长度□特殊匙面□餐具固定带（尼龙搭扣）□餐具放置架□机械助食器□自动喂食机
	筷子	□加粗□特制握法□轻质□重质□坚固耐洗□特制长度□止滑□弹簧筷子
	茶杯	□加耳□特制握架□轻质□重质□坚固耐洗□特制高度□止滑□杯身可压缩□特殊缺口□斜口□吸管壶（杯）□加盖特制杯
	碗盘	□加耳□特制握法□轻质□重质□坚固耐洗□特制高度□特殊宽度□吸盘碗□保温杯碗□分隔碗盘
	食物	□低糖□低盐□低脂□高蛋白□低蛋白□高纤维素□高维生素□多水分
	其他	□口袋型吃饭围兜□鲜色家具□奶瓶汤匙□倒物架□止滑垫□测糖器
卫浴（含如厕与盥洗）	毛巾	□加长□减短□质薄□手套型□细棉质□加耳□具弹性
	牙刷	□软毛□硬毛□假牙专用□牙缝专用□牙周病专用□加粗□特制曲线□轻质□重质□坚固□特制长度□特殊刷面□电动牙刷
	肥皂	□止滑造型□袋装□瓶装液体皂□干洗手液
	洗澡器具	□弯柄刷□脚刷□海绵制□刷毛制□沐浴椅□浸泡椅□洗头盆
	卫生处理	□免折卫生纸□特制卫生纸夹□易开卫生棉□防臭干爽尿布（裤）□自动冲洗机□移动式马桶 / 坐便椅□特制剪指甲器□特殊尿壶
衣着（穿脱衣服）	上衣	□特制开襟□特制纽扣□按扣□尼龙搭扣□加大拉链头□扣扣器□过肩穿衣杆□抗过敏材质□弹性材质□加大宽松□耐洗消毒□特殊图案颜色
	裤子	□特制裤头□特制纽扣□尼龙搭扣□特制开裆□加大拉链头□开扣器□易拉环□抗过敏材质□弹性材质□加大宽松□耐洗消毒□内外裤合一□特制开口裤管□衣物固定连线夹
	裙装	□特制开襟□按扣□尼龙搭扣□特制纽扣□加大拉链头□扣扣器□过肩器□抗过敏材质□弹性材质□加大宽松□耐洗消毒□特制腰头□特殊图案颜色
	袜子	□抗过敏材质□弹性材质□加长加厚□耐洗消毒□吸汗防臭□特殊图案颜色□穿袜器□止滑袜
	鞋子	□免解鞋带□粘扣带□全面鞋面□免弯腰穿脱器□长柄鞋拔□易拉环
服药	用药	□定时提醒器□分药盒□碎药器

思考题

1. 试析自助具的使用要求。
2. 常用自助具有哪些类别？
3. 自助具适配应该综合考虑哪些方面？
4. 如何进行常用自助具评估？

第九章

沟通和信息交流辅助器具

陶健婷

学习要点

1. 沟通和信息交流辅助器具的基本概念与种类。
2. 辅助替代沟通系统的评估应用。
3. 计算机类辅助产品的评估应用。

第一节　基础知识

一、交流障碍

通常意义的交流障碍，泛指个体因各类残疾和伤病造成的身体功能和活动能力下降甚至丧失导致的交流困难，如果通过康复治疗仍无法有效恢复，则可以借助沟通和信息交流辅助器具达到正常交流的目的。本书中所涉及的交流障碍专指因肢体障碍导致的交流困难。例如，脑性瘫痪，肌萎缩性脊髓侧索硬化症、中风等退化性疾病，以及高位截瘫等，会影响个体的言语、书写等交流能力，需要适配相应的辅助器具，为患者开展人际交流和社会活动提供帮助与支持。

二、沟通和信息交流辅助器具的基本概念与分类

根据国家标准（GB/T16432）的规定，沟通和信息交流辅助器具是帮助个体在不同形式下接收、发送、产生和处理信息的器具，包括用于看、听、读、写、打电话、发信号及报警和应用信息技术的器具。随着社会信息化的快速发展，计算机、互联网、手机等现代化信息技术和产品已经成为弥补残疾人缺陷、改善信息交流的有效手段，有利于实现信息沟通无障碍，从而更好地为残疾人平等参与社会生活创造机会。广义的沟通和信息交流辅助器具主要包括以下类别。

（一）视觉辅助产品

可以减轻或消除视觉障碍的各类装置或设备，包括放大镜、望远镜、便携式电子扩视器、台式电子扩视器等。

（二）听觉辅助产品

用于汇集、放大或调整声音的器具，包括带有内置耳鸣遮蔽物和感应线圈装置的助听器等。

（三）发声辅助产品

辅助声音力量不足者借用他人声音来说话的器具，包括电子人工喉、语音放大器等。

（四）绘画和书写辅助产品

通过产生图形、标志或语言来辅助个人传递信息的器具，包括笔、绘图板、盲用直尺、盲文写字板、盲文打字机等。

（五）计算辅助产品

辅助功能障碍者进行计算的辅助器具，包括算盘、语音计算器、语音计算器软件等。

（六）处理声音、图像和视频信息的辅助产品

用于存贮、处理（如过滤噪音或将模拟信息转换为数字信息）和显示听觉和视觉信息的器具，包括音频和视频装置、电视和声音传输系统，如录音机、录像机、电视机、字幕系统等。

（七）面对面沟通辅助产品

帮助障碍者与他人在同一空间里进行相互交流的器具，包括字母、图片或符号沟通提示卡、文字沟通卡、语言沟通板、便携式无线放大器、手语沟通程序等。

（八）电话及远程信息处理辅助产品

包括各种电话及远程交流和远程信息处理软件，如盲用语音手机、带扩音器的听筒等。

（九）报警、指示和信号辅助产品

包括闪光门铃、防溢出报警器、语音人民币鉴别仪、振动闹钟、盲人求助铃、闪光报警水壶，等等。

（十）阅读辅助产品

包括各种阅读材料、翻书器、读屏软件，等等。

（十一）计算机辅助产品

1. **计算机和终端设备** 辅助功能障碍者使用计算机获得和处理信息或进行交易，以方便工作及生活，包括触摸式计算机、盲文计算机、语音操作软件等。

2. **计算机输入装置** 用以辅助功能障碍者完成计算机输入，包括各种键盘、鼠标、输入附件及输入软件等，如大字键盘、彩色键盘、轨迹球鼠标、摇杆鼠标、按键鼠标、头控计算机操作仪等。

3. **计算机输出装置** 包括显示器、盲文打印机、触摸阅读器、光标定位的屏幕放大程序，等等。

以上沟通与信息交流辅助器具包括专门设计的产品和通用产品。本章根据肢体障碍者的实际需要，重点介绍辅助与替代沟通系统和计算机类辅助器具的产品及其评估应用。

第二节 辅助与替代沟通系统

一、概念

辅助与替代沟通系统（Augmentative and Alternative Communication，AAC）包括任何能帮助说话和写作的沟通方式，是一种能突破自身能力限制的辅助手段，是沟通障碍领域的重要辅助器具。根据2002年美国言语语言听力协会（American Speech-Language-Hearing Association，ASHA）的定义，AAC是在临床、教育、研究实践领域，旨在暂时或永久改善较少有或无功能性语言个体的沟通技能。

AAC的范围非常广，既有低科技的交流辅助器具，也有高科技的设计复杂的电子产品，既可以满足短期过渡的介入应用，也能满足作为长期替代交流手段的要求。近些年，随着电子工业的高速发展，许多发达国家已研制了体积小、便于携带和操作的交流辅助器具，这些装置有的可以合成声音，有的可以根据障碍者的情况设计交流板，发挥促进交流的作用，也出现了许多高科技产品，如眼控计算机，使用者用眼球就可以使用计算机和外界进行交流。

☆特别说明：该系统是集合概念，并非单独设计与运行的技术与产品体系，而是针对此类障碍者的实际需求对各类相关辅具的综合运用，包括前面列举的各类产品。实践证明，AAC能够有效代替或补充沟通障碍者的沟通技能，弥补言语和书写能力的不足。

二、产品介绍

（一）交流板

交流板是比较简便的辅助替代沟通设备，它具有设计、制作简单的特点，可以作为沟通障碍者的沟通交流手段，根据交流板内容的不同可以分为文字交流板和图片交流板，如图 9–1 所示。

当障碍者存在严重的言语表达、书写、使用手势语的障碍时，可以采用交流板进行交流。简单的交流板可以包括日常生活用品、食品、动物、植物、动作及表情的照片或图画，通过指示交流板的照片或图片来表示要做什么。另外，交流板的设计应根据障碍者的要求与不同的使用环境。如果阅读能力较好，可以在交流板上补充一些文字，这样会使交流板的应用更加广泛。成人基本可以使用文字交流，故可利用文字交流板表达和传递意愿与信息。

交流板制作简单，并且具有个体化的特点。例如，对四肢运动障碍、发声发音困难的障碍者，可先进行“是 / 否”的训练，用点头、摇头、眨眼表示；如障碍者可以辨别文字，随即可为其制作文字交流板，把日常生活中的常用词写在纸板上，家人或治疗师询问问题，障碍者用点头、摇头、眨眼方式示意进行沟通。

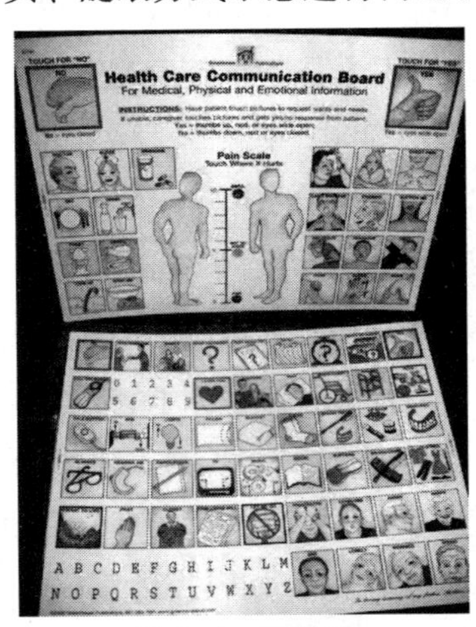

图 9–1 交流板

（二）语言交流辅助器具

语言交流辅助器具指有助于交流的电子产品，可通过视觉、感觉、触觉的刺激，对使用者进行言语、认知等治疗训练，提高其语言能力，促进其与他人交流，如图 9–2 所示。该产品通常由触摸面板、开关、壳体和充电器组成，具有录音和放音功能，并附有语言训练图库和言语训练卡。障碍者也可自行按键组词，表达“我要吃饭”“要付多少钱”等意思，实现替代交流的作用。这种语言交流辅助器具的设计相对简单，能够满足障碍者基本的沟通需求。

语言交流辅助器具是为言语及书写功能有障碍的人设计的交流策略和帮助系统。在发达国家，大多数康复机构使用计算机及电子设备辅助言语障碍的康复，这一系统以障碍者的交流障碍为依据，既能满足重度言语障碍者的基本交流需求，也能作为某种特定言语障碍者的辅助交流工具。

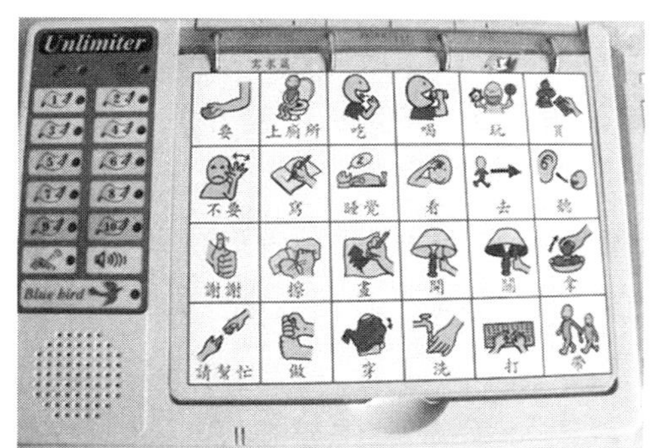

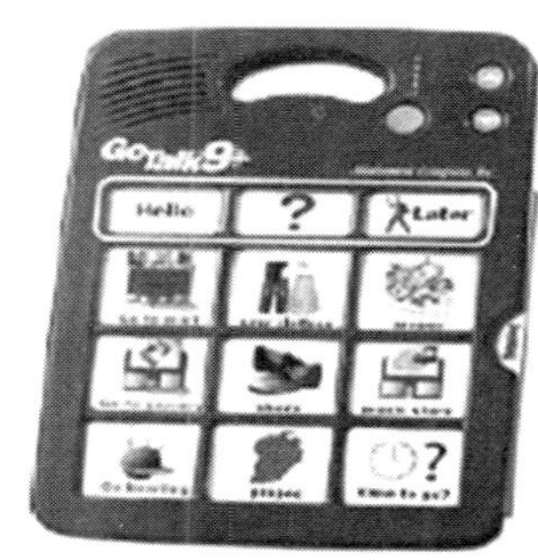

图 9-2　语言交流辅助器具

（三）视觉追踪系统

视觉追踪系统（Eye gaze Response Interface Computer Aid），是一个复杂的计算机辅助交流系统，包括处理器、内存、硬盘、系统、视觉追踪软件，如图 9-3 所示。这个系统可以用于肌萎缩性侧索硬化、肌营养不良、高位脊髓损伤、重症颅脑损伤及一些退行性疾病所致的重度言语障碍者。这一设备通过眼睛对计算机进行有效控制，将障碍者眼球的运动转化成光标的移动，移至使用者所注视的屏幕位置。通过目光凝视代替用手控制鼠标，在计算机上可以进行文字处理、上网、收发电子邮件和声音输出等。这一辅助沟通系统在国外已经应用于很多重度言语障碍者，其最大的特点是无须通过手操作，完全依靠视觉追踪技术进行沟通交流。

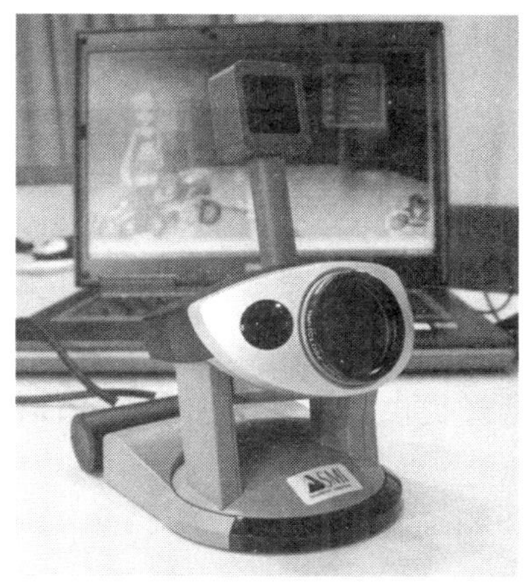

图 9-3　视觉追踪系统

三、评估应用

在障碍者使用 AAC 之前，应由言语治疗师与医师对其进行针对 AAC 的评估，评估内容有年龄、身体状况、肢体残存功能、使用的环境、文化程度、听力、理解能力、表达能力、认知和语言的技能等，同时还要了解目标和需求，以及预期可能会和谁沟通，与家人、老师、照顾者等一起商量并选择障碍者可能使用的 AAC 技能方法，制订短期和长期的 AAC 介入计划。根据障碍者的身体状况、肢体残存功能，如手、手臂、头、下颌等移动的功能，选择相应的控制界面，如键盘、单键或多键开关、吹气开关、脚踏开关及摇杆系列等。

在应用 AAC 之前，还需要对障碍者及家人、老师、照顾者进行训练，包括 AAC 的安装、操作能力。例如，如何将 AAC 连接到控制界面、如何充电、如何将装置架到轮椅上、如何增加新词语，等等。

第三节　计算机类辅助器具

一、概念

随着现代科技进步，计算机的应用日渐普及。计算机已经成为交流障碍者克服生活、就业和学习等方面困难的得力助手和与外界沟通的重要桥梁。针对特定的障碍者，因为肢体、感官、行动、认知或其他身体功能的缺损与限制，必须借助特别的设备、调整或设计，以便顺利操作计算机，这种设备上的调整、设计，称为计算机类辅助器具。

按照计算机的功能和使用流程，此类辅助器具主要包括下列三种：其一，替代性输入接口，包括替代性鼠标或键盘接口、协助工具和加强控制设备等；其二，计算机处理协助工具，包括文字预测程序和结构写作程序等；其三，替代性输出接口，包括放大镜、反转色彩、高反差、点字输入、语音合成、屏幕阅读器和盲用屏幕等。

二、产品介绍

（一）加强控制设备或配件

加强控制设备或配件是通过提供辅具来增加个案动作控制的能力，以增加其输入的速度及正确率。包括以下三种：

1. 键盘保护框（洞洞板） 洞洞板是一种有洞的硬塑胶覆盖物，可加装在标准键盘上（图 9-4）。适用于手部控制不稳定的使用者，如手足徐动型脑瘫患者。

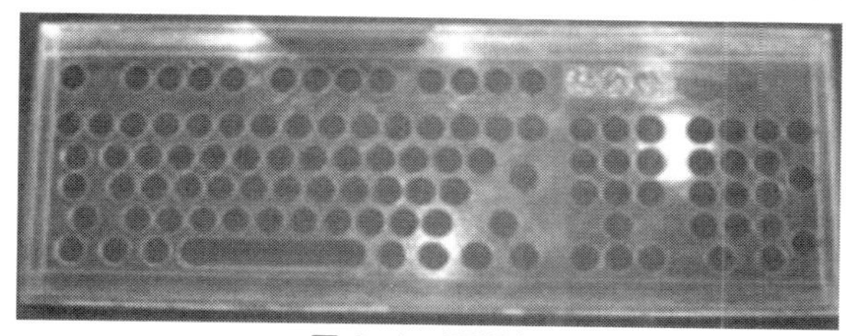

图 9-4 洞洞板

2. 手臂支撑器与手腕支撑器 帮助使用者在打字或使用鼠标时维持手部稳定和支撑的一种设备（图 9-5）。

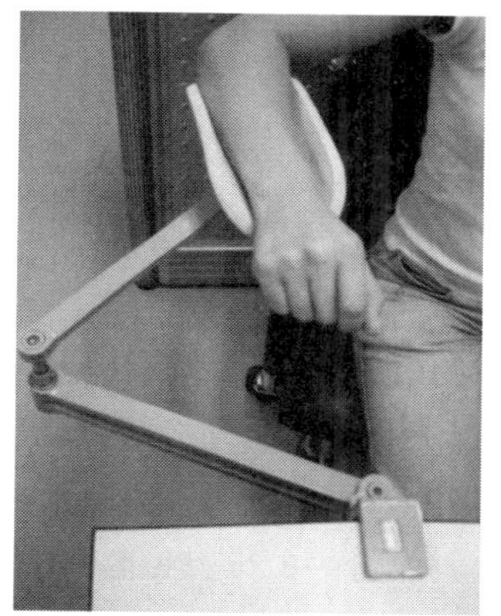

图 9-5 手臂支撑器

3. 点选辅助器具 点选辅助器具是一根棒状或杆状的计算机输入点选器，用于敲打键盘上的按键，如键盘敲击器等（图 9-6）。

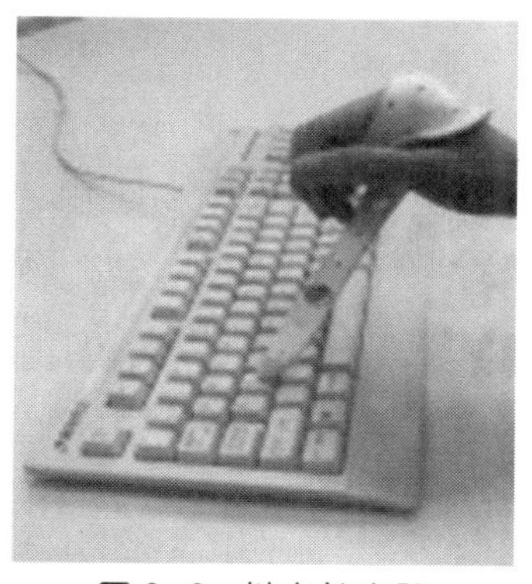

图 9-6 键盘敲击器

（二）键盘使用技能辅助器具

1. 人体工学键盘 该设备按照人体的生理解剖功能量身定做，可以有效地避免由于长时间操作引起的手臂或肩背肌肉酸痛、腕关节疼痛等职业性伤害，更有益于使用者身心健康（图 9–7）。

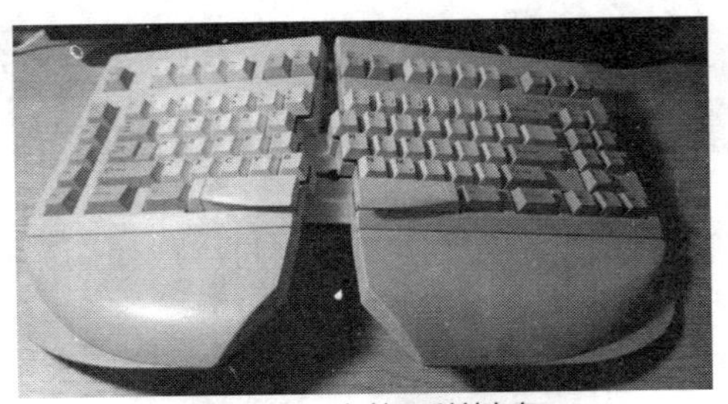

图 9–7 人体工学键盘

2. 无线键盘 该设备便于使用者在床上、沙发等不同的地方进行无障碍操作（图 9–8）。

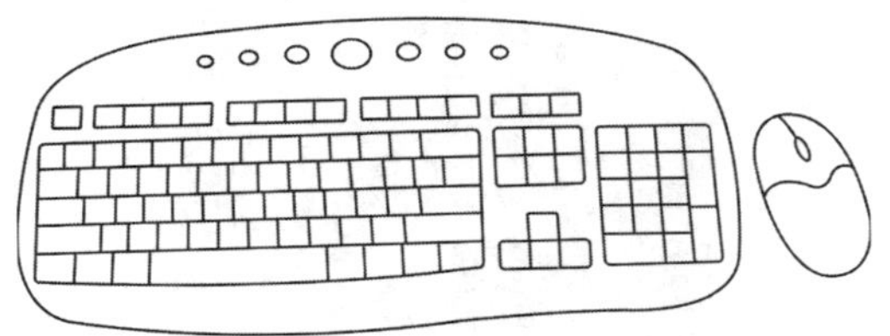

图 9–8 无线键盘

3. 摩斯码键盘 该设备是六键的简易操作键盘，适用于肌肉萎缩、脑性瘫痪、脊髓损伤等障碍者（图 9–9）。

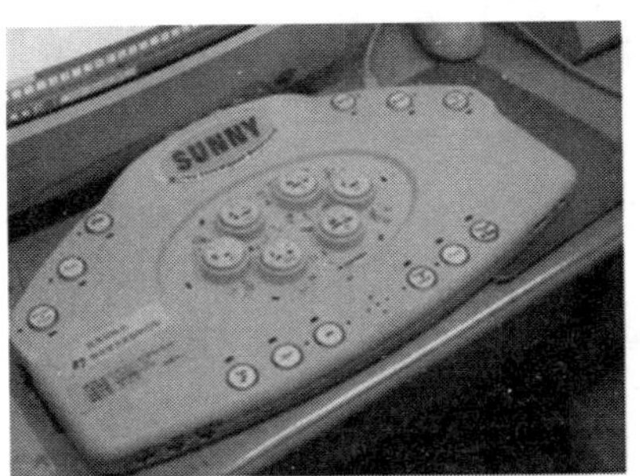

图 9–9 摩斯码键盘

4. 超大型键盘 该键盘按键尺寸较大，适合手部精细动作控制协调能力不佳者使用。

5. 迷你键盘 迷你键盘的按键空间设计较密，特色是重量轻且尺寸小，可减少按键范围（图 9–10）。迷你键盘适用于关节活动度受限但精细动作较佳者。例如，有些肌肉萎缩者动作活动度有限，操控键盘的空间范围小，往往无法触及标准键盘的所有按键。

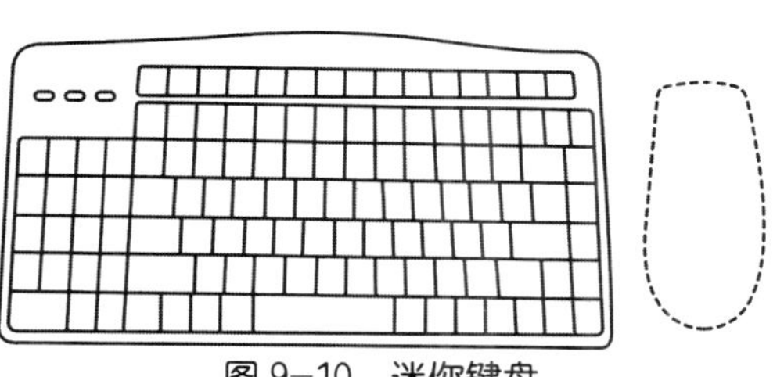
图 9-10　迷你键盘

6. **手写板**　可配合屏幕键盘当成触控板输入，适用于不会任何输入法但可书写者或因关节活动度受限无法使用标准键盘者。

（三）鼠标控制辅助器具

1. **轨迹球鼠标**　该设备状如将一个滑动球体置于不动的基座上，造型独特，手感舒适，手部精细动作功能障碍者不用移动鼠标，用手掌或脚掌就可以自由地轻轻转动轨迹球即可控制光标，较标准鼠标操作更快捷、更轻松、更方便（图 9-11）。适用于无法使用标准鼠标但可以使用点选辅助器具或单独一个手指操作计算机者或精细动作不佳者。

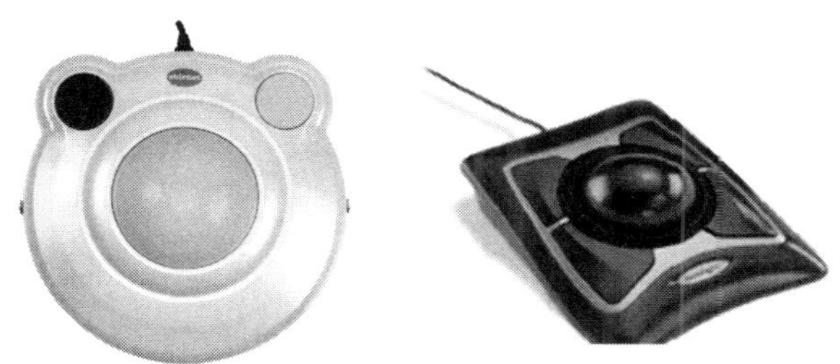
图 9-11　轨迹球鼠标

2. **摇杆鼠标**　推动摇杆移动光标，放开摇杆光标停留在选定的位置，其单击、双击、拖曳、横向 / 纵向移动均可用按键控制（图 9-12）。适用于握控标准鼠标困难但可用手或脚操作摇杆及按键者，如脑性瘫痪者。

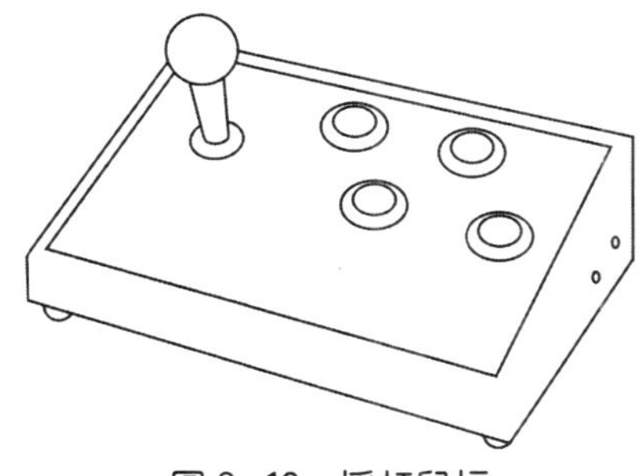
图 9-12　摇杆鼠标

3. **按钮鼠标**　该鼠标以四个大型按键控制光标方向，另有左键、右键、拖曳、快按两次等四个按键取代标准鼠标左右键（图 9-13）。适用于握控标准鼠标困难但能用手或脚等任一部位或按键棒按键者。

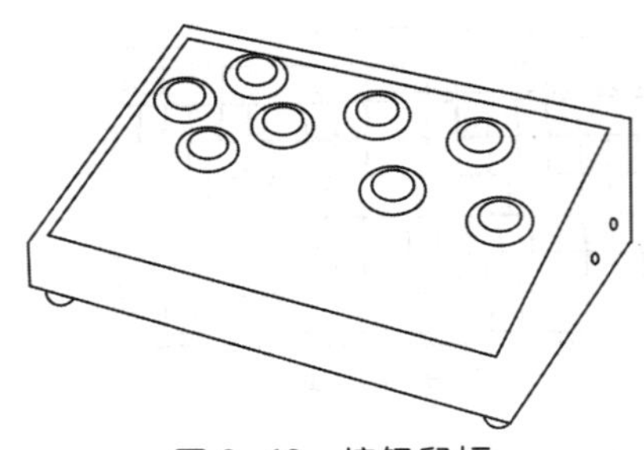
图 9–13　按钮鼠标

4. 外接开关鼠标　通过外接开关（包括吹气开关、脚踏开关、水银开关等）取代标准鼠标的左右键功能。例如，可与发夹式或手腕式水银开关及脚踏开关等其他控制设备配套使用，为上肢及手指功能不全者提供使用计算机的机会。

5. Easymove 鼠标　以敏感的压力式的小摇杆来控制光标方向，用一个或两个外接开关取代标准鼠标的左右键。适合动作范围极小或肌肉可收缩用力但不足以移动肢体的肢体障碍者，如脊髓损伤、脑性瘫痪、肌肉萎缩者等，可以用下颌等部位进行控制。

6. 头控操作仪　使用者可以将反光材料片直接贴在额头或固定在帽檐上等任何可使反光材料片缓慢移动的部位，也可使用反光指环等，利用红外线智能传感器，从而控制光标的指向与操作（图 9–14）。

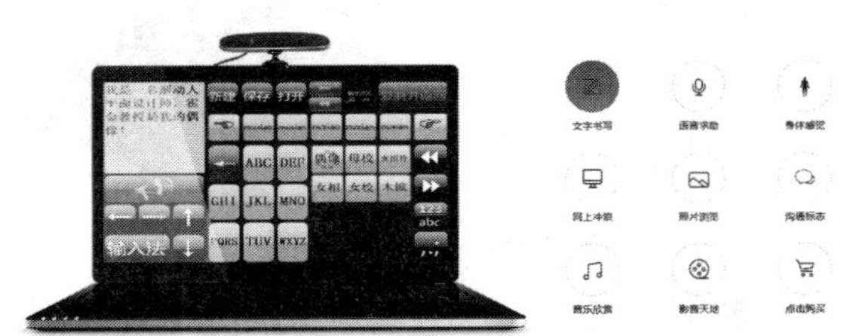
图 9–14　头控操作仪

7. 眼控鼠标　该设备是为严重肢体障碍者设计的，利用近红外线跟踪拍摄使用者瞳孔的活动，从而实现用眼睛来控制鼠标（图 9–15）。使用者眼睛先看屏幕的 4 个角进行定位后，光标随眼球在键盘上移动，当选中字母后，用眨眼来“点击”，则该字母立即被提取到显示屏上。屏幕分为上下两个区域，上区为显示屏，下区为键盘。

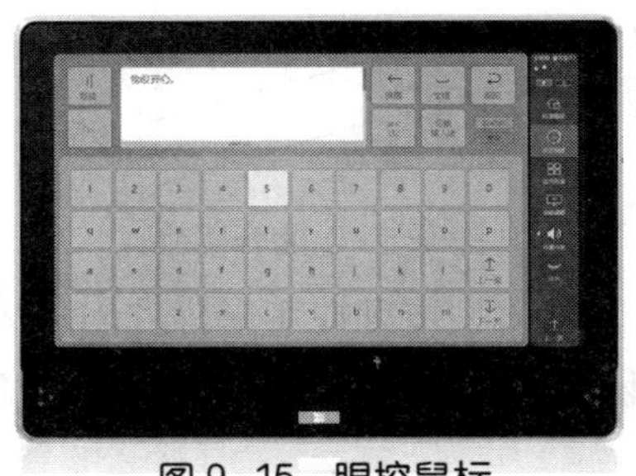
图 9–15　眼控鼠标

8. 足控鼠标　使用者通过足部控制该鼠标来操作计算机（图 9-16）。适用于预防与台式计算机鼠标有关的腕管综合征、鼠标诱发的重复性劳损及上肢功能障碍者。由两部分组成：一部分用于光标控制（“拖鞋”），另一部分用于鼠标点击和快捷键（“踏板”）。拖鞋形光标控制器易于使用且有效率，带有一个松紧带和尼龙搭扣端，贴合任何尺寸的脚。踏板按钮与标准鼠标的左右键类似，预先设置有从广泛使用程序中选择的许多通用快捷键，但是也有定制的快捷键程序（每个程序多达 10 个快捷键）。

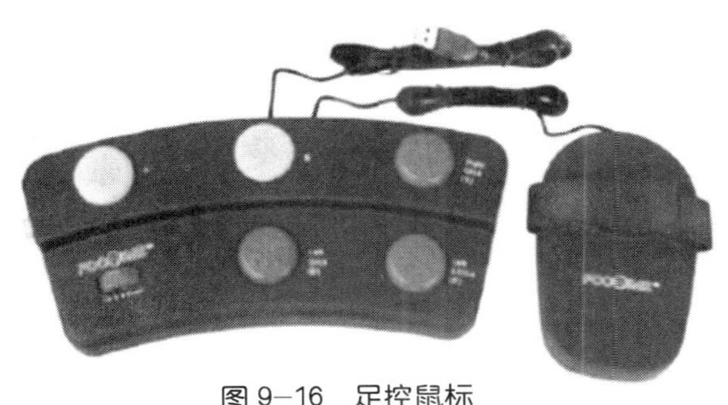

图 9-16　足控鼠标

9. 嘴控鼠标　使用者以嘴含摇杆，利用嘴唇的动作来完成滑动鼠标的功能，并以吹气、吸气控制左右键及拖曳功能，适用于肌肉萎缩、脑性瘫痪、脊髓损伤者（图 9-17）。

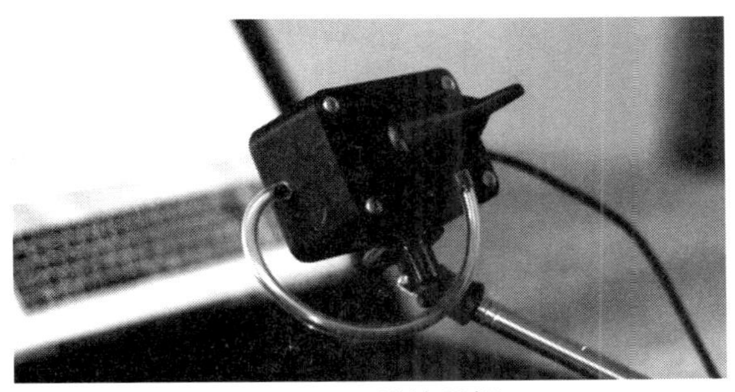

图 9-17　嘴控鼠标

10. 声控鼠标　通过声音对计算机进行控制，适用于肌肉萎缩、脑性瘫痪、脊髓损伤者等。使用者通过语音指令如“上”“下”“左”“右”“停”“单击”“双击”“右键”“拖放”操纵鼠标。例如，对麦克风发出“右”的命令，鼠标就向右移动，当鼠标到达目标下方的时候，用户发出“上”的命令，鼠标就改为向上移动。

（四）开关控制辅助器具

1. 脚踏开关　与外接开关鼠标相接后，将脚踏开关置于方便脚部操作的位置，利用外接开关鼠标将光标移动到需操作的目标上，只需脚部轻踏脚踏开关，可完成该插槽所具有的功能，可单侧使用也可左右侧一起使用，即能完成单击、双击、右击等操作。

2. 水银开关　需与外接开关鼠标配合使用，插在鼠标左键槽中可代替鼠标左键功能，插在鼠标右键槽中可代替鼠标右键功能，也可两个槽一起使用代替鼠标左右键功能。与外接开关鼠标相接后，将手腕式水银开关戴于手腕或手臂上，当水银开关中的水银柱呈垂直状态时为关闭状态，将光标移动到需操作的目标上，只需轻轻旋转手腕将水银开关中的水银柱旋转至水平状态后返回关闭状态，即可完成该插槽所具有的功能，如单击、双击、右击等。

3. 按钮式开关 该设备是为有中度及重度上肢运动功能障碍者设计的，只要轻轻拍打就可以实现操作（图 9–18）。可用于电池驱动玩具和电器，如数码相机、计算器等。

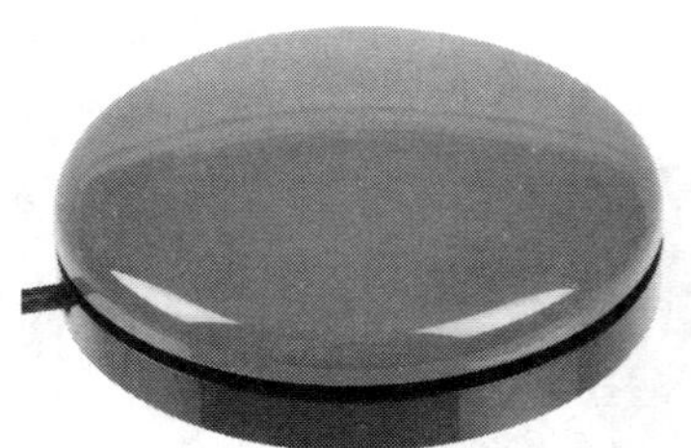

图 9–18 按钮式开关

4. 吹气开关 通过吹气和吸气控制设备，可以为不能使用鼠标、键盘或其他标准输入设备的个人提供帮助（图 9–19）。

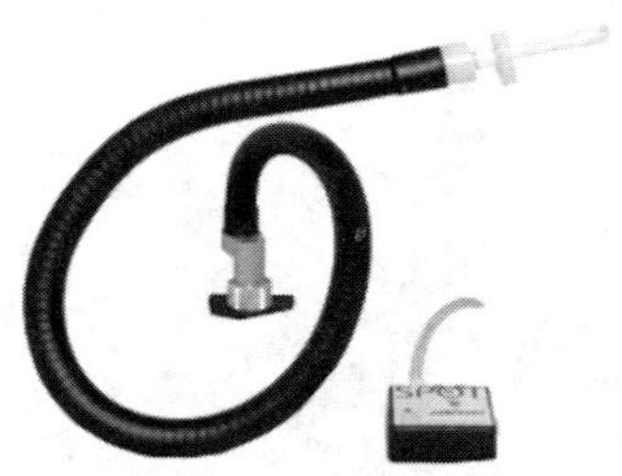

图 9–19 吹气开关

5. 声控开关 通过声音控制实现输入设备和电器的操作（图 9–20），在整个过程中，不需要输入数字或触摸任何其他按钮，适用于中度及重度上肢运动功能障碍者。

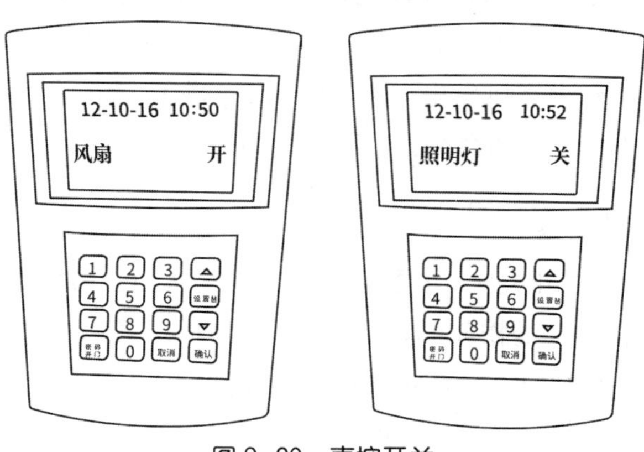

图 9–20 声控开关

三、评估应用

传统的计算机输入设备，如鼠标、键盘，需要良好的手眼协调能力来操作与使用，但功能障碍者因为手部动作控制欠佳而无法使用一般的计算机设备，需经过个体评估，在输入接口上进行调整或提出其他相关建议。

（一）调整计算机设备的原则

调整计算机设备应遵循由简至繁的原则。先提供加强控制设备（如手臂支撑架），再对标准键盘、鼠标进行适度调整，或使用替代性键盘（如纯数字键盘）与替代性鼠标（如轨迹球），最后才考虑不使用手部控制输入接口而使用其他特殊输入设备（如头控鼠标）。

（二）开展个体评估

个体评估的内容包括使用者的文化程度、使用计算机的目的、使用环境及身体功能检查。其中身体功能需要评估以下三个项目（表 9-1）：

1. **基本感觉功能**　包括视觉、听觉、触觉、运动觉等。

2. **基本认知功能**　包括学习能力、记忆力、注意力、识字能力、颜色辨别能力等。

3. **动作能力**　首先粗评其上肢、下肢、头颈部与面部各部位的动作能力，找出两个优势动作能力的部位，再进行细项评估，只需评估优势动作能力部位执行上、下、左、右和按键等五个方向的细项动作，从而发现其身体最适合的活动部位——即灵活、可控制、可重复动作。

表 9-1　身体功能评估表

<table>
<tr><td colspan="4">辅具使用之相关诊断（可复选）：
□中风偏瘫（左 / 右）□脊髓损伤（颈 / 胸 / 腰 / 骶）□脑性瘫痪或发展迟缓□小儿麻痹
□关节炎□运动神经元病 □下肢骨折或截肢□心肺功能疾病 □肌肉萎缩
□脑外伤 □其他</td></tr>
<tr><td>视觉</td><td>□正常
□异常
□丧失
□无法施测</td><td>触觉</td><td>□正常□异常□丧失□无法施测</td></tr>
<tr><td>听觉</td><td colspan="3">□正常□异常□丧失□无法施测</td></tr>
<tr><td>视知觉</td><td colspan="3">□正常□缺损（可复选）：(□注视□追视□持续力□图像辨认□完形□主题背景辨识
□深度觉）□无法施测</td></tr>
<tr><td>警醒度</td><td>□正常
□异常
□丧失
□无法施测</td><td>注意力</td><td>□正常□异常□丧失□无法施测</td></tr>
<tr><td>认知能力</td><td colspan="3">□正常□缺损（可复选）：(□记忆力□概念形成□学习能力）□无法施测</td></tr>
</table>

续表

<table>
<tr><td colspan="4">沟通及语言能力：</td></tr>
<tr><td>书写表达</td><td>□复杂句
□简单句
□图像
□符号
□其他</td><td>阅读理解</td><td>□复杂句□简单句□图像□符号</td></tr>
<tr><td colspan="4">坐位平衡能力：□良好□双手扶持尚可维持平衡□双手扶持难以维持平衡
在未扶持情况下，身体特别明显会倒向：□左侧□右侧□前方□后方</td></tr>
<tr><td colspan="4">可有效执行辅具控制的肢体部位：（可复选，请评估两个以上最佳操控部位）</td></tr>
<tr><td>上肢</td><td colspan="3">□左侧□右侧　部位：□手指□手腕或手掌□肩或肘</td></tr>
<tr><td>下肢</td><td colspan="3">□左侧□右侧　部位：□腿或膝□脚掌□脚趾</td></tr>
<tr><td>头颈及五官</td><td colspan="3">□头□下颌□嘴□眼</td></tr>
<tr><td>其他部位</td><td colspan="3">请说明：</td></tr>
</table>

（三）提出辅助器具适配建议

开展相关的评测是适配辅助器具的重要依据，适配建议见表 9-2，具体评测方法如下。

1. 操作计算机姿势评测　操作姿势优先考虑坐姿，若无法独立维持坐位平衡，则提供各种支持以维持坐位平衡，如可拆卸轮椅附加坐姿矫正辅助器；使用有靠背或扶手的一般座椅；使用特殊座椅，如轮椅或摆位椅；使用身体固定带，如胸部固定带（H 带）；桌面可使用一般可调高度的电脑桌、自身座椅的桌板。

在提供支持下仍无法维持坐位平衡或不适合坐姿操作则改为其他姿势，例如，平躺（床上桌 / 床边桌），侧躺（侧躺板），俯视（锲型板），半坐位（坐卧躺椅 / 轮椅）。

2. 输入设备的调整评估

（1）键盘的评估调整：进行键盘位置的调整；提供加强控制设备，如支撑器；提供键盘保护框（洞洞板），以增加输入的正确性；提供大型键盘或触摸式屏幕（手部动作技巧不佳的个案）；提供小型键盘（关节活动受限的个案）。

键盘类辅具要根据个案的功能性动作表现，主要考虑个案双上肢动作的协调能力与关节活动度的表现。计算机辅具的优先级为：先针对一般市面上常见键盘的摆放位置进行调整，同时考虑提供加强控制设备（如前臂支撑器）和调整键盘的设定等，最后考虑替代性键盘。

（2）鼠标的评估调整：鼠标的适配建议也是根据个案的功能性动作表现提出，主要考虑操作鼠标移动、左键单击、左键双击与拖曳动作的表现等。配置鼠标优先级与键盘相似，建议先试着调整一般市面上常见标准鼠标的摆放位置，同时考虑提供加强控制的设备（前臂支撑器）和鼠标属性的设定，最后考虑替代性鼠标。

双手控制差者：①移动：轨迹球、摇杆鼠标等；②点击：调整双击反应时间、特殊开关代替、触摸屏幕等；③拖曳：左键改特殊开关，一手按压开关另一手移动鼠标等。

无法用手操作者：大部分个案都可以用手操作键盘，若无法实现，则必须进行身体功能评估来决定身体的哪个部位可以输入（如头部、嘴巴、足部等）或语音输入。

表 9-2　辅助器具配置建议表

<table>
<tr><td rowspan="2">操作姿势与摆位系统</td><td>□坐姿</td><td colspan="2">□不需特殊设备调整
桌子：□可调角度□桌板□升降桌
椅子：□靠背□扶手□摆位椅□轮椅□其他：</td></tr>
<tr><td>□平躺姿
□趴姿
□侧倚
□其他：</td><td colspan="2">床：□一般床□居家用照护床
摆位配件：□侧躺板□楔型板□床上桌□床边桌□其他：</td></tr>
<tr><td>主机/显示器</td><td colspan="3">□桌上型主机/屏幕□桌上液晶屏幕□笔记本电脑□触摸屏幕电脑
□装设悬吊式屏幕/键盘□其他：</td></tr>
<tr><td>辅助输出界面</td><td colspan="3">□不需特殊调整
□输出软件调整：□窗口放大镜（倍率）□调整屏幕亮度 □使用高对比度
□调整光标/图标/字句/□其他：
□视障用屏幕报读软件□视障用视讯放大软件□其他：</td></tr>
<tr><td colspan="4">计算机辅具建议</td></tr>
<tr><td colspan="4">鼠标功能</td></tr>
<tr><td>功能</td><td>身体操控部位</td><td>计算机辅具形式/功能</td><td>建议规格</td></tr>
<tr><td>光标移动</td><td>□上肢：
□下肢：
□头颈：
□五官：
□其他：</td><td>□一般鼠标□无线鼠标
□键盘键代替
□代替性鼠标
□轨迹球□游戏杆□触摸板□滑轮
□多个单键开关□单键开关切换/扫描
□可外接开关操作
□红外线鼠标□吹吸嘴控鼠标□眼控鼠标
□其他：</td><td></td></tr>
<tr><td>左键/右键/左键两次/拖曳/滚动条等</td><td>□上肢：
□下肢：
□头颈：
□五官：
□其他：</td><td>□一般鼠标□无线鼠标
□替代性鼠标：□多个单键鼠标
□单键开关切换/扫描 □可外接开关操作□吹吸嘴控鼠标
□屏幕鼠标（左键/右键/左键两次/拖曳/滚动条功能）
□其他：</td><td></td></tr>
</table>

思考题

1. 沟通交流辅助器具有哪些类别?
2. 什么是辅助替代沟通系统?
3. 简要说明足控鼠标的功能与应用。
4. 简述计算机类辅助器具评估应用的基本步骤。

参考文献

[1] Cooper R A，Ohnabe H，Hobson D. A．An Introduction to Rehabilitation Engineering [M]．Taylor & Francis Group，2007．

[2] Albert M. Cook，Jan Miller Polgar. Assistive Technologies Principles and Practice[M]. 3rd ed．MOSBY ELSEVIER，2007:4–9．

[3] 弗诺特拉．DeLisa 物理医学与康复医学理论与实践（第 5 版）[M]．励建安，毕胜，黄晓琳，译．北京：人民卫生出版社，2013:1535–1550．

[4] 世界卫生组织，世界银行．世界残疾报告（概要）[J]．中国康复理论与实践，2011，17（6）:501–507．

[5] 朱图陵．残疾人辅助器具基础与应用 [M]．北京：求真出版社，2010: 1–45．

[6] 英瑞克・普普林，发展中国家假肢矫形器应用的现况和未来——第十届国际假肢矫形器世界大会开幕式上的主题报告 [J]．朱图陵，译．中国康复医学杂志，2003，18（1）:7–8．

[7] 舒彬．临床康复工程学 [M]．北京：人民卫生出版社，2013:1–10．

[8] 世界卫生组织．轮椅服务初级教程 [M]．深圳：海天出版社，2014．

[9] 范佳进．社会福利之残疾人辅助器具服务的技术与管理 [M]．深圳：海天出版社，2014:17–74．

[10] 王玉龙．康复功能评定学（第二版）[M]．北京：人民卫生出版社，2013:458–484．

[11] 朱图陵，王保华．论残疾、无障碍环境与辅助器具 [J]．残疾人研究，2016，23（3）:37–42．

[12] 南登昆，郭正成．康复医学 [M]．西安：世界图书出版公司，2004．

[13] 王成金．肢体残疾系统康复训练 [M]．北京：华夏出版社，1998．

[14] 卓大宏．中国康复医学 [M]．2 版．北京：华夏出版社，2003．

[15] 第二次全国残疾人抽样调查办公室．第二次全国残疾人抽样调查主要数据手册 [M]．北京：华夏出版社，2006．

[16] 一般社団法人シルバーサービス振興会．福祉用具専門相談員研修テキスト [M]．東京：中央法規出版株式会社，2012，5．

[17] 恽晓平．康复疗法评定学 [M]．北京：华夏出版社，2014．

[18] 蒋琪霞．成人压疮预测和预防实践指南 [M]．南京：东南大学出版社，2009．

图书在版编目（CIP）数据

肢体障碍辅助技术：辅具适配岗位能力培训教材/中国残疾人辅助器具中心主编. --北京：华夏出版社有限公司，2022.8

辅助技术专业培训系列教材

ISBN 978-7-5222-0046-0

Ⅰ. ①肢… Ⅱ. ①中… Ⅲ. ①残疾人－康复训练－医疗器械－职业培训－教材 Ⅳ. ①R496②TH77

中国版本图书馆 CIP 数据核字（2020）第 230437 号

肢体障碍辅助技术：辅具适配岗位能力培训教材

主　　编　中国残疾人辅助器具中心
责任编辑　梁学超
责任印制　顾瑞清

出版发行　华夏出版社有限公司
经　　销　新华书店
印　　刷　三河市少明印务有限公司
装　　订　三河市少明印务有限公司
版　　次　2022 年 8 月北京第 1 版
2022 年 8 月北京第 1 次印刷
开　　本　787×1092　1/16 开
印　　张　13.5
字　　数　279 千字
定　　价　89.80 元

华夏出版社有限公司　地址：北京市东直门外香河园北里 4 号　邮编：100028
网址：www.hxph.com.cn　电话：（010）64663331（转）

若发现本版图书有印装质量问题，请与我社营销中心联系调换。